Silvia Simonetti

LA DIETA DEI GRUPPI SANGUIGNI
PER MAMME RIBELLI

Barbatrucchi, consigli, testimonianze
e 40 Ricette per Sfamare tutta la Famiglia

Editrice Mogliazze

Autore **Silvia Simonetti** – Fondatrice del gruppo Facebook
"I segreti di Silvia

Progetto editoriale **Silvia Simonetti**

Revisione a cura di **Valentina Zenoni**

Progetto grafico, impaginazione **Valentina Zenoni**

Fotografie **Federica Zenoni**

Stampa **Tipografia Litoquick**

ISBN 978-88-945355-2-5

Prima edizione – 2020

Via Stefano Merli 26 Piacenza

www.editricemogliazze.it

Silvia Simonetti

LA DIETA DEI GRUPPI SANGUIGNI
PER MAMME RIBELLI

Barbatrucchi, consigli, testimonianze
e 40 Ricette per Sfamare tutta la Famiglia

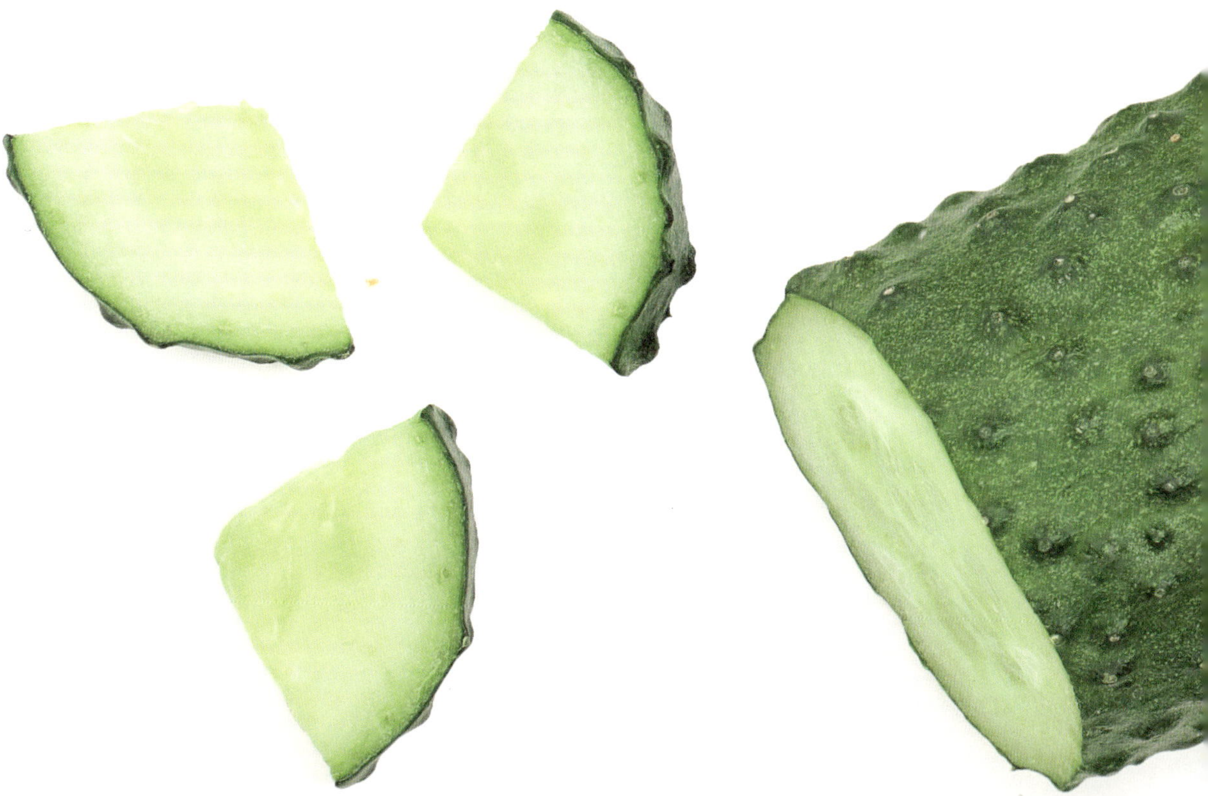

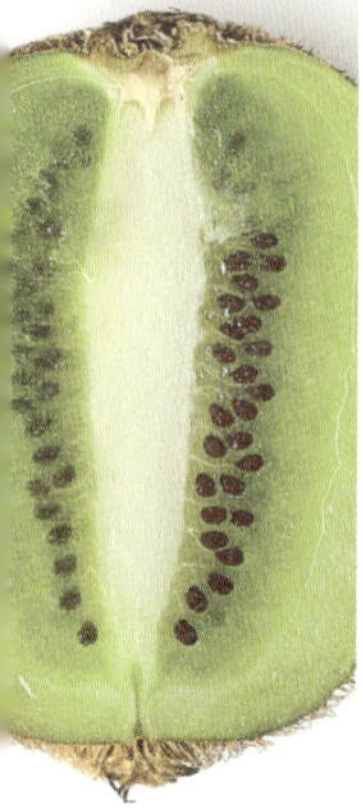

Indice

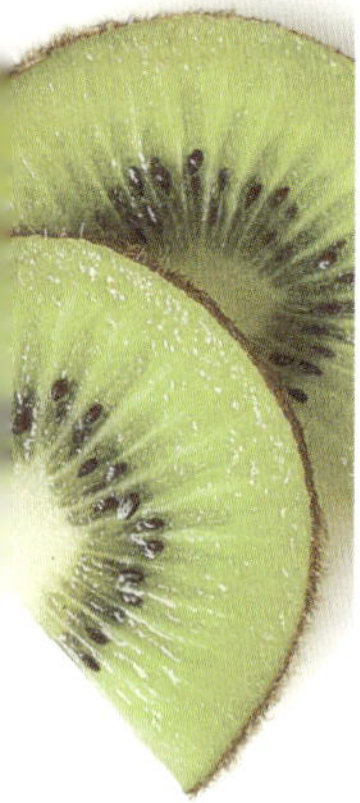

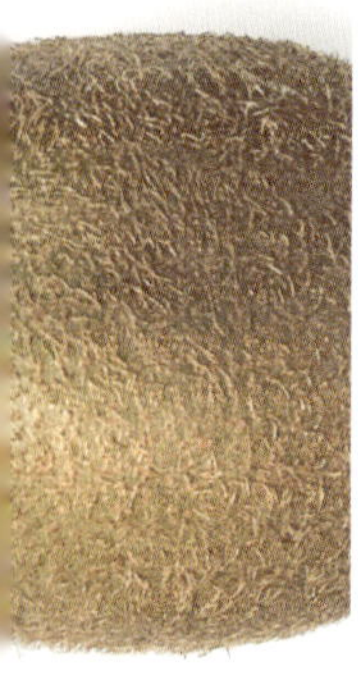

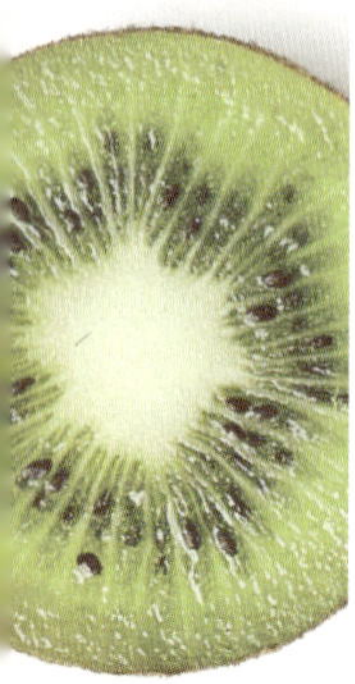

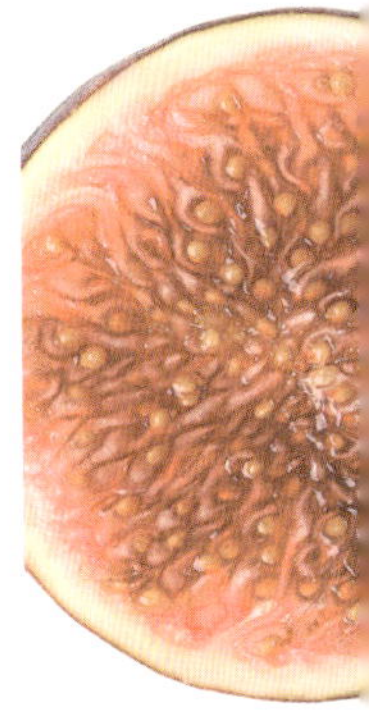

4

Verso lo svezzamento e oltre

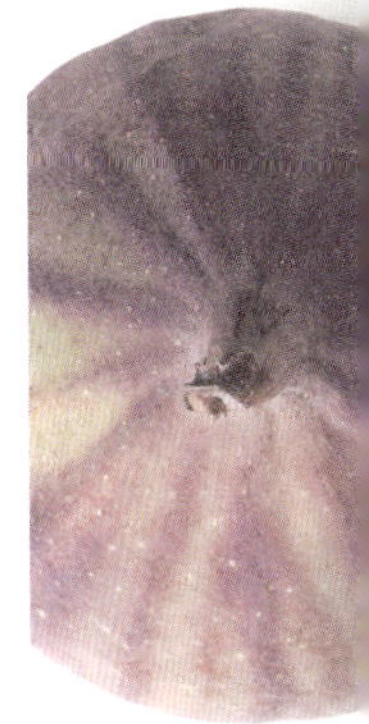

5

Occasioni speciali

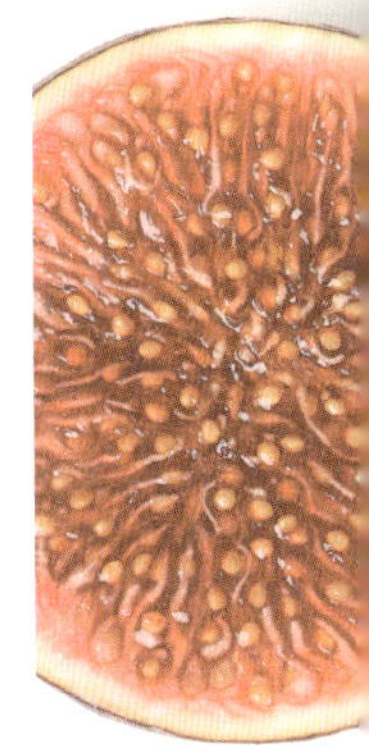

6

Dentro la dispensa

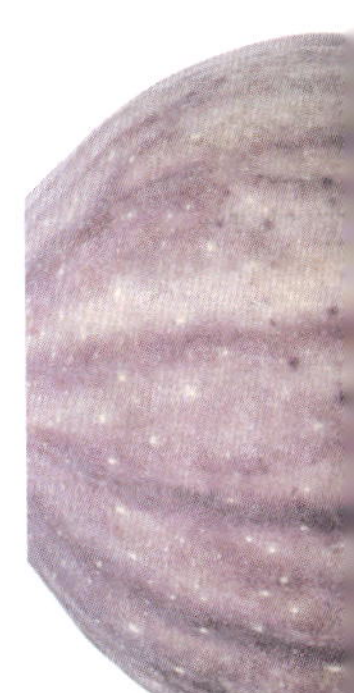

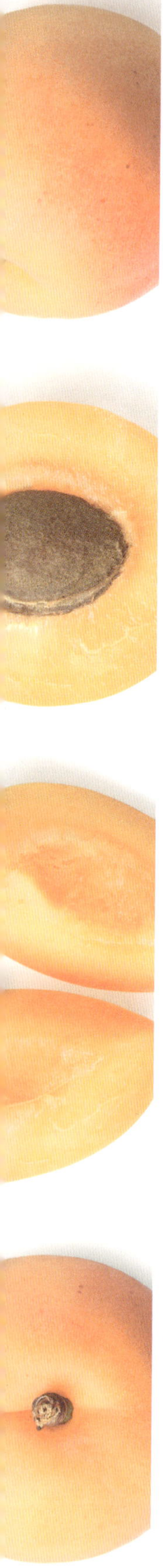

7
E i papà?

8
Storie di mamme coraggiose e risultati incredibili

9
Ricette

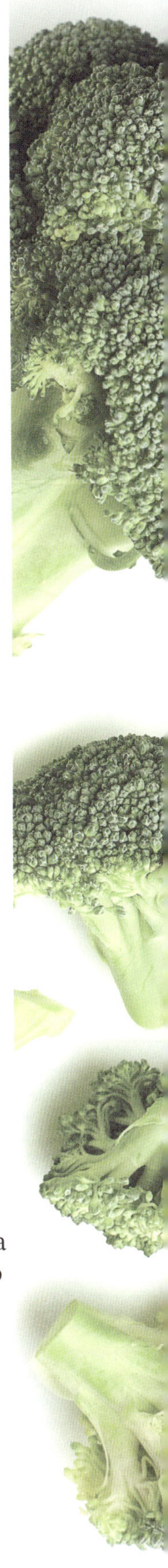

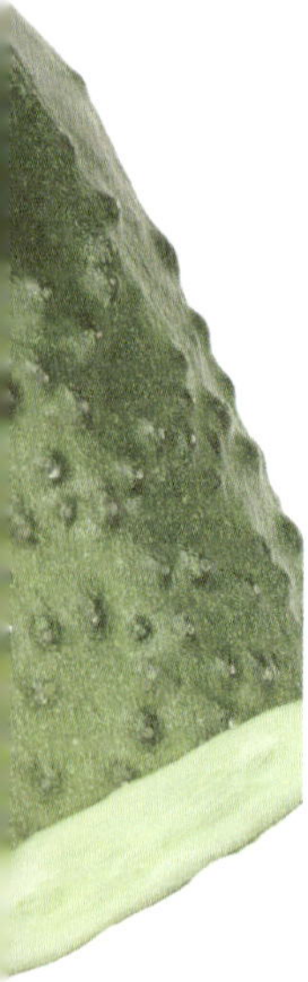

A Gabriella,
una mamma importante,
la mia.

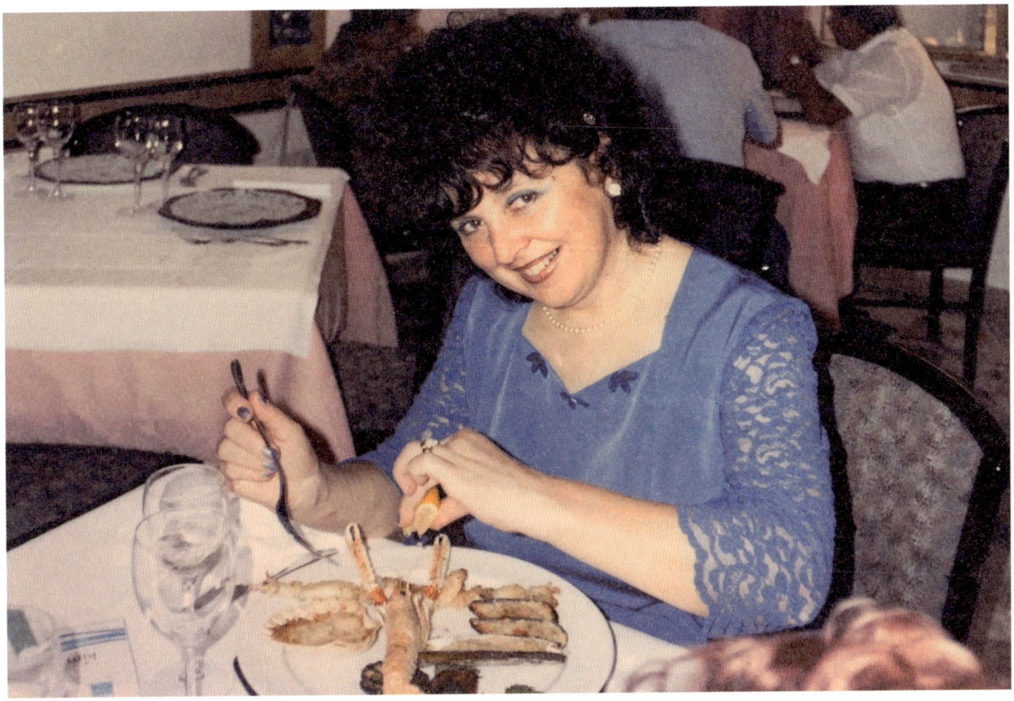

Ciao Ma'!

Sono 18 anni che non posso più dirtelo...

È passato molto tempo ma mi manchi sempre tanto; a stare senza la propria madre non ci si abitua mai. Mi hai lasciato un bene prezioso, un grande insegnamento: la tenacia, credere ardentemente in qualcosa e fare di tutto per realizzare un sogno, per raggiungere un obiettivo in cui credi.

Quella forza e quella grinta che avevi negli occhi mi sono rimaste dentro e mi saranno sempre d'ispirazione.

So che sei con me, ogni giorno.

A testa alta.

La tua scimmietta

Prefazione

a cura di Emanuele Congiu

Emanuele Congiu è astrofisico, professore associato al Dipartimento di fisica della CY Paris Cergy Universitè, diplomato in Naturopatia e Riflessologia plantare presso AEMN di Parigi, ma soprattutto un amico.

Sono passati otto anni dalla pubblicazione de **La dieta del dottor Mozzi**, il famosissimo libro viola, e la maggior parte delle persone che ha adottato lo stile di vita proposto dal dottor Mozzi ha riscontrato enormi miglioramenti per quel che riguarda la salute e in generale la qualità di vita.

Ciò nonostante, se per noi adulti cambiare alimentazione è una cosa normale e basta solo un po' di determinazione (soprattutto se il fine è migliorare la nostra salute!), proporre ai nostri figli una dieta al di fuori dell'ortodossia non è per niente facile e men che meno automatico.

In Italia, dire che un piatto di pasta in meno per un bambino è un successo o che il latte vaccino e i latticini possono rappresentare un grave pericolo per la salute suona come una bestemmia, poiché contrario a tutto quello che ci hanno insegnato e che viene continuamente ribadito da tv e giornali. Tuttavia, con l'aumentare e il diversificarsi delle patologie infantili, quali tumori, disturbi dello spettro autistico, malattie autoimmuni anche in giovanissima età (quindi non c'entra niente l'apparente allungarsi dell'aspettativa di vita), da uomo e da scienziato, mi risulta difficile vedere il bilancio positivo nella stima tra benefici e rischi prodotti dalla scienza medica ufficiale. La causa del proliferare di tutte queste patologie infantili è ancora sconosciuta e, proprio per questo, non possiamo escludere che anche un'alimentazione sbagliata possa essere uno dei fattori responsabili, se non il principale, di questa moderna debolezza immunitaria dei nostri figli.
Come fare quindi con i nostri bambini? Ci vuole coraggio e bisogna avere fiducia nel dottor Mozzi. Silvia questo coraggio l'ha avuto. Dopo aver messo in pratica la dieta con ottimi risultati, ha cresciuto la sua

seconda figlia seguendo i consigli del dottor Mozzi e ha raccontato la sua storia di mamma mozziana nel primo libro **La mia mamma cucina speciale.**

Se adottando un'alimentazione secondo natura la vita di noi adulti migliora, se questo ci guarisce e ci rende forti e sani, a maggior ragione è giusto adottarla per i nostri figli, fin dal concepimento e, se possibile, anche da prima.

Mamme ribelli racconta le esperienze di centinaia di mamme che si sono confrontate con la dieta del dottor Mozzi durante i primi due anni di vita dell'omonimo gruppo Facebook. In questo libro leggerete di tante storie vere, esempi di vita in cui tutti i genitori si ritroveranno, vissuti da mamme e papà alle prese con l'alimentazione mozziana.

Imparare come prendervi cura dei vostri bambini fin dalla loro vita embrionale nel rispetto della loro programmazione immunitaria è fondamentale. In questo libro troverete tanti consigli preziosi per tutto ciò che riguarda l'alimentazione in gravidanza, l'allattamento, come e quando sostituire il latte artificiale, lo svezzamento, e ancora come mettere in pratica la dieta, come organizzarsi con la spesa e con la dispensa, come superare le difficoltà ad introdurre queste nuove abitudini in famiglia.

Le mamme scopriranno finalmente il perché degli episodi di coliche che la maggior parte dei pediatri ritengono ancora «normali», finalmente avranno indicazioni sulla causa di otiti e bronchiti frequenti. E questo aspetto, che va oltre il discorso dei gruppi sanguigni proprio come fece a suo tempo **La dieta del dottor Mozzi**, rappresenta il più grande contributo che ci è offerto per migliorare la nostra salute, ma con un gran valore aggiunto: il focus sulla salute dei nostri bambini. Questo libro insegna come tenere correttamente il diario alimentare, uno strumento insostituibile per mettere in relazione l'alimentazione con i sintomi che si manifestano, imparare a leggere i segnali del corpo, e quindi in definitiva, capire la CAUSA dei nostri mali.

Quale più bel regalo da fare ai vostri figli se non lasciar loro in eredità la salute, che è il bene più prezioso? Insegnare loro a mangiare sano e secondo natura, tenendo conto della loro individualità, del loro essere unici... Di questo vi ringrazieranno da adulti, ma lo apprezzeranno fin da piccoli perché tutti i bambini amano giocare e, per poterlo fare sempre, non vorranno mai ammalarsi. Per questo, se glielo insegnerete, impareranno rapidamente i cibi giusti da mangiare per stare bene e vi stupiranno chiedendoveli loro stessi. Con i bambini più piccini il percorso è più semplice, ma se ci mettete impegno e costanza, anche con le abitudini ormai radicate e la complessità degli adolescenti non tutto è perduto. Se insisterete sui tasti giusti, anche loro sceglieranno di stare bene, essere più belli, più in forma, più brillanti, e potrete ritrovarli un giorno a fare colazione con tonno e piselli.

Consiglio questo "manuale di sopravvivenza" a tutti i genitori, perché sarà una guida ricca di indicazioni pratiche per crescere i loro bambini forti e sani. Allo stesso modo, vorrei che finisse nelle mani di medici, pediatri, ostetriche e tutti i professionisti responsabili della salute di mamme e bambini, affinché vadano oltre ciò che hanno imparato sui libri e abbiano il coraggio di provare ad adottare e sperimentare questa rivoluzione copernicana del rapporto tra alimentazione e salute.

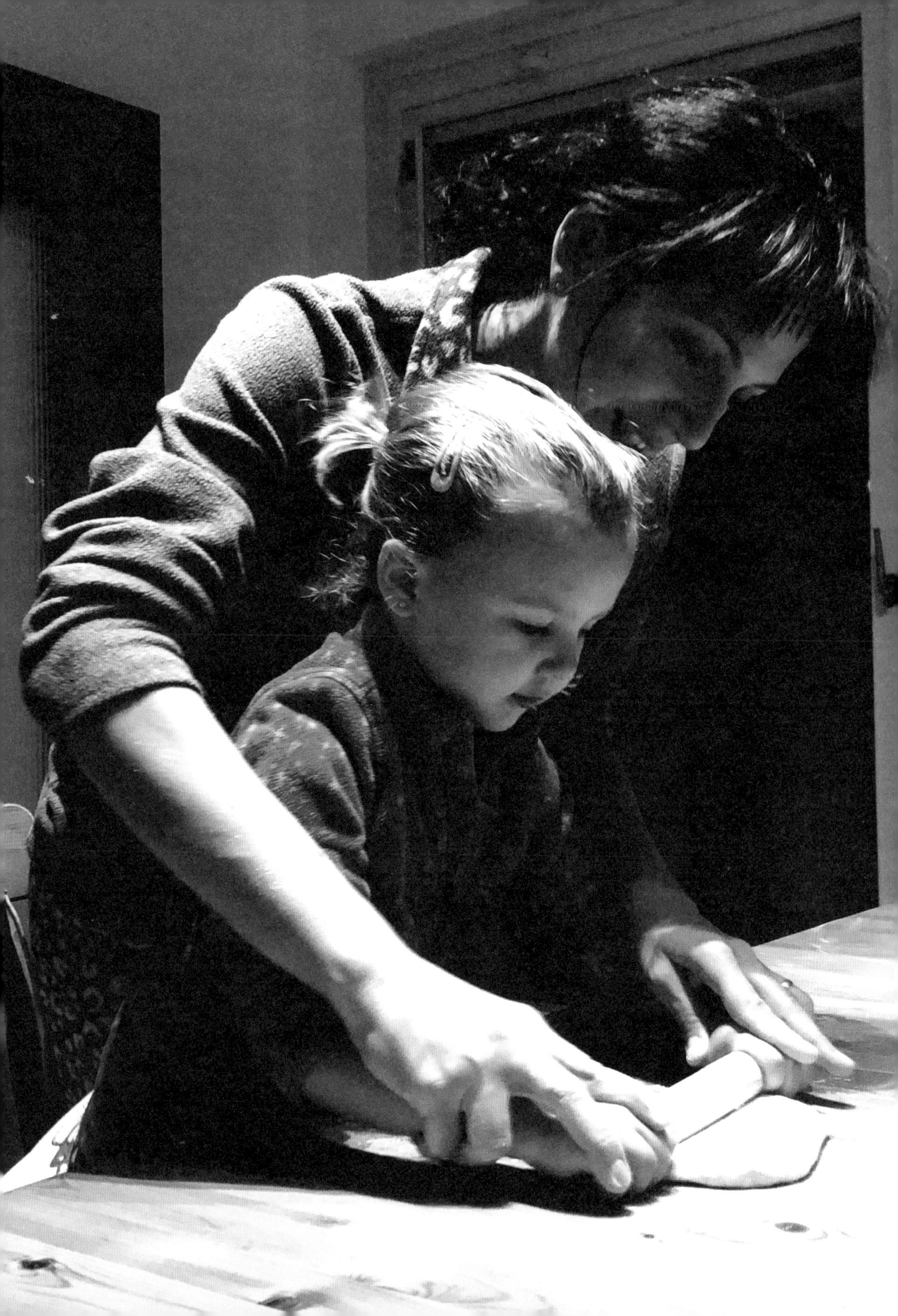

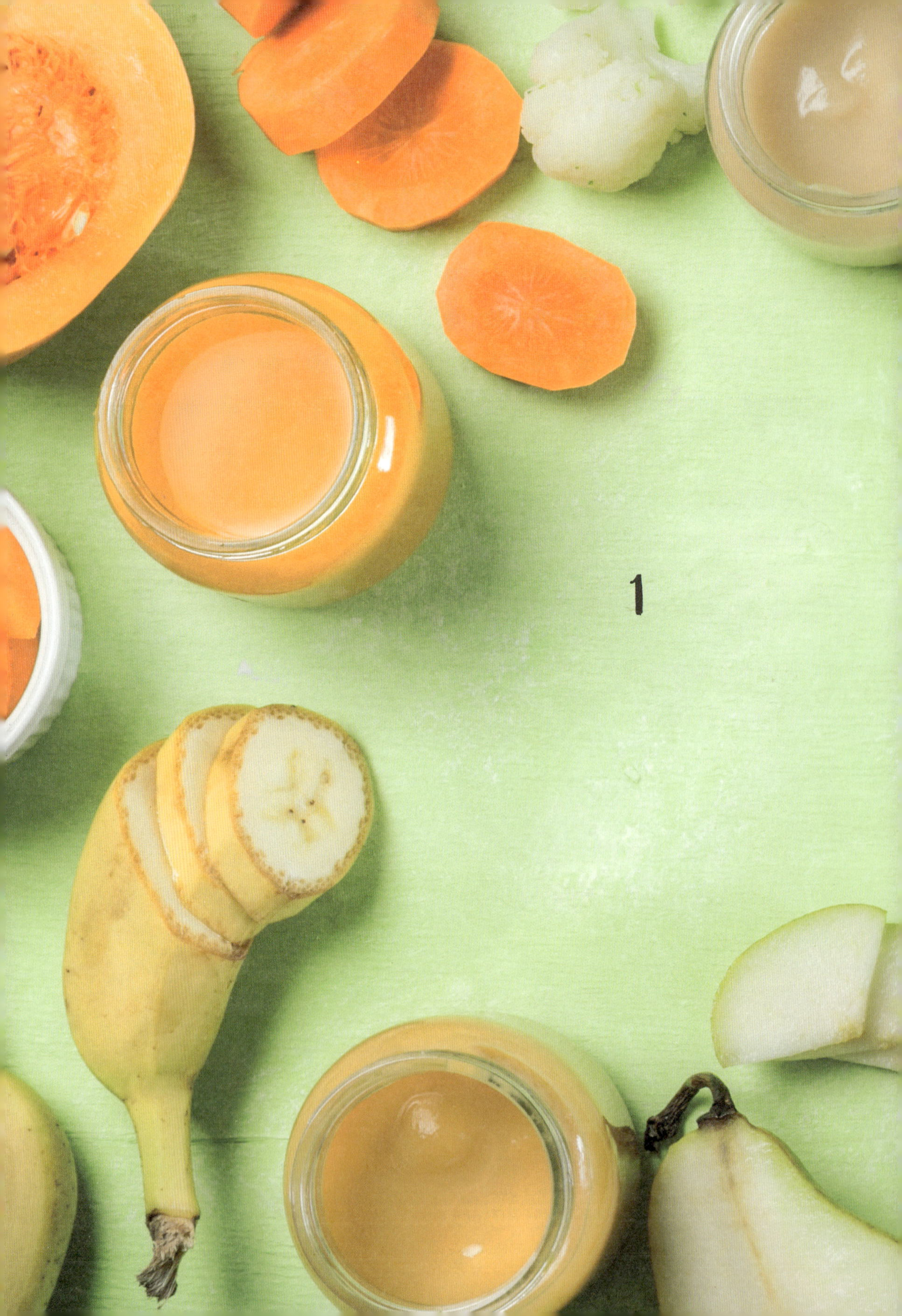

1

Com'è iniziata

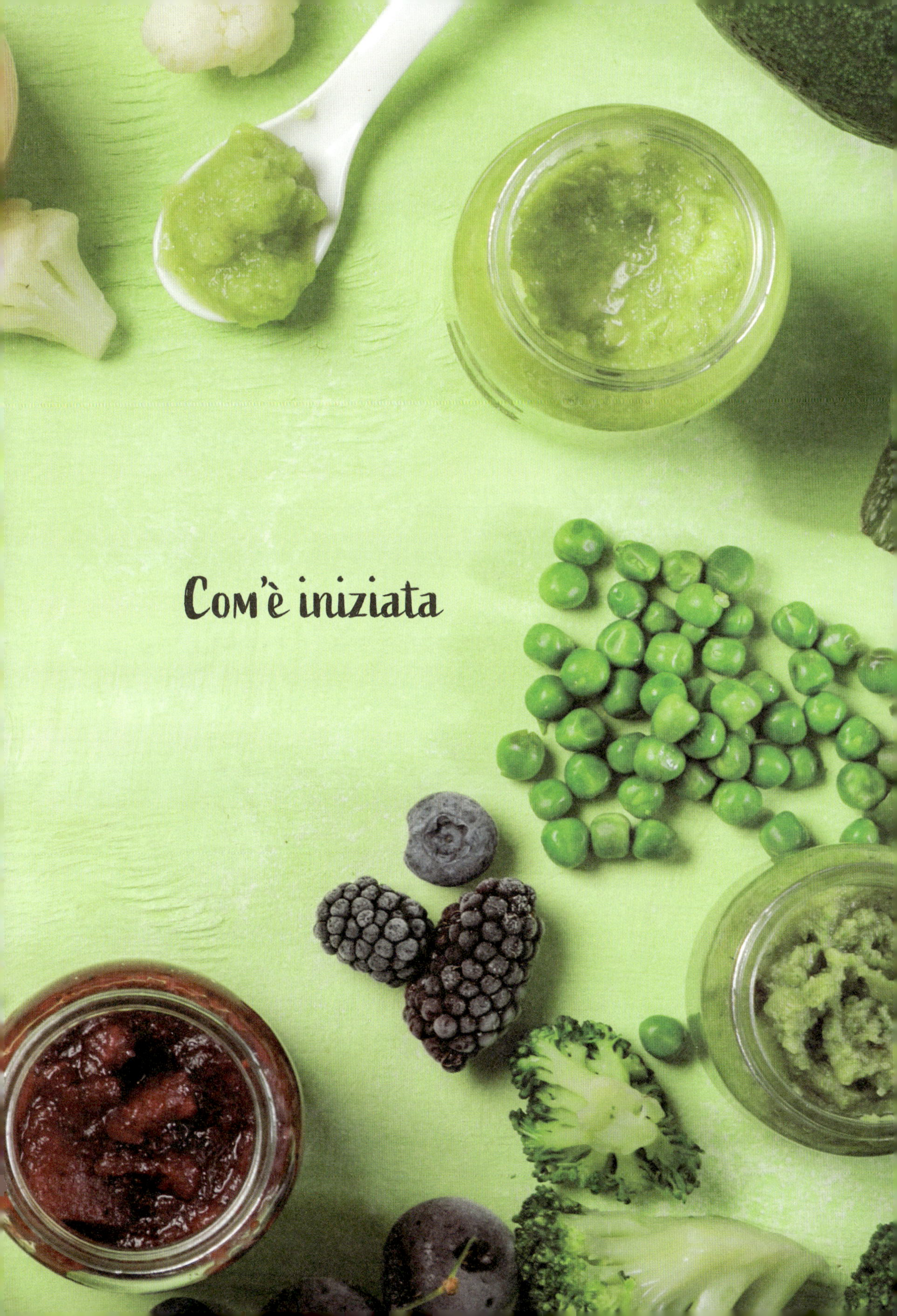

“I segreti di Silvia”

“Ma sì, dai, lo faccio! Apro un gruppo per cercare altre mamme che, come me, seguono la dieta dei gruppi sanguigni, o che almeno vorrebbero provarci.”
Era un pomeriggio di settembre. Era il 2017. Pioveva.
Mentre le mie bimbe facevano il loro pisolino, pensai che ero stanca di aspettare che altri si decidessero ad aprire un gruppo così.
Ci pensai un po’ e poi scrissi di getto:

Silvia Zeno
Amministratore · 9 settembre 2017 ·

Vi do il benvenuto in questo gruppo!
Io sono Silvia, amo la cucina, camminare nei boschi con i miei cani e prendermi cura della mia famiglia.
Seguo con gioia la dieta dei gruppi sanguigni del dottor Mozzi da quasi 3 anni e alimento le mie bambine di 3a e 18m secondo gli stessi principi.
Una dieta che è anche uno stile di vita in fondo.
Vorrei dare tanti spunti al riguardo e saro' ben felice se avrete voglia di condividere le vostre esperienze.
Questo gruppo sia una virtuale caffetteria dove trovarsi per uno scambio di idee su cosa "fare da mangiare" ai nostri bimbi.
Ma non solo...
Davanti alla nostra tazza fumante, la discussione potrà spaziare dalla cucina al tempo libero, dall`allattamento al "portare", dalla salute ai divertimenti..
Allora, vi va un caffè?
Per me di cicoria !!! ;)

P.S.
perdonate se non riusciro' ad essere sempre tempestiva nelle risposte... se avete dei bambini potete capire.. :)

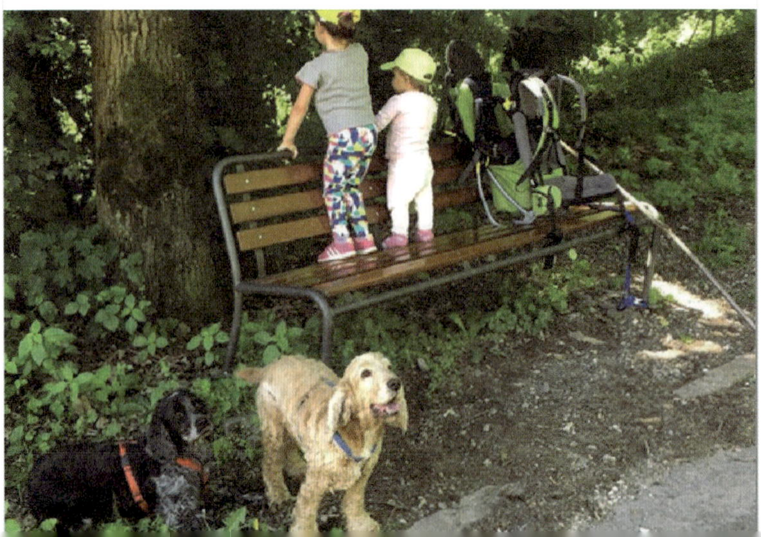

Questa dunque la mia idea, un gruppo per parlare di come, da mamme, ce la caviamo coi nostri figli a portare avanti la dieta dei gruppi sanguigni nonostante le difficoltà di una società che "mozziana" proprio non è, con uscite, mense scolastiche e compleanni che ci mettono alla prova.
I gruppi Facebook che parlano di questa dieta sono numerosissimi. A me però piaceva l'idea di "caffè e chiacchiere", con un importante filo conduttore che è la dieta, in cui credo molto, ma con la libertà di poter parlare di tutto quel che riguarda l'essere mamme.
Qualcuno mi ha detto che non sono nessuno per dare consigli sulla dieta dei gruppi sanguigni; qualcuno mi ha detto che non ero nessuno per scrivere un libro, ma ognuno ha il diritto di raccontare la propria storia.
Non ho aperto un gruppo perché so tutto della dieta. Ho aperto un gruppo per creare un ambiente sereno, dove il mio punto di vista vale quanto quello di ognuno di voi.
Ecco, io sognavo un gruppo di genitori che credono nella dieta del Doc ma sono consapevoli della difficoltà di applicarla alla vita quotidiana dei propri bimbi e ragazzi.
Un gruppo di sfumature, di mamme che si confrontano e si aiutano, che possono parlare di tutto, senza paura di essere rimproverate, giudicate o criticate. Mamme che magari la dieta "non la sanno" ancora bene o che "la sanno" ma cedono ancora agli sgarri.
Cercavo qualche altra mamma che seguisse come me la dieta dei gruppi sanguigni...
Ne ho trovate tante!
Le iscritte erano tutte scettiche all'inizio: "Ma tu chi sei? E come fai a sapere queste cose? E che ne sai di come si fa uno svezzamento secondo il gruppo sanguigno? Che competenze hai per dare consigli?"
Non ho mai letto quelle domande come critiche, ma come legittime curiosità.
Sono solo una mamma, una che ha svezzato due figlie, la prima in modo classico, seguendo le tabelle pediatriche standard, e la seconda in chiave "mozziana" fai da te, seguendo una semplice indicazione che il dott Mozzi mi diede al telefono: "Un bimbo deve mangiare le stesse identiche cose che mangia un adulto del medesimo gruppo

sanguigno, ma frullate o triturate con la mezzaluna finchè non ha i denti."

Ci ho provato, ho sperimentato, fiduciosa nella dieta Mozzi che mi faceva stare così bene. Ho notato che andava molto meglio dello svezzamento tradizionale, con cui dopo 13 mesi Sveva aveva perenni placche in gola, era gonfia come un omino Michelin e soffriva di mal di pancia e coliche. La seconda, Altea, invece dormiva, mangiava tanto e cresceva perfettamente secondo i percentili.

L'ho fatto non senza paura, lo ammetto! Contro i dettami della mia pediatra e contro quello che normalmente si fa. Niente glutine, né latticini, né maiale e usando poca frutta. Anche al controllo mensile al consultorio mi chiedevano se fossi sicura di quello che stavo facendo. Io rispondevo di sì, mi mostravo serena e decisa, ma dentro di me incrociavo le dita che mia figlia crescesse bene, che andasse tutto liscio. Pensavo che il corpo ha bisogno di proteine per crescere, di esse è composto, non di cereali o frutta! Col tempo mi sono sempre più tranquillizzata, vedendo come cresceva bene: col latte di mandorla prendeva peso tanto quanto con quello vaccino... Chi l'avrebbe detto?!

Ho scritto un libro per raccontarlo, in modo da creare un precedente positivo per chi avesse voluto tentare. Non ho la presunzione di sentirmi migliore di altre mamme, non ho competenze pedagogiche, anzi proprio perchè ignara di tutto, ho letto e chiesto tantissimo alle figure esperte con cui sono venuta a contatto negli ultimi anni. Sono un'estetista e, a dirla tutta, una nota casa editrice interessata a pubblicare il mio piccolo libro, dopo avermi chiesto un curriculum vitae, ha declinato la proposta, definendolo "imbarazzante", perché non sono né pedagogista, né pediatra, né nutrizionista, né chef. Io invece vado fiera del mio lavoro, perchè mi ha dato cognizioni di fisiologia umana, di biologia, di nutrizione e fitoterapia. E mi ha fatto conoscere tante donne e tante mamme.

Nessuna presunzione quindi, solo un sogno: essere in tante a crescere i nostri figli seguendo uno stile alimentare così semplice, naturale e sano, aiutandoci l'un l'altra, confrontandoci e condividendo i risultati. Sono solo una mamma, che ci prova ogni giorno come può. E così, dall'iniziale scetticismo e diffidenza, le "mie" mamme sono cambiate, sono diventate positive, propositive, disposte a provare. Pronte a stupirsi, capaci di rialzarsi dopo una delusione, uno sfottò, un «Bleah, che schifo!». Non tutti i giorni le cose vanno bene: un giorno i figli tornano da scuola col naso tappato per le cose mangiate a mensa, il giorno dopo rifiutano quello che avete preparato per ore con amore, il giorno dopo ancora dicono che quella roba non la assaggeranno mai. Ma poi un bel giorno si stupiscono che quel muffin non è male e ne chiedono un altro. Nonostante la fatica e le difficoltà, le sentivo sempre più coraggiose, curiose di provare e aperte alla novità. Qualcuna mi scriveva di notte che aggiustando la dieta, era rimasta incinta finalmente; qualcuna leggeva il mio libro o i miei post e si confidava con me, perchè le sembrava un po' di conoscermi; qualcuna ripeteva una mia ricettina per farla assaggiare ai propri figli. Molte provano, tentano, sperimentano anche se sembra così strano, anche se tutti ti dicono che è una stramberia; molte raccontano la propria esperienza, consapevoli che potrebbe dare forza a chi è in difficoltà. Ricordo con commozione il messaggio di mamma Laura:

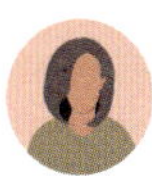

Laura
20 agosto 2018 ·

La vita mi ha insegnato che avere progetti positivi per il futuro è il modo migliore per godersi il presente e per superare le difficoltà! Dopo aver partorito i "2 progetti del mio cuore" , il prossimo obiettivo è quello di farli crescere sani, forti e sicuri di sé! L'alimentazione mozziana richiede convinzione e dedizione, si costruisce giorno per giorno con studio e applicazione e non si finisce mai di imparare... Silvia Zeno non ti ringrazierò mai abbastanza per aver avuto l'idea e il coraggio di creare questo gruppo, che è diventato luogo di scambio, condivisione, informazione quotidiana, non solo sul tema alimentare ma anche sul pensiero di Mozzi rispetto a come crescere i nostri bimbi secondo natura 💜

Avere un gruppo è una responsabilità. Oggi lo so meglio di 2 anni fa quando lo aprii. È così facile essere fraintese, ferire non volendo, scrivere qualcosa che verrà male interpretato. Ecco perchè parlo sempre di chiacchierare davanti a un caffè: condivido le mie esperienze e il mio punto di vista, in modo onesto e sincero, sempre con rispetto. E lo stesso fanno tutte le mamme che partecipano alla chiacchierata.
È il vostro gruppo, il nostro gruppo, quello del caffè di cicoria, dove chiedi una mano se non sai come macinare la quinoa, come fare un clistere a un bambino, come leggere un'etichetta, che marsupio scegliere e ognuna ti dirà la sua. Con rispetto.
Ogni tanto è anche il gruppo dove dire che non ce la fai, che da donna, da mamma, da professionista, da figlia, da moglie passi un momentaccio e sei in difficoltà. Perchè la vita ne presenta tante di difficoltà. Questo insegneremo ai nostri figli: che la vita è un po' una guerra, ma una parola o un sorriso non costano niente, magari non risolvono, ma alleviano un pochino.
Grazie per il cuore che ognuna di voi mette in questa nostra caffetteria. Perchè quando hai un problema, sai che tanto tocca a te risolverlo, ma sapere di poterne parlare è davvero un grande aiuto. E se questo è uno dei luoghi in cui sapete di poterlo fare, ne sono felice davvero. Quindi, se può aiutarvi, ora sapete che c'è un gruppo dove trovare sempre conforto.

Il mio piccolo libro "La mia mamma cucina speciale"

La mia mamma cucina speciale è il racconto della mia esperienza di gravidanza, allattamento, svezzamento e primi anni con la dieta Mozzi. Avevo un grande desiderio quando l'ho scritto: trasmettere entusiasmo, incuriosire, far conoscere questa dieta anch'io nel mio piccolo. Ricordo la notte in cui avevo appena terminato di scriverne la conclusione: lo rilessi tutto d'un fiato e piansi. Mi ero commossa nel rivivere quel pezzo importante della mia vita, c'era tanto cuore in quel racconto, tanto vissuto.

Ero e sono molto orgogliosa del mio piccolo libro, come lo chiamo io, quello col sorrisone di Sveva in copertina.

Non scorderò mai le parole della ginecologa a 7 giorni dal parto di Altea prima di dimettermi: «Lei deve dirmi, signora, di che sostanza stupefacente si fa!

Per me è scientificamente impossibile che lei stia così bene, le sia arrivata la montata lattea e abbia le analisi perfette, nonostante abbia perso almeno 3 litri di sangue in 4 giorni. Non me lo spiego».

Il parto era andato male, mi avevano ripreso per i capelli. Mi dissero che non avrei avuto latte, di non provare nemmeno ad allattare; mi dissero che avrei avuto bisogno di trasfusioni, ma io non mi sono arresa e mangiavo solo quello che mi portava mio marito da casa, solo cibi benefici per il mio gruppo. Non so se la dieta mi abbia salvato la vita, ma di certo ha salvato il mio latte. Sono entrata in ospedale convinta, sono uscita straconvinta! E volevo raccontare a tutti la mia storia, ne parlavo con entusiasmo a tutti quelli che incontravo. Non avevo idea che poi avrei aperto un gruppo Facebook. Chi ne fa parte, così come chi segue da tanto la dieta, non ha molto da imparare dal mio libro, sa già tutto. Ma chi capita in libreria e magari ha figli celiaci o intolleranti al latte o molto cagionevoli, potrebbe, trovandolo, scoprire la dieta dei gruppi sanguigni.

Questo era il mio obiettivo. Ci credevo e non avevo paura di metterci la faccia. Ascolteranno i video del dottor Mozzi, pensavo, leggeranno il suo libro viola e ogni tazza di latte, ogni piatto di pasta in meno a quei bambini, sarà un piccolo successo.

Volevo solo dire che questa strada alternativa è possibile. Avevo mille paure: essere imprecisa, banale, non riuscire a esprimermi chiaramente, scrivere cose non corrette. Ho scelto la via della semplicità, del linguaggio informale, l'unico che può adottare una scrittrice amatoriale, con un misero liceo come bagaglio.
Poi mi sono detta: è la mia storia, e come tale la racconterò, dirò "come ho fatto io" nei due anni della mia vita in cui ho dedicato tanto tempo a cosa mettevo nel piatto dal pancione in poi. Le ricette che ho inserito sono semplici, quasi banali, casalinghe, quelle che fai tutti i giorni, perchè tutti i giorni devi riempire i piatti e hai poco tempo.
Una notte una mamma mi ha scritto che in una settimana aveva eliminato il latte artificiale e aveva iniziato lo svezzamento come feci io, che il piccino mangiava di gusto e stava bene alimentandosi secondo il suo gruppo sanguigno. Diceva che essersi imbattuta per caso nel mio libro, le ha fatto scoprire una bella realtà, che è entusiasta di studiare.
Ci sono cose che hanno un gran valore. Ho sentito a volte critiche verso chi scrive libri sulla dieta dei gruppi sanguigni, io invece credo sia una forma di testimonianza a favore. Non mi vergogno di averlo scritto, anzi ne sono orgogliosa.

Alla soglia dei 40 anni non mi monto certo la testa per aver scritto un piccolo libro e mi imbarazza un sacco fare gli autografi, ma è stata una grande soddisfazione per me, una piccola parentesi nella mia vita di cui vado fiera.

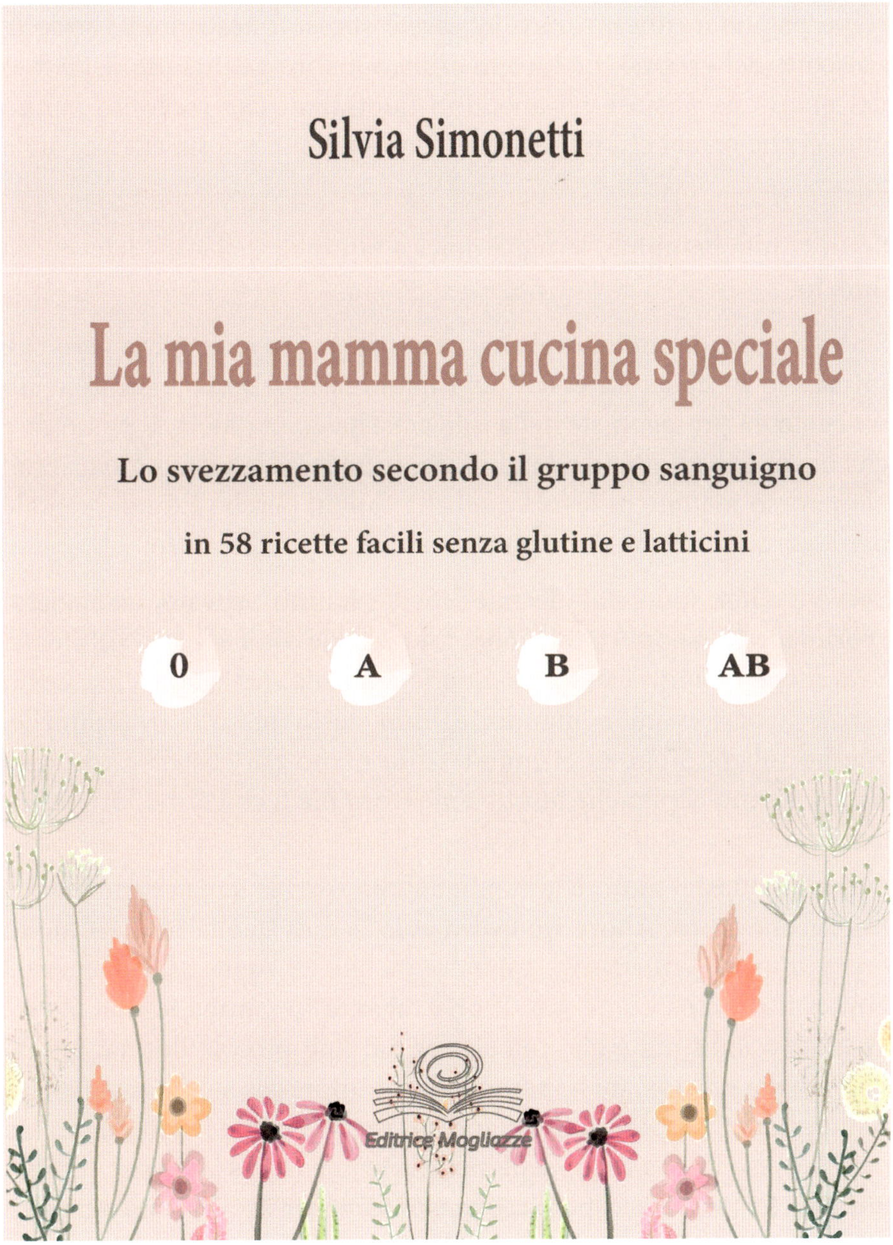
Silvia Simonetti
La mia mamma cucina speciale
Lo svezzamento secondo il gruppo sanguigno
in 58 ricette facili senza glutine e latticini
0
A
B
AB
Editrice Mogliazze

Sveva e Altea, piccole mozziane crescono

Nelle pagine di questo libro leggerete spesso questi nomi; sono le mascotte del gruppo. Le loro manine o le loro guanciotte nelle foto dei piatti che posto e gli aneddoti quotidiani che racconto hanno fatto sì che ormai chi mi segue le conosca bene e si sia affezionata a loro.

Sono le mie bambine, le figlie dolci e tanto care che il Cielo mi ha donato.

Se è vero che hanno fatto di me una mamma, è altrettanto vero che mi hanno insegnato a essere una mamma mozziana. Hanno avuto un ruolo da protagoniste nella mia crescita con la dieta. E posso dire che mi hanno spronato a migliorare, sono state la vera motivazione! Non posso mettere in tavola quel che capita, perché è fondamentale per la loro salute che io faccia attenzione a come le nutro.

Sveva e Altea sono state le mie "cavie", hanno provato, assaggiato, sperimentato, sopportato sapori nuovi e via via ci si sono abituate. Sanno che quando vado a prenderle a scuola, nella scatolina porto carote a bastoncini e mandorle, non certo biscotti o caramelle. Hanno tollerato che io ci prendessi la mano coi clisteri e i lavaggi nasali, hanno capito che fanno bene e ora me li chiedono loro stesse al bisogno.

Sveva ha quasi 6 anni, è la bimbetta che sorride sulla copertina del mio primo libro. Allora ne aveva solo 2 e di quella foto va molto orgogliosa. Si entusiasma quando sa che la mamma di una sua amichetta cucina come me. È una ragazza in gamba la mia Sveva. Ha solo 6 anni ma è già una signorina, una piccola donna. Sin da quando era piccina, mi ha sempre dato l'impressione che fosse molto più grande. È responsabile, pignola e precisa come il suo babbo, da cui ha preso anche la capacità nel disegno e la passione per tutti gli animali. È attenta, scrupolosa e sensibile, generosa, delicata nei modi e femminile negli atteggiamenti.

Altea ha 3 anni e mezzo, è la secondogenita e come tale si è sempre

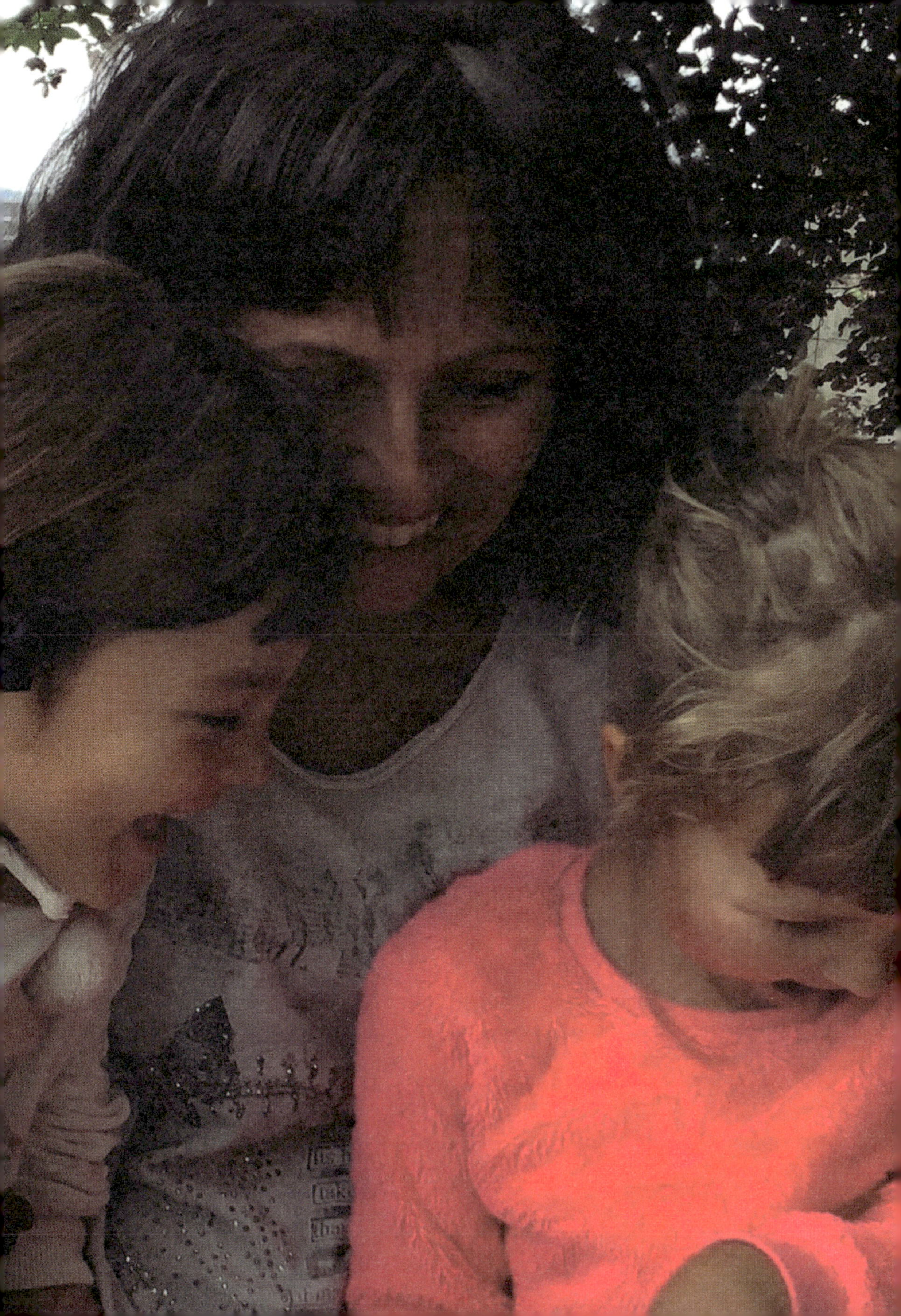

comportata, seguendo passo passo la sorella maggiore, imitandola in tutto, divenendo ben presto una sua fan. Cosa che l'ha resa più gradita agli occhi della grande, che di lei non è mai stata gelosa. Sanno che il cuore della mamma è tanto grande e ha posto e amore per entrambe. Altea è gioiosa, sorridente, scanzonata e buffa, a volte ancora goffa e incespica spesso. È acuta e ogni tanto ci spiazza con le sue uscite, tanto inaspettate quanto azzeccate e ironiche. È golosa e in mensa a scuola fatica a seguire le mie indicazioni, al contrario della sorella: «Perché amore oggi hai mangiato la torta? Lo sai che è fatta col burro e il glutine?» «Sì, mamma, però mi piaceva tanto! Sapessi com'era buona!». Imparerà anche lei, mi dico allora. Sono profondamente orgogliosa delle mie figlie, so che sono il frutto di un amore grande e il risultato di un'educazione attenta e costante, di un'atmosfera di serenità che si respira in casa, ma so anche che sono brave e tanto disponibili e sarò loro sempre grata per l'aiuto che ogni giorno mi danno. Siamo una bella squadra.

Ma veniamo al sodo. Riesco a far mangiare loro quasi tutto, non solo perché ho iniziato presto, ma soprattutto perché per me è importantissimo, perchè ci tengo e ci lavoro OGNI giorno, anche quando non ne ho voglia.
Credetemi, quando la sera alle dieci, dopo averle messe a letto, mi ritrovo a pulire verdure per il giorno dopo, non lo faccio cantando allegramente, ma spesso con un occhio aperto e uno chiuso. Però lo faccio. La sera so che devo pensare ai tre pasti del giorno dopo, per tutti i membri della famiglia, che quando faccio la spesa per la settimana so che devo calcolare bene tutto quello che mi servirà, le prime volte me lo scrivevo, ormai mi viene automatico. Per me è importantissimo! È mia responsabilità. La mia famiglia mangerà quello che io farò trovare in tavola, dipende da me. Non è venuto tutto subito, non è stato facile, tutt'oggi non tutto quello che propongo è gradito e accolto con entusiasmo. Sono 4 anni che ci lavoro, sapendo che se chiedo alle mie figlie se preferiscono la pasta di piselli o quella di grano... certo che scelgono la seconda! Ma in casa non la tengo, perchè il glutine non fa bene! So che spetta a me dare loro un'educazione alimentare, tanto importante quanto saper scrivere o contare. Le mie bimbe ancora non sanno scrivere

se non il proprio nome, ma sanno per certo che legumi e frutta non si abbinano! Perchè ne parlo ogni giorno, le coinvolgo nella spesa, nella preparazione delle portate, chiedo loro cosa preferiscono tra più piatti che propongo. Mangio con entusiasmo le stesse cose, le metto nei piatti col sorriso, non col viso in pena, contrito, di una che li sta avvelenando, sperando che non si accorgano di cosa c'è dentro. Quello c'è, punto. Perchè mamma sa cos'è meglio, perchè mamma ti vuole bene e vuole che tu stia bene. E ti spiega perchè certi cibi vanno bene e altri no e ti fa notare che alcuni ti fanno male al pancino. E ti concede lo sgarro ogni tanto, ma nella quotidianità è la mamma che detta le regole a tavola. Perchè spetta a lei, è suo dovere!
Chi altro lo farà se non mamma?
Chi darà alle mie figlie una corretta educazione alimentare, se non io? È compito mio, solo mio!
E loro meritano il mio impegno. Se ogni volta che in passato hanno rifiutato un piatto, se avessi mollato, ora non mangerebbero un sacco di cose. Consapevole che niente è duraturo, che domani quella cosa non la vorranno... pazienza, mangeranno al pasto successivo. Meglio che non mangi, se devi mangiare male.
So che un ragazzo di 15 o 16 anni esce, ha i suoi soldi e compra tutto ciò che vuole, come fanno i suoi amici. Sono fasi. Ma crescendo saprà di poter ricorrere ai consigli della mamma. E quando, a sua volta, sarà genitore, saprà cosa insegnare i propri figli. Ognuno di noi pensa d'istinto a come faceva la sua mamma.
E comunque gli adolescenti hanno i loro punti deboli, i chiletti in più, la cellulite, l'acne, la potenza sportiva, la concentrazione nello studio, tutte leve su cui possiamo agire. Ma quando parliamo di bambini, siamo ancora in tempo per educarli al cibo, fargliene prendere consapevolezza, insegnare loro che l'alimentazione è importantissima. In più, finché sono piccoli, mangiano quello che NOI diamo. Perchè perdere quest'occasione fantastica di iniziare col piede giusto, di rafforzare sin da subito il loro sistema immunitario?
Le mie figlie non conoscono farmaci, non sanno cos'è un antibiotico o un cortisonico. Vi pare poco? Ed è molto merito mio, che lavo verdure e spadello all'alba o la sera tardi, invece di stare spaparanzata sul divano. Che fatica certe volte! Ma ne vale la pena! Io ci tengo e

ci credo! Ho avuto la fortuna grande di conoscere gli studi di un dottore di Bobbio e non posso che farne tesoro. Sarei una stolta a non farlo.
Tuo figlio a 6 anni mangia solo pasta, pane e pizze? Il lavoro che non hai fatto nei 6 anni passati, ti toccherà farlo ora! Rimboccati le maniche e comincia, sarà dura adesso, ma datti una mossa! Muoviti!
Spesso mi sono sentita dire che sono avvantaggiata perchè in famiglia siamo tutti gruppi 0. Ma davvero credete che se avessi avuto 3 gruppi diversi, mi sarei arresa? Mi capita di avere ospiti di gruppo A o AB in famiglia. E allora? Tacchino, fave, piselli, riso, qualcosa si fa sempre! Niente scuse!
«BEATA TE! Le tue sono così brave, non fanno manco i capricci...».
Sapete perchè? Perchè coi capricci non hanno mai ottenuto niente! E allora tanto vale non farli.
Mamma e babbo danno le regole. A tavola e fuori. A casa mia è così. È un lavoraccio a volte. Metodo, costanza, mantenere quel che prometti, nel bene e nel male, sempre. Che fatica! Ma poi te lo ritrovi, perchè ci hai lavorato. E quando ti dicono «Beata te, per te è facile», che rabbia! Ma che ne sai quanto ci lavoro io?
Quando parlai col Doc Martino mi disse una cosa che mi è rimasta in mente:
«Se credessimo davvero che certi alimenti sono pericolosi quanto lo sono l'alcool o le droghe, terremmo lontani i nostri figli da essi con lo stesso impegno!». Penso spesso a quella frase! Fatelo anche voi! Non seguite questo gruppo pensando "E chi ce la farà mai a fare quello che fa Silvia?", ma fatelo pensando piuttosto:"Se lo fa lei, perchè mai non dovrei farcela io? Magari a mio modo, coi miei limiti, ma perchè non dovrei?".
Altrimenti, se il mio condividere vi dà frustrazione, è inutile e deleterio per voi. Io spero di dare idee, di infondere coraggio, non di farvi sentire meno capaci di me. Lo dico sempre: se lo faccio io, possono farlo tutti, ma ci vogliono tempo e determinazione.

Vi voglio bene. E quando ci tengo, finisco per essere un po' dura, ma lo faccio solo per spronarvi! Se non lo facessi, significherebbe che non mi importa davvero.

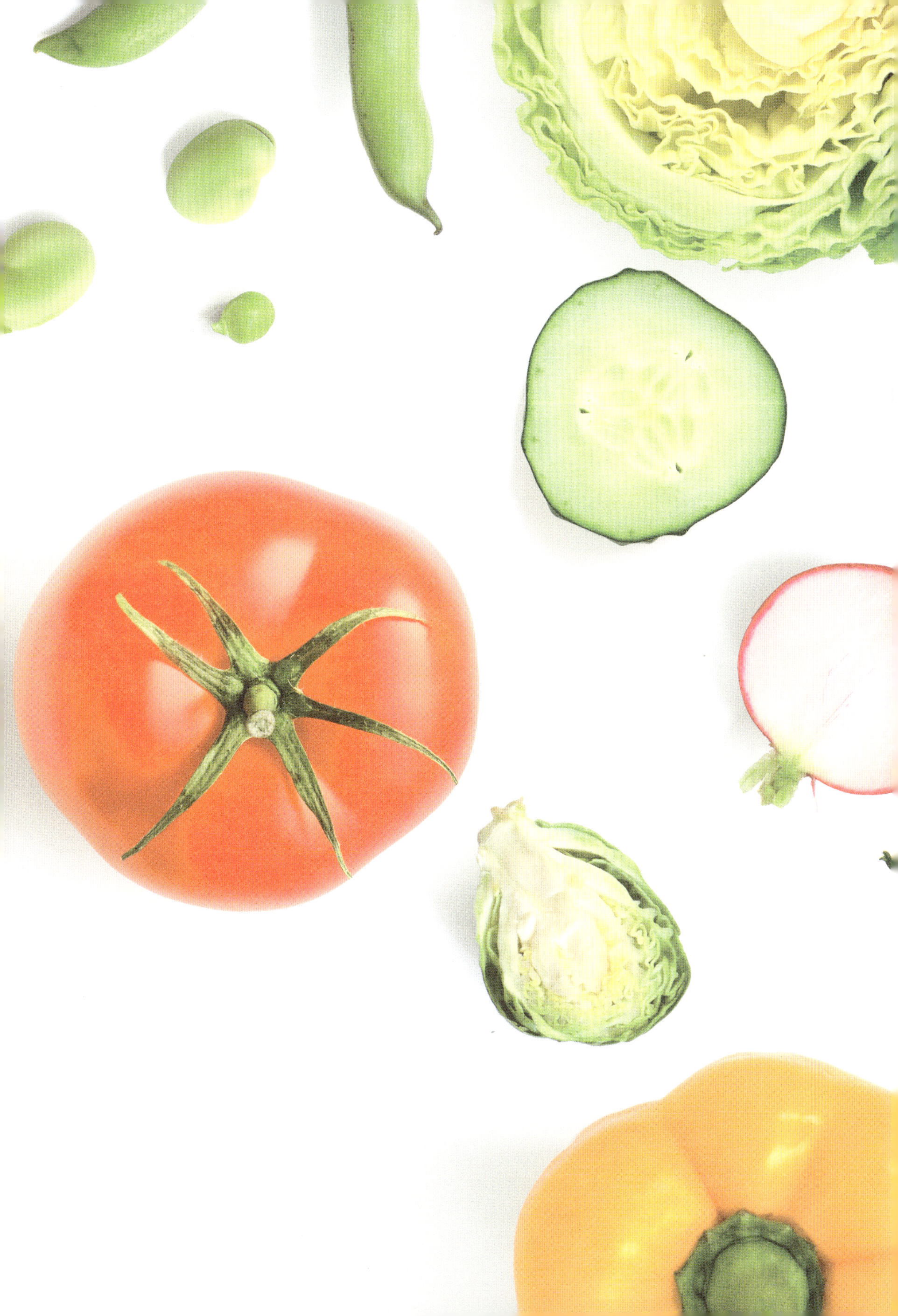

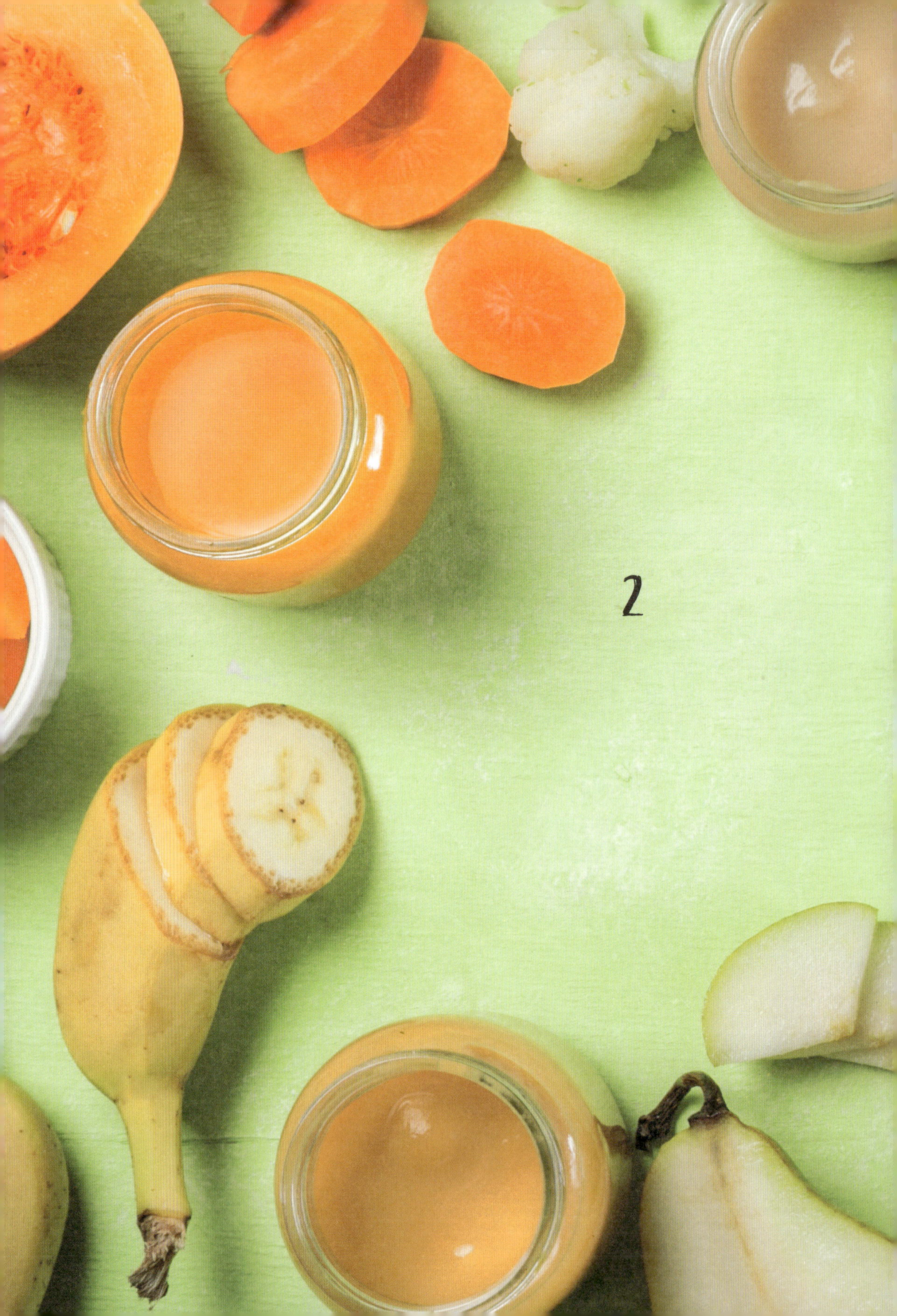

2

La dieta in pratica

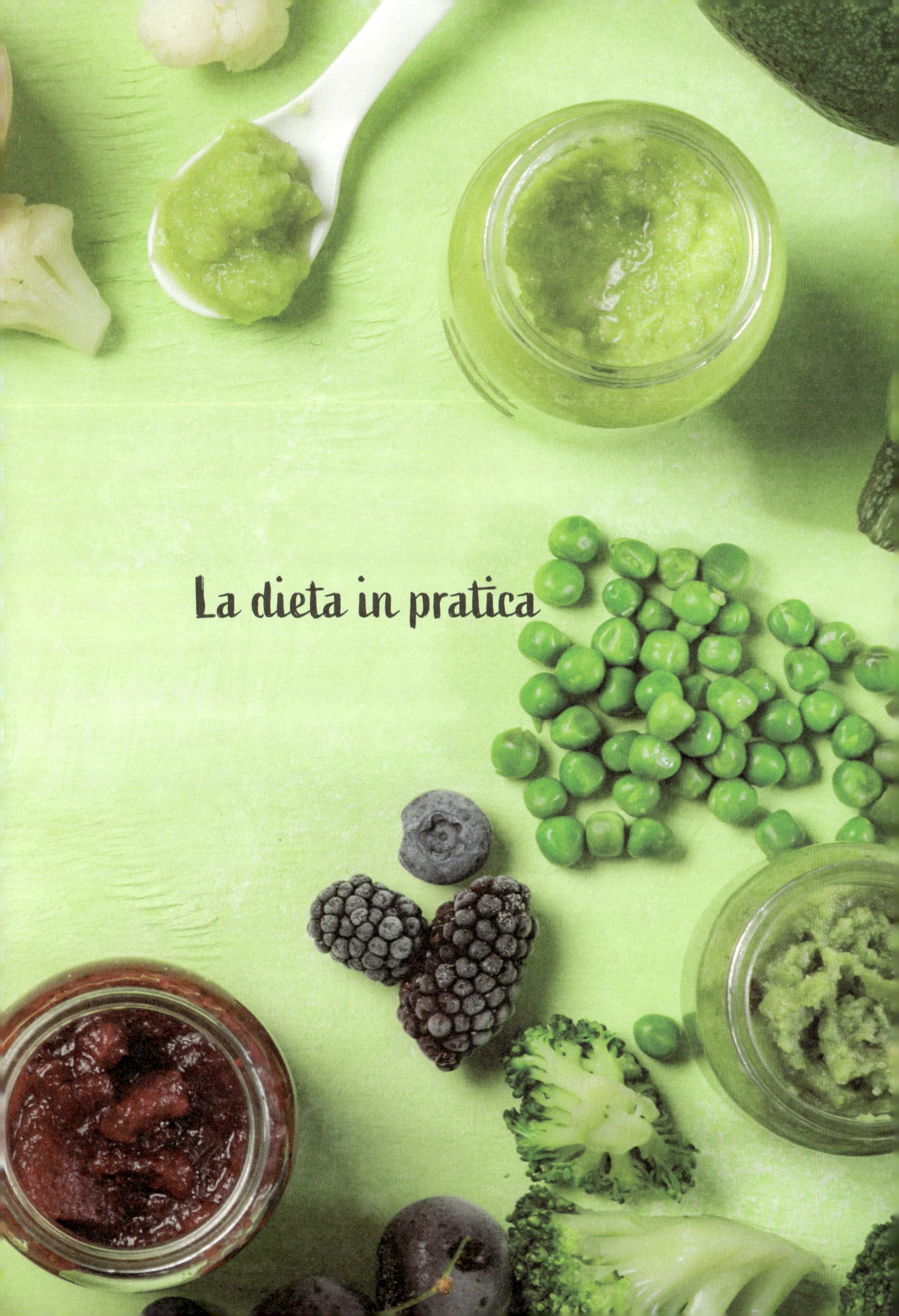

Il dottor Piero Mozzi e il dottor Martino Mozzi

La prima volta che lo vidi a un mercatino in piedi per ore, a dar consigli a tutti i presenti gratuitamente, con tanta pazienza, pensai: "Se tutti i medici fossero così, sarebbe un mondo un po' migliore di certo".

Seguire una sua conferenza dal vivo poi dà una grande carica, si esce pieni di entusiasmo.

Ho avuto il privilegio di ascoltarlo alle conferenze tante volte. Se non è troppo lontano, prendo e parto. Lo ascolterei per ore, tanto calmo quanto determinato, tanto paziente quanto schietto. È un uomo di estrema umiltà, alla mano, con cui parleresti per ore, di cui ti fidi subito, perché ti guarda dritto coi suoi occhi puliti. Un dottore che ti dice di non avere la verità in tasca, ma che vale la pena provare perché ha dalla sua tantissime esperienze di ottimi risultati ottenuti.

Un medico secondo Natura, un uomo che ama e rispetta la Natura e da essa impara, osservandola.

Gli "integratori" che ti consiglia nel suo "libro viola", li troverai dal macellaio, dal pescivendolo, dal verduriere; insomma basterà cambiare modo di fare la spesa, nelle solite botteghe di fiducia e provare per qualche tempo. Tutto qui, poi si vedranno i risultati.

Ma saranno necessari studio, determinazione, costanza e un po' di tempo. La verità è che quello che ti colpisce a una conferenza del Doc, non sono solo le sue parole, in fondo quei discorsi li sentiamo nei video registrati che sono sempre accessibili su YouTube. La cosa che davvero fa colpo è sentire tanta gente raccontare la propria esperienza di miglioramento, talvolta di guarigione da uno stato infiammatorio o patologico. Ho visto persone in lacrime ringraziarlo, senza averlo mai visto prima, raccontare che non riuscivano a venire a capo di un certo fastidio, disturbo, non trovavano le risposte, finchè non hanno sentito parlare di lui, hanno letto il suo libro e hanno provato. Con grande stupore hanno riscontrato grossi miglioramenti.

Ricorderò sempre una giovane mamma alla conferenza di Bellinzona dirgli così:

«Dottore, ho 4 figli, tutti sin da piccolissimi hanno sofferto di asma; vivo qui vicino e ho passato le notti degli ultimi anni in ospedale per i loro attacchi d'asma. Mai nessun medico mi ha proposto di eliminare i latticini dalla mia tavola. Poi un'amica mi ha detto di lei. Tolto il latte, asma sparita, per tutti e 4! Ora io la ringrazio con tutto il cuore e le porgo una semplice domanda: ma perché nessuno mai me lo ha detto, in quelle lunghe notti in cui ero disperata e avrei provato di tutto?!»

Le lacrime di quella mamma non le scorderò mai! Questo fa rabbia, che si dica che non è possibile, che con la sola dieta non si risolve nulla, che si può mangiare quel che si vuole, tanto non c'entra nulla con la salute. Quante volte, quando diciamo di questa dieta ai nostri medici e pediatri, ci viene risposto che non c'è niente di vero, niente di scientifico, che sono solo suggestioni. Assurdo, davvero assurdo! E invece basterebbe solo provare!

Io la sperimento ogni giorno su di me e sui miei cari e la condivido e diffondo come posso con tutti. Come dico sempre, TUTTI DEVONO SAPERE! Poi saranno liberi di scegliere.
Era il dicembre 2017, mancavano pochi giorni a Natale quando mi consegnarono le mie copie del libro.
Ho sempre pensato che la prima l'avrei regalata a lui. Purtroppo non riuscii a portargliela di persona al mercato di Appiano, così la spedii assieme a una lettera, sperando davvero di cuore di aver fatto una cosa a lui gradita e augurandomi che riuscisse a leggere la mia grafia. Per me una lettera si scrive solo a mano.

Più di recente ho avuto modo di conoscere anche il figlio del Doc, il **dottor Martino Mozzi**, biologo nutrizionista.

Il 25 febbraio 2019 sono stata a Piacenza presso il Centro dove visita. Ho trovato un nutrizionista competente e preparato, tanto quanto modesto e alla mano, degno erede del suo grande papà, mi ha messa a mio agio ed è stato generoso di consigli.
Mi sono presentata subito coi diari alimentari miei e delle bimbe di una settimana passata, per far capire come mangiamo di solito.
Ha letto attentamente e sorridendo ha commentato che i menù erano proprio come dovevano essere: semplici, con poche cose e di stagione.
Ha sottolineato l'importanza del diario alimentare per imparare

Stimato dottor Piero,

è un vero onore per me farle questo piccolo regalo che non è il libro in sé ma quello che rappresenta, una testimonianza gridata a gran voce, in modo che arrivi a molti, tramite queste pagine sentite e sincere.
Il mio modo per ringraziarla di quello che ci trasmette e ci insegna col suo costante e importante lavoro di ricerca e sperimentazione.
Grazie per avermi insegnato col suo libro viola ad ascoltare i segnali del mio corpo e a rispettare il mio sistema immunitario e ciò che vi è scritto sopra.
Grazie perché da mamma, ho così capito come prendermi cura della salute delle mie bambine, della mia famiglia.
Grazie infine per avermi dato la speranza che, così facendo, potrò preservare la loro salute e proteggerle da malattie e sofferenze.
Spero di aver saputo interpretare correttamente i suoi insegnamenti, di non deluderla, di essere riuscita a trasmettere il mio entusiasmo per aver abbracciato lo stile alimentare che lei propone, e incoraggiare altre mamme a farlo, questo era il mio intento.
Continuerò a farlo, con tenacia e fiducia, attraverso un gruppo Facebook che ho creato e che già raccoglie quasi 500 mamme coraggiose, pronte a sfidare la tradizione e i vecchi luoghi comuni, disposte ad essere prese per matte, convinte che, seguendo i suoi consigli, cresceranno figli sani e robusti.
A nome mio e di tutte loro, le porgo i più sentiti ringraziamenti, augurando a lei e ai suoi cari serene festività.

Grazie dottore!

Silvia

quali sono i cibi che effettivamente sono adatti al nostro sistema immunitario. Sui cibi dannosi abbiamo pochi dubbi, ma sui benefici e sui neutri, ognuno dovrebbe valutare basandosi sulle proprie reazioni, per capire quando è meglio consumarli e come combinarli.

Io ad esempio, col tempo e grazie al diario, ho capito che cereali e pseudo-cereali sono alimenti che non mi fanno sentire troppo in forma, mentre con i legumi, non tutti, mi sento forte ed energica, soprattutto se li uso a colazione.
Gli ho parlato dei "menù figli" che le mamme condividono sul gruppo e del fatto che ogni volta che una mamma espone un dubbio, un problema, rispondiamo sempre chiedendo di vedere insieme il diario di quel bambino.
Mi ha ribadito che bisogna dubitare di tutto, senza dare nulla per scontato, nessun dogma: dubitare sempre e testare su se stessi. Se vediamo che siamo energici di giorno, che riposiamo bene di notte, che i valori ematici sono nella norma, significa che siamo sulla strada giusta. Lo stesso vale per i bambini: se non si ammalano, se dormono bene e fanno la cacca bene, allora è tutto a posto. Grazie ai gruppi facebook, è possibile confrontarsi su tutto con tante persone.

Diverso è il discorso con le persone affette da patologie, in quel caso sarebbe bene farsi stilare una dieta personalizzata, perchè è vero che esistono linee guida alimentari comuni, ma ogni paziente è diverso dall'altro.
Durante la visita ho colto l'occasione per chiedere come gestire i pasti alla mensa scolastica. E purtroppo, come sappiamo, a meno che non ci siano intolleranze "certificate" dal pediatra, l'unica cosa che si può fare è consigliare al bambino cosa mangiare tra le pietanze proposte per limitare i danni: i bambini capiscono e imparano in fretta. E poi è importante che a casa si mangi più che bene! Lo stesso vale per gli sgarri: uno ogni 3 settimane è tollerabile, ma per il resto del tempo bisogna "rigare dritto".
Le patologie si manifestano quando vengono introdotti alimenti non tollerati pressochè quotidianamente. E per i bambini è meglio sgarrare con un cibo solo: un piatto di pasta col frumento al ragù di manzo per un gruppo 0 è un solo sgarro (glutine), ma per un bimbo di gruppo A sono 3 sgarri (glutine, pomodoro, manzo), un po' troppi davvero.

L'ideale sarebbe tenere gli sgarri per le occasioni speciali, un compleanno, una vacanza, il pranzo dai parenti e cercare comunque di limitare il numero di sgarri in quel pasto.

Un buon metodo è evitare di avere a casa cibi non consentiti, anche perchè a scuola mangeranno di tutto. Uno sgarro ogni tanto può capitare, è comprensibile, specie quando si esce... Sarà però importante non solo rimettersi subito in riga ma anche andarsi a fare una bella corsetta o comunque dell'attività fisica. Ho chiesto conferma di quanto aveva detto ad altre mamme in precedenza, riguardo agli assaggi di cibi non consentiti, non solo glutine e latte, ma in generale di quello che non è idoneo al proprio gruppo. Mi ha risposto che qualche assaggio va fatto, senza esagerare e tenendo conto degli effetti: se ad esempio un cibo crea troppo muco, molto meglio utilizzarlo di rado, se non c'è altra scelta.

Per i bambini i latticini e i dolci, specie quelli cremosi, sono spesso più pericolosi del glutine mangiato ogni tanto. Un piatto di pasta di frumento due volte a settimana ci può stare, se poi normalmente mangeranno quinoa, riso integrale, riso basmati, legumi... e così via. Insomma, se i bambini mangiano in mensa, a casa si deve stare attentissimi. Gli zuccheri alla lunga creano danni, quindi bisogna essere accorti coi dolci, usare sempre meno zucchero per abituarsi. Mi ha consigliato di insegnare ai figli a ragionare su questi pericoli, far capire loro che un bicchiere di bibita gassata a un compleanno è una cosa, avere invece quella bibita in frigo sempre è dannoso. Insegnare un po' di autocontrollo col cibo. Chi controlla la propria alimentazione, controlla la propria vita perchè si sente bene, in forma, ha energia ed è lucido mentalmente. Ha tenuto davvero tanto a sottolineare una cosa: la giusta alimentazione è fondamentale, ma è altrettanto importante fare tanta attività fisica, meglio all'aperto, perchè i bambini devono giocare, correre, saltare, stare all'aperto, estate e inverno. Se invece passano ore davanti alla tv, è facile che si abbuffino di robaccia e cibi preconfezionati. Insegniamo ai figli a prendersi cura della propria salute, a ragionare con la propria testa, a sperimentare. A darsi una mossa e non ad aspettare che poi siano i farmaci a risolverci i problemi.

Insegniamo ai figli a rispettare il Pianeta, a stare in mezzo alla Natura, ad amarla e ad averne cura.

Per quanto riguarda l'uso di tinture madre o estratti idroalcolici, la regola è non utilizzarli prima dei 10 anni di età. Per i bambini sono meglio rimedi come i clisteri, i lavaggi nasali, i cataplasmi di argilla o ricotta e il brodo. Per un bimbo può essere valido un estratto naturale sotto forma di tisana piuttosto, ad esempio la rosa canina (non la sera) per aumentare le difese immunitarie o il timo per il raffreddore. Gli oleoliti per uso esterno non hanno controindicazioni per i piccoli, quindi si possono applicare senza problemi.
Mi ha confermato che è importante mangiare pochi alimenti per volta e non variare troppo durante la giornata. È bene variare le verdure, scegliendo quelle di stagione. Io ad esempio, a volte compro una cassetta di broccoli e li metto in tavola per 3 giorni di fila, "come si fa in campagna per chi ha l'orto", ha aggiunto lui.

Importante semplificare, specialmente in gravidanza, allattamento e svezzamento: poche cose e semplici. Meglio diffidare dalle ricette con 10 e più ingredienti, che sembrano quelle del pranzo di Natale. Ho avuto conferma sulla colazione che faccio fare prima della scuola; sapendo che a metà mattina verrà offerto uno spuntino a base di frutta, io uso a colazione uova, pseudocereali, castagne, mandorle. Meglio evitare cereali e legumi che con la frutta farebbero a cazzotti. Ha concluso dicendo che i bambini più sono impegnati a giocare, a viaggiare, a scoprire il mondo, meno avranno il pensiero sempre sul cibo. Magari vi chiederete come mai, dopo 4 anni di dieta, ho sentito la necessità di andare in visita. L'ho fatto per mettermi in discussione, perchè magari mi stavo fossilizzando, fissando a fare certe cose, per capire se mangio troppe proteine (no, mi ha detto di stare in guardia da altro, cereali, zuccheri, frutta piuttosto!). Infine, il motivo più importante che mi ha spinto a richiedere un confronto diretto con il dottor Martino Mozzi è la responsabilità che sento verso il gruppo e volevo avere e dare informazioni corrette e di prima mano.

Cosa pretendiamo e cosa siamo disposti a fare

Avere il libro della dieta e rinunciare ogni tanto a qualche latticino o panino, non significa "seguire la dieta dei gruppi sanguigni". Mi è capitato che qualcuno mi dicesse: «La dieta Mozzi? L'ho provata un mesetto... Non funziona mica!». No, io non ci sto, mi spiace! Fare questa dieta significa studiarla a fondo, dagli alimenti agli abbinamenti consentiti, fare la spesa in maniera attenta leggendo bene le etichette, passare un po' di tempo in cucina per preparare in casa alcune cose che in commercio non troveremmo.

I gruppi e i blog dove trovare ricette non mancano, i ricettari ormai non si contano più, ma tutto questo non basta. Sono necessari impegno, determinazione, forza di volontà e costanza, la dieta del Doc è uno stile di vita oltre che alimentare, va seguita ogni giorno, per mesi e mesi, allora si può dire di essere "mozziani", concedetemi il termine. Allora avrete i risultati! E ne avrete tanti! Avrete risposte che nessuno era stato in grado di darvi. Ma è un gran lavoro! Non sottovalutate tutte le volte che vi scrivo che è difficile seguirla bene. Lo è! Ci aspettiamo e pretendiamo di perdere peso, di stare bene, di risolvere patologie o almeno di non ammalarci. Sì, ma quanto siamo disposti a darci da fare?

Siamo qui a parlare della dieta dei nostri bambini ma siamo noi mamme a dare loro l'esempio, non possiamo farlo se non ci crediamo davvero. Allora vi invito a provare, a sperimentare, a farla seriamente questa dieta, così vi convincerete, anzi, i risultati vi convinceranno! E non vi importerà di cosa dicono gli altri, andrete dritte per la vostra strada e prenderete per mano i vostri figli. Loro, i vostri figli, hanno bisogno di voi, serene e in salute.

Avevo 21 anni quando un male mi ha portato via la mamma. Io per le mie figlie voglio esserci, voglio vederle crescere e vederle stare bene.

E se questo significa passare un po' di tempo in cucina, la sera, quando tutti dormono, va bene. Avrò tempo per dormire. Vi prego, prendete sul serio quello che il dottor Mozzi ci insegna e mettetecela tutta.

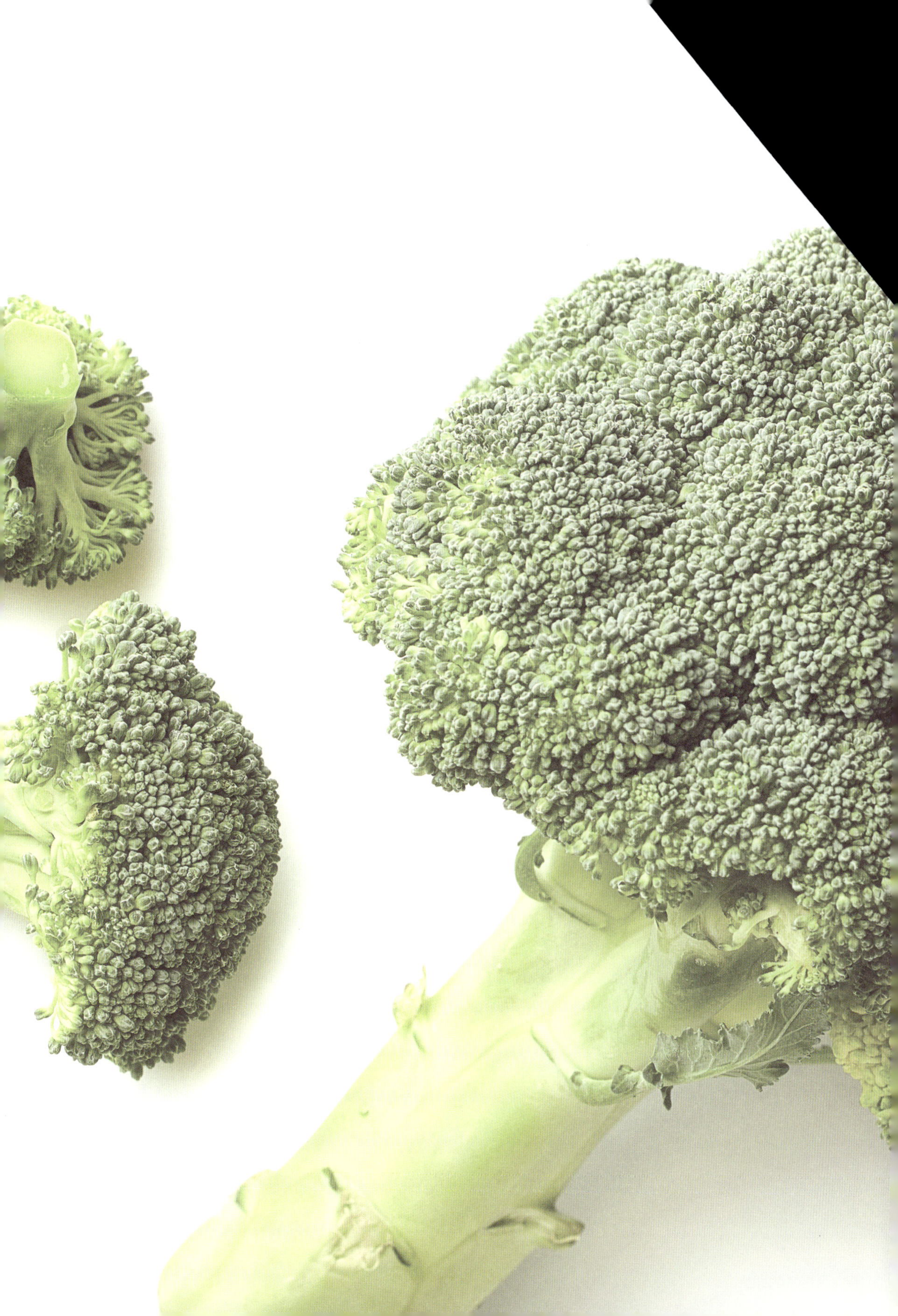

Da dove si comincia?

…tissima nel gruppo: "Ho sentito parlare della dieta … ma non capisco bene di che si tratta, mi aiutate?".

…o la mia risposta in 5 punti:

1. Studiare

Partite da "*La dieta del dottor Mozzi – Gruppi sanguigni e combinazioni alimentari*".
Il famoso libro viola è la base, contiene la lista degli alimenti benefici, neutri e dannosi per ciascun gruppo sanguigno e tanti altri consigli. Andrebbe a mio parere imparato a memoria il capitolo sul proprio gruppo (io all'inizio feci delle fotocopie che appesi in cucina). Ci sono poi gli altri libri del dottore, due di ricette semplici e sempre validissime e l'*Agenda* che è piena di suggerimenti utili. Di recente pubblicazione (marzo 2019) infine il libro del Dottor Martino Mozzi, "*Fitoterapia per i gruppi sanguigni*", per integrare, laddove necessario, la dieta con tinture madre, gemmoderivati e oleoliti, adatti a ciascun gruppo sanguigno. Suggerisco anche un volume uscito lo scorso anno della dottoressa Di Fazio, nota oncologa che opera a San Marino. L'ho trovato fantastico perché coincide in gran parte con quanto dice il dottor Mozzi. Una bella conferma! Si intitola: "*Mangiar bene per sconfiggere il male*".

Subito dopo su YouTube basta cercare "Dottor Mozzi" per poter rivedere le trasmissioni televisive e conferenze che più vi interessano. Potete fare come me: mettete gli auricolari e ascoltateli mentre stirate o sistemate la cucina o fate le pulizie, unendo l'utile al dilettevole. Imparerete tante cose... Prima di tutto dovreste assolutamente sapere il vostro gruppo sanguigno, ma ogni mamma lo sa perché viene verificato durante la gestazione. Non è invece scontato che sappiate quello dei vostri figli, perché in genere non viene ricercato alla nascita e per i primi anni di vita il pediatra difficilmente vi accorderà un prelievo se non necessario. Ultimamente si trovano in rete dei test da fare da soli con una goccia di sangue, ma non è chiaro se siano attendibili o meno. Se i figli non sono più piccini invece basta richiedere il prelievo in un laboratorio privato con un costo irrisorio.

Una mamma dovrebbe quindi iniziare studiando la dieta, in particolare il proprio gruppo e quello dei suoi figli, qualora non coincidano, cambiando modo di fare la spesa, di cucinare e di mangiare. Solo così si potrà sperimentare e valutare l'efficacia.
Quindi vorrà coinvolgere tutta la famiglia, sia per non preparare sempre doppio, sia per evitare una costante tentazione sotto il naso. Ma in primis perché avrà voglia di vedere i propri cari stare bene.
Un importantissimo suggerimento del dottor Mozzi è quello di tenere un proprio diario alimentare con cui imparare a conoscersi in rapporto al cibo, ma ne parlerò approfonditamente più avanti.

2. Organizzarsi

Dico sempre che "solo l'organizzazione ci salverà". Scrivo spesso la sera prima di andare a dormire alle mie mamme del gruppo: "Prima di andare a nanna... avete già pensato ai pasti di domani? Questo è il momento di farlo! Di scongelare, di mettere in ammollo, di dare un'occhiata a frigo e dispensa e di farsi qualche domanda: quali verdure userò domani? Quali proteine? Userò le uova? A questi alimenti che non mancheranno nei miei piatti, aggiungerò un legume? Oppure uno pseudo? O un cereale? O invece un altro amido? Che colazione farò? Ho avanzi di oggi da riciclare domani?". L'organizzazione ci salverà, assieme al freezer pieno, alle scorte fatte nel weekend piovoso, alla dispensa sempre fornita (barattoli salva-pasto in primis!) e alle idee chiare sulla dieta. E, perché no, sempre a portata di mano il mio planning di spesa settimanale (lo troverete più avanti in questo capitolo e alla fine del libro per poterlo staccare e portarlo con voi), ideale per chi lavora e non va tutti i giorni al mercato o a fare la spesa.

3. Dare l'esempio

Inutile dire ai figli di mangiare verdure, se mancano dal nostro stesso piatto; anche a tavola, si sa, conta più l'esempio che tante parole per convincere qualcuno a mangiare qualcosa. Anche coi mariti e i parenti funzionerà: se vi vedranno star bene, vivere bene la dieta, esserne entusiasti, saranno curiosi di provare anche loro. Sarà molto più efficace che passare ore a convincerli a parole.

4. Semplificare

Non passate troppo tempo ai fornelli! All'inizio si fa l'errore (lo abbiamo fatto tutte, io per prima) di cucinare dal mattino alla sera, di notte, sempre, pur di trovare nuove ricette che i propri cari possano accettare e mangiare di gusto, ma i primi tempi tutti si devono abituare al cambiamento, loro a sentire in bocca sapori diversi, noi cuoche a saper usare ingredienti con consistenze e tempi di cottura particolari. Meglio allora non impazzire finendo col buttare tanto cibo e scoraggiarsi. Piuttosto, è meglio preparare pasti molto semplici ed essenziali e solo ogni tanto dedicare alla cucina più tempo, per i piatti del giorno di festa. Nella seconda parte del libro troverete tante semplici e veloci ricette, oltre a idee per ottimizzare i tempi e fare più cose contemporaneamente.

5. Non avere fretta

Con calma, un passetto alla volta scommetto che i figli ci seguiranno; non datevi obiettivi troppo impegnativi, non si cambia dall'oggi al domani, ne rimarreste deluse. Piuttosto siate felici dei piccoli successi, giorno dopo giorno. I figli, lo vedo nel gruppo continuamente, ci stupiscono sempre. Lasciamoli fare, lasciamo che ci arrivino da soli, a furia di assaggiare, provare, valutare e soprattutto capire che in casa c'è quello che propone la mamma, fuori si vedrà.

Io penso sempre che ho tutta la vita per fare questa dieta, ho tempo per farla capire, imparare e apprezzare alle mie figlie e ai miei cari, senza forzare troppo la mano.

Planning di spesa settimanale

Tenete sempre in considerazione i gruppi sanguigni dei vostri familiari, in modo da scegliere gli alimenti comuni o ricordandovi cosa è indicato per ciascuno.
Immaginiamo di andare a fare la spesa una volta la settimana. Decidete voi le quantità in base al numero di persone a tavola.

° Dispensa °

- Legumi secchi e in barattolo
- Farine di legumi
- Riso, i migliori sono: integrale, nero, rosso, basmati
- Pasta e pastina di riso o mais o saraceno o quinoa (in base al gruppo)
- Pasta e pastina di legumi
- Tonno, sgombro, salmone al naturale, meglio in vasi di vetro
- Olio di vinacciolo e altri oli (in base al gruppo sanguigno)
- Frutta secca oleosa
- Semi
- Fiori, foglie o bacche per infusi e tisane
- Agenti lievitanti: cremor tartaro, bicarbonato, limone, lievito di birra

° Prodotti salva-pasto °

- Affettati consentiti (bresaola, fesa di pollo o tacchino)
- Verdure sott'olio (senza aceto)
- Tonno o sgombro in vetro (o lattina)
- Legumi lessi in vetro (o lattina)
- Gallette e crackers di riso
- "Latti" vegetali, amaretti e meringhe senza glutine

° Frigorifero °

- **Uova**
  possibilmente da galline allevate all'aperto da qualcuno che conoscete (ci sono tanti contadini che lo fanno, cercateli, saranno più sicure le uova e non verranno da orribili allevamenti intensivi); la quantità dipende da quante persone siedono alla vostra tavola, ma considerate che molte pietanze hanno le uova tra gli ingredienti, meglio averne qualcuna in più. In frigo o in cantina si mantengono bene per almeno 2 settimane.
- **Carne**
  sufficiente per 3/4/5 pasti (pensate già ad alcuni piatti che farete in settimana, ad esempio petto di tacchino, svizzera di manzo, spezzatino di agnello o pollo arrosto) da un macellaio di fiducia. Scegliete carni provenienti da animali allevati all'aperto, senza uso di antibiotici.
- **Pesce**
  sufficiente per 4/5/6 pasti (ad esempio orata al forno, filetti di merluzzo in padella, pesce spada ai ferri o salmone crudo al limone). Meglio scegliere pesce pescato che allevato, meglio azzurro e locale ove possibile, a beneficio anche del portafogli.
- **Verdure**
  a volontà e di diversi tipi, purché di stagione, fresche oppure surgelate. Le verdure si manterranno meglio in frigo o in un luogo fresco e asciutto. Alcune andranno utilizzate in tempi rapidi altrimenti marciranno, ad esempio i broccoli, dopo due giorni sono "andati", quindi meglio cuocerli e conservarli in frigo, idem le catalogne. Se potete, compratele dall'ortolano di fiducia o da contadini di zona a km 0.
- **Frutta**
  di stagione (quella che troviamo sugli alberi in quello stesso periodo) e poca, soprattutto in inverno.
- **Yogurt di soia**
  anche "latte" o pasta di sola soia, se ben tollerata.

° Congelatore °

Una piccola scorta di verdure (ad esempio zucca), carne, pesce.

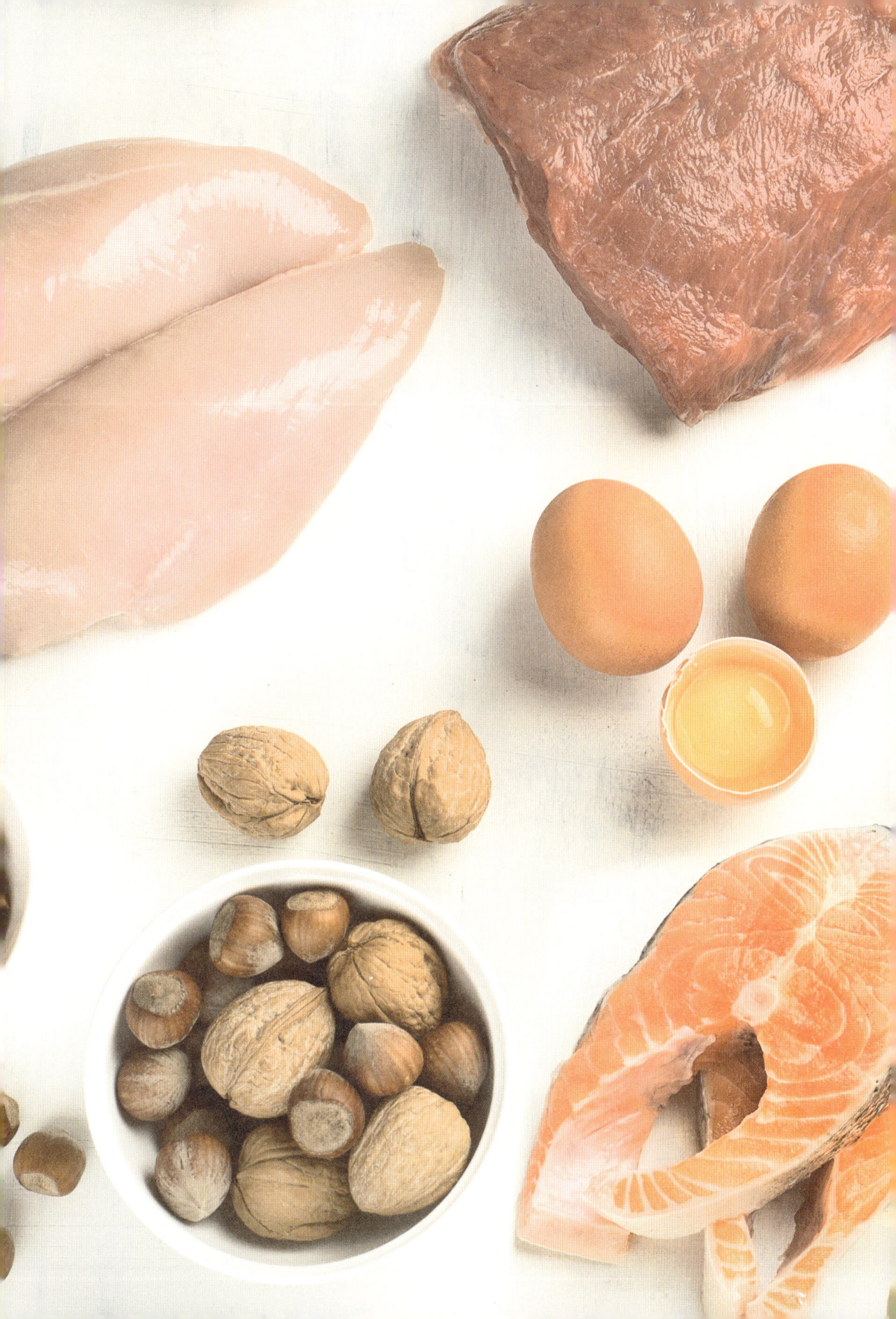

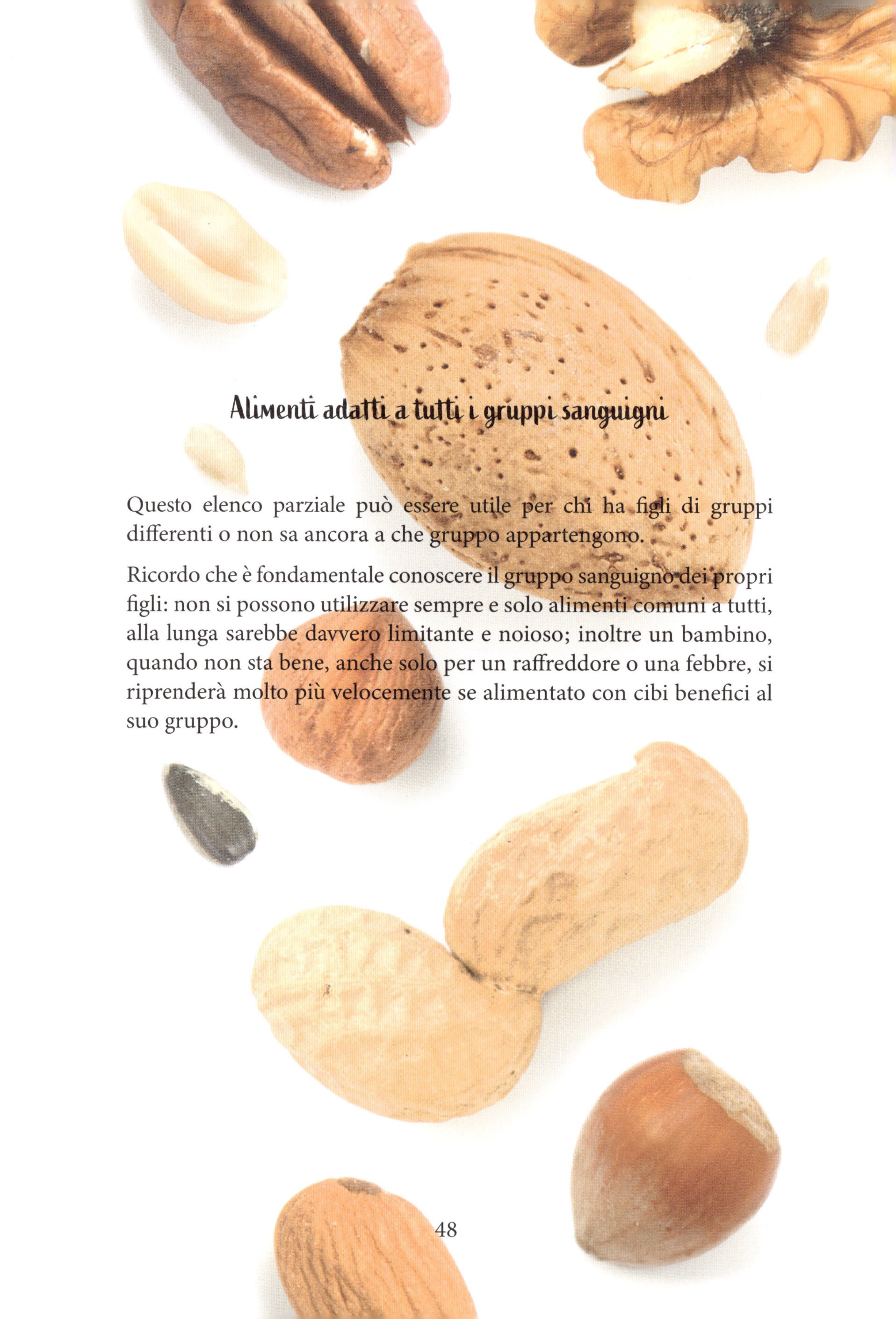

Alimenti adatti a tutti i gruppi sanguigni

Questo elenco parziale può essere utile per chi ha figli di gruppi differenti o non sa ancora a che gruppo appartengono.

Ricordo che è fondamentale conoscere il gruppo sanguigno dei propri figli: non si possono utilizzare sempre e solo alimenti comuni a tutti, alla lunga sarebbe davvero limitante e noioso; inoltre un bambino, quando non sta bene, anche solo per un raffreddore o una febbre, si riprenderà molto più velocemente se alimentato con cibi benefici al suo gruppo.

CARNE	tacchino, struzzo
PESCE	merluzzo, pesce spada, salmone non affumicato, sardina, sgombro, storione, tonno, trota
UOVA	biologiche o di animali allevati all'aperto
VERDURE	aglio (evitarlo se ci sono problemi digestivi) asparagi, barbabietola rossa, bietole, broccoli, carota, cavolo verza, cetriolo, cicorie, cipolla, fagiolini, finocchio, funghi porcini, indivia, porro, radicchio, rape, rucola, scalogno, sedano, spinaci, taccole, tarassaco, zenzero, zucchine
LEGUMI	borlotti freschi, cicerchie, cannellini, fagioli rossi, fave, lupini, piselli, soia gialla e verde (da testare)
PSEUDOCEREALI	quinoa (ai bambini SOLO dopo i 2 anni di età)
CEREALI	miglio, riso di ogni tipo
FRUTTA	albicocche, ananas, anguria, ciliegie, datteri, fichi (freschi e secchi), kiwi, lamponi, limone, mela, melone giallo, mirtilli, pere, pesche, pesche noci, pompelmo, prugne (fresche e secche), ribes, uva (fresca e sultanina)
OLII	olio di riso, di lino, di vinaccilo, d'oliva
SEMI OLEOSI	castagne, mandorle, noci, semi di canapa
DOLCIFICANTI	carruba, melassa, miele, sciroppo d'acero, zucchero di barbabietola
BEVANDE	caffè di cicoria, bevande a base di riso e miglio (senza zuccheri o maltodestrine), latte di mandorle, camomilla, karkadè, tè verde leggerissimo
SALSE, SPEZIE, ERBE AROMATICHE	alloro, basilico, chiodi di garofano, cumino, curcuma, curry, erba cipollina, semi di finocchio, lievito di birra, maionese senza aceto fatta in casa con limone e olio di vinacciolo, menta, miso, rosmarino, salvia, senape senza aceto, tamari (salsa di soia senza farina di frumento), zafferano
LATTICINI (raramente)	caprino di capra fresco, mozzarella, feta, ricotta magra (solo siero del latte, senza latte o crema di latte aggiunti)

Il diario alimentare

Il diario alimentare è uno strumento semplicissimo ma insostituibile suggerito dal dottor Mozzi per risalire alle cause dei disturbi, ma per noi mamme è molto di più. Prendo in prestito le parole di una delle mie mamme, che in un post sul gruppo ha spiegato perfettamente l'utilità del diario, per bimbi e adulti.
Come si scrive il diario?Ogni giorno si annotano i pasti: colazione, pranzo, cena, merende, spuntini extra e anche gli sgarri (se ne fate). Deve essere sincero e dettagliato! Annotate anche la singola mandorla, le spezie introdotte, ecc... Come dice il dottor Mozzi: "Dubitate di tutto!". Annotate anche i sintomi: raffreddore, problemi di pelle, intestinali, problemi di stomaco, mal di testa, occhi gonfi e che lacrimano, ecc... Sul libro viola trovate una lista dettagliata dei sintomi a cui fare attenzione! Il diario è utile anche per tenere traccia dei "test alimentari" che si possono fare, specialmente durante lo svezzamento: si introduce un alimento per più giorni, facendo attenzione a far seguire in quel periodo un'alimentazione corretta da tutti i punti di vista e si annotano gli effetti! Un lavoraccio certo, ma poi vedrete i risultati!
Perché scriverlo? Perché è indispensabile per risalire ai vostri disturbi! Alcuni cibi danno reazioni pressochè immediate, altri invece sono più subdoli e scatenano reazioni immunitarie solo dopo diverse ore o giorni. Per esempio, grazie al diario ho scoperto che la mia bambina può mangiare il riso, ma non più di due volte alla settimana perchè altrimenti le crea rossore al culetto e "risveglia" la dermatite di cui soffriva prima della dieta; anche la frutta secca, se assunta quotidianamente, può peggiorare le dermatiti; ho scoperto cibi teoricamente tollerati dal suo gruppo sanguigno, che per il momento però non posso darle: la verza, i cavolini di Bruxelles, la zucca. Ho anche verificato che se le do del riso durante l'influenza, il raffreddore peggiora; oppure che l'olio d'oliva per lei non è l'ideale.

Quanto costa? Solo costanza e sincerità! Può essere faticoso trovare tutti i giorni il tempo e la voglia di scrivere i pasti, tra impegni, pensieri e bambini. Vi assicuro che con il tempo diventerà un'abitudine. Fatelo quando siete tranquilli, quando i bimbi sono a nanna, costa

solo 5 min!
Condivido con voi un trucco: semplificate i pasti e siate ripetitivi! I bambini amano la ripetitività. Così è più facile individuare i cibi dannosi (e scriverete di meno).
Il diario è un valido ausilio per scoprire come reagisce il nostro corpo e correggere il tiro subito, senza attendere che il problema si aggravi e risolvere eventuali disturbi in atto!
Si impara tantissimo tenendo un diario alimentare!
Che sia assolutamente onesto e sincero, sgarri compresi. Solo così sarà davvero utile.
Io lo faccio in formato famiglia, lo tengo sul comodino e prima di dormire appunto tutto quello che io e i miei abbiamo mangiato, anche per rendermi conto se ho "riparato" bene al pranzo scolastico, che spesso contiene diversi cibi dannosi. Segno anche se uno di noi ha avuto mal di gola o altri fastidi, così posso risalire a quali cibi abbiano portato a quei disturbi.

Perché insisto tanto sul tenere il diario?
Perché mi sono resa conto che tante persone sono convinte di seguire molto bene la dieta, ma in realtà fanno quotidianamente errori che finiscono per rendere vani gli sforzi. Solo visualizzando il diario è possibile capire davvero. Bisogna annotare tutto, anche le bevande, scrivere orari dei pasti, quantità, combinazioni e poi le sensazioni a qualche ora dal pasto. Così si può capire davvero se ci sono ancora cose da aggiustare.
Ho invitato spesso le mamme a condividere il proprio diario con tutto il gruppo. Non perché io ne sapessi di più, ma perché 4 occhi vedono più di 2. Il confronto ci ha permesso di risolvere cattive digestioni, dermatiti, stipsi, solo guardando e correggendo insieme il diario. Un esempio eclatante sono stati i casi di coliche in allattamento: cambiando l'alimentazione della mamma, le coliche spariscono! Ve ne parlerò più avanti. Può sembrare una perdita di tempo scrivere ogni sera il diario del giorno, ma vi garantisco che non lo è! Vi renderete conto di quante cose imparerete sul vostro corpo. Se ci si sveglia al mattino stanchi, non riposati, con bruciore di gola o muco, basterà andare a guardare il diario e controllare cosa si è mangiato il

giorno prima: lì troverete i colpevoli! Come dico alle mie mamme, il diario sarà un investigatore privato sempre al vostro servizio, con tutte le risposte per voi!
Il Doc ricorda sempre che non esistono verità assolute, che le regole della dieta non sono dogmi, che il vero studio da fare su di sè è legato al diario alimentare, al conoscersi nel tempo, valutando come ogni cibo è tollerato, com'è cucinato, com'è abbinato.
Ci potrebbe essere una persona di gruppo A che non tollera le lenticchie, così come uno zero che ha problemi con la carne di agnello. In teoria no, ma ogni individuo è unico. Le mandorle vanno bene un po' a tutti, ma a qualcuno creano reazioni allergiche. Le cicorie, meravigliose e depurative, a qualcuno potrebbero dare fastidio, magari cotte vanno bene, ma crude no, o viceversa. Insomma, ognuno deve imparare a prestare attenzione alle proprie reazioni in relazione al cibo.

In fondo al libro trovete una giornata tipo per aiutarvi a compilare correttamente il diario alimentare.

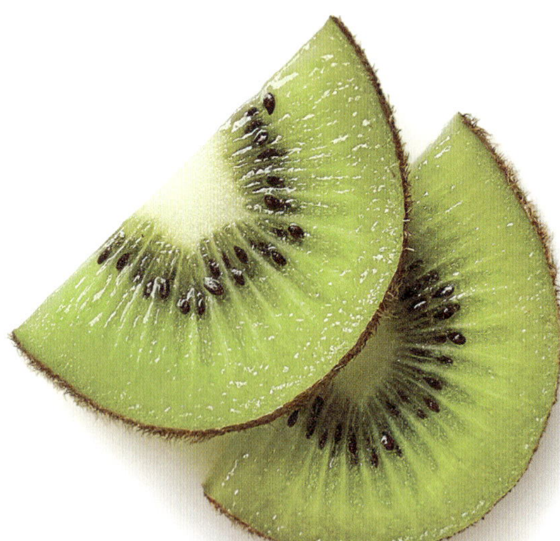

Le combinazioni corrette

Forse è la parte più difficile da memorizzare quando si applica questo tipo di dieta: una volta che abbiamo imparato quali cibi sono adatti al nostro gruppo del sangue e quali no, bisogna capire quali sono le combinazioni corrette e quelle da evitare.

Come regola generale, ricordate che è sempre meglio utilizzare al massimo 3-4 alimenti nello stesso pasto, in modo da non rendere troppo difficile la digestione.

Sul libro viola trovate tutte le indicazioni su come è meglio combinare o non combinare i vari tipi di alimenti.

In sintesi:

- **Le proteine animali (carne, pesce e uova), le verdure e i semi oleosi si possono abbinare essenzialmente con tutto**: pseudocereali, legumi, zucca, patate, patate dolci, frutta, marmellate.
- **I legumi con la carne rossa sono da testare:** per alcuni l'eccesso di proteine può creare difficoltà digestive.
- **I legumi** non vanno combinati con latticini, frutta e cereali.
- **Il riso, il miglio e il mais** si possono abbinare con carne bianca, pesce e uova ma non con vino, limone, pomodoro, carne rossa, frutta e zucchero.
- **Le castagne** si possono combinare solo con carne, pesce, uova e frutta secca.
- **La zucca** non andrebbe combinata con i cereali, ma i gr A e AB tollerano abbastanza bene il risotto con la zucca.
- **Le patate per i gr B e AB e le patate dolci per i gr 0, B e AB** possono sostituire i cereali e non vanno combinate con cereali o altri amidi o zucchero.
- **La combinazione di zuccheri con farine è da evitare:** non fate dolci con la farina di riso, miglio o mais, non spalmate le gallette di riso con la marmellata nè col miele, evitate i biscotti "senza glutine" o "senza zucchero" perchè contengono diversi tipi di cereali mescolati con amidi di patata o di mais, malti ricavati da cereali o edulcoranti.
- **I dolci si possono fare con le farine di pseudocereali** adatti al vostro gruppo del sangue (quinoa, grano saraceno, amaranto) e con i semi oleosi (mandorle, nocciole, etc) ridotti in farina.

Attenzione ai mix

Per mix intendo il numero di alimenti diversi che introduciamo ogni giorno. Le combinazioni sono importanti non solo all'interno del singolo pasto, ma anche nell'intera giornata. Cercherò di essere chiara. Sempre più spesso ci viene riportata la raccomandazione da parte dei doc Mozzi, tra conferenze, mercatini e visite private, di quanto sia importante in questa dieta non mescolare troppi alimenti nel corso della medesima giornata. L'ideale è cercare di utilizzare gli stessi e di evitare di consumare un gran numero di cibi diversi.
Vi faccio un esempio:

Colazione: cannellini e tonno
Pranzo: riso e pollo
Merenda: biscotti di quinoa
Cena: pane di fave e roastbeef

In un solo giorno avete consumato 2 tipi legumi, 1 cereale, 1 pseudocereale. **Tanta, troppa roba!!! L'esempio sopra riporta un'alimentazione basata su troppi amidi diversi!**
Oppure c'è chi fa colazione con un misero yogurt di soia bianco e poi a cena mangia proteine e cinque diverse verdure, magari anche legumi o pseudocereali. Meglio utilizzare gli stessi alimenti, senza fare troppi mix, in modo da non sovraccaricare l'apparato digerente col rischio di digestioni difficoltose, pesantezza, gonfiore addominale, mal di testa, sonnolenza, spossatezza. Inoltre, se un alimento poi vi dà fastidio in qualche modo... vai a sapere qual è stato?!
In pratica:
Se oggi decidete di combinare i legumi con proteine e verdure, scegliete **un solo tipo di legume** ed eventualmente usatelo sia a colazione che a pranzo; se l'indomani invece volete mangiare riso, usate solo quel riso come fonte di carboidrati per tutta la giornata, e variate le proteine e le verdure.
Evitate di mangiare sia cereali che legumi nello stesso giorno. La cosa più importante resta utilizzare alimenti consentiti. Se però, pur mangiando "secondo le regole" e con le corrette combinazioni

nei singoli pasti, non ci sentiamo in perfetta forma, è necessario verificare di non aver fatto troppi mix. Certamente questo vale anche per i bambini.
In definitiva mi piacerebbe che voi teneste conto di questa indicazione, non tanto come restrizione o regola fissa, ma come spunto di valutazione ulteriore: se così come sto facendo non va bene, posso provare a ridurre i mix, semplificare i pasti e vedere come va.
Io devo ammettere che ho provato e mi sto trovando benissimo, sia per me stessa che per le bimbe. **Cucino molto meno, digerisco molto bene e anche le mie figlie, pur mangiando quantità maggiori di cibo, si sentono meno affaticate durante la digestione.**
Provate a "mangiare più semplice", a mettere pochi alimenti per volta nel piatto.
Quando avete voglia e tempo, dedicatevi alla cucina, a preparare piatti più elaborati e particolari, ma non preoccupatevi: i vostri figli non patiranno la fame, se non avranno ogni giorno pani, pancake, grissini, dolci di ogni tipo consentiti.
Mi spiace sentire che alcune mamme passano la giornata o la notte a cucinare come forsennate. Coinvolgerete i vostri figli con la semplicità e li coccolerete quando potrete con piatti speciali e più elaborati. Altrimenti seguire questa dieta, rintanate in cucina, vi peserà e smetterete purtroppo... Questa è una mia valutazione ed esperienza personale e con le mamme del gruppo.

Viva gli avanzi!

Chi di voi non ha visto una mamma "ripulire i piatti" per non lasciare avanzi? Io le definisco ironicamente le "mamme pattumiera": nel loro stomaco finisce un po' di tutto senza che se ne rendano conto.

Sono assolutamente favorevole ad abolire gli sprechi, a ottimizzare quello che abbiamo in dispensa e ridurre i tempi per cucinare.

"Gli avanzi salvano i pasti" è un motto che uso spesso! Però va fatto con attenzione. Se trovo in offerta i filetti di salmone, ne prendo anche 3 interi! Ne cucino uno e mezzo e il resto lo congelo. Il pesce cucinato sarà la cena per tutti e quattro, la mia colazione del giorno dopo e il pranzo delle bimbe il giorno dopo ancora assieme a delle crêpes di fave ad esempio.

Ma sarebbe sbagliato invece ritrovarsi sul tavolo a fine cena con cose diverse, polpette di manzo, riso ai funghi e poca zucca arrosto e, per non lasciare avanzi, mangiare tutto, fosse anche poco di tutto, finendo per fare un gran miscuglio, un bel pastrocchio, lo chiamo io! E a proposito di mix, povero intestino...

Gli avanzi vanno sempre riutilizzati, ma con consapevolezza, ogni alimento combinato correttamente e all'orario opportuno.

Fateci caso la prossima volta che al ristorante vedrete una mamma che, dopo essersi mangiata la sua bistecca, spazzola i piatti dei figli in cui restano pasta, pizza, riso, pur di non lasciare avanzi.

Questo è il motivo per cui io non sempre assaggio quello che cucino. Lo so, gli chef inorridiranno a questa mia ammissione, ma è la verità! Se a pranzo decido di fare per me la pasta di ceci e le bambine hanno del riso rosso del giorno prima, io lo preparo ma non lo assaggio, magari chiedo a loro di farlo, perché quel cucchiaio di assaggio di riso farebbe a cazzotti con la pasta di ceci che sto per mangiare; e non mi va proprio di stare con la pancia gonfia tutto il pomeriggio...

State sempre attente alle combinazioni, quando cucinate, quando assaggiate, quando sparecchiate e mettete in frigo gli avanzi. Fateci caso.

A cena cucinate sempre di più, avrete così avanzi per la colazione o il pranzo del giorno dopo!

Procuratevi una pentola di dimensioni adeguate per lessare le verdure (io ne ho una da 8 litri! Grande acquisto!), così prenderete le verdure in quantità, intere cassette, farete una volta sola la fatica di pulirle tutte, ma poi una volta cotte, avrete a disposizione in frigo verdura cotta per giorni!

Cucinate semplice, poche cose ma in grande quantità e conservate in frigo. Vi faranno comodo quelle scorte, quegli avanzi, credetemi!

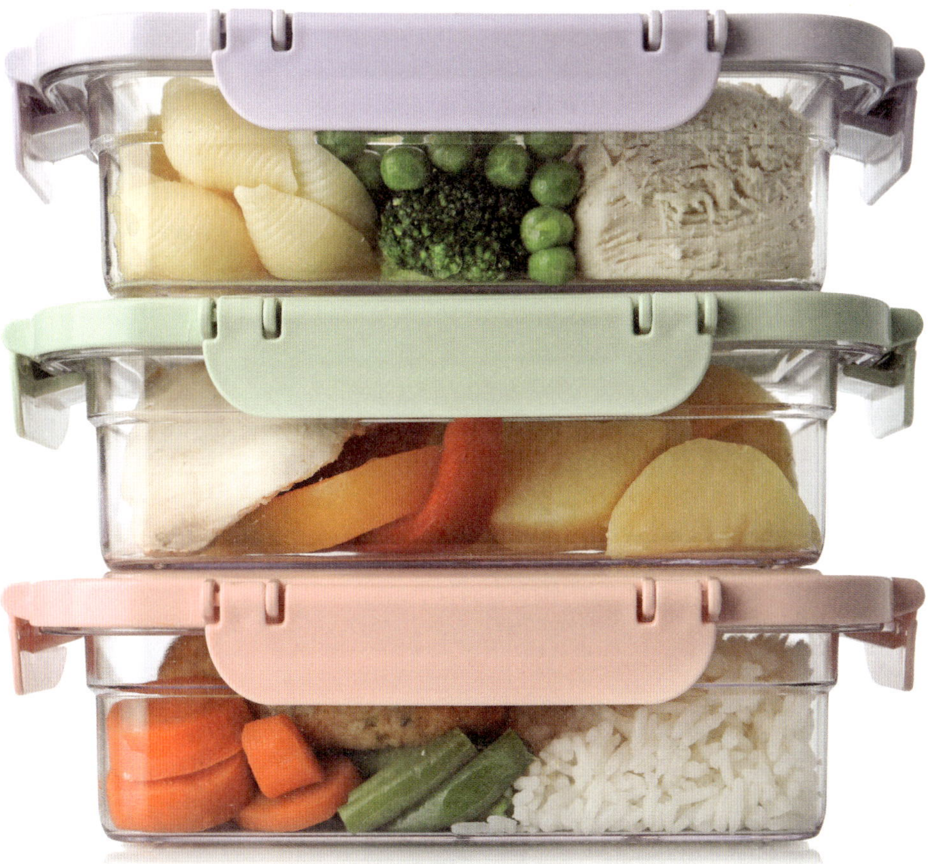

L'organizzazione ci salverà

"**PAROLA D'ORDINE: ORGANIZZAZIONE!!!**

Solo quella può salvare noi mamme mozziane!!!

Ieri sera anzichè accendere il forno per un plumcake con cui fare fette biscottate di quinoa, ne ho fatti 2, uno con 50 gr di zucchero e uno senza, il tempo era lo stesso, tanto valeva ottimizzare!!! Poi le ho biscottate a fette. Nel frattempo ho cotto in pentola a pressione il petto di pollo per farne affettato, mentre in un'altra pentola cuoceva la bietolina in quantità e col Bimby preparavo al volo maionese pastorizzata di cui a una parte ho aggiunto il tonno per fare la salsa tonnata. Morale: 1 ora di lavoro in cucina e mi trovo con il frigo pieno, pranzo da asporto già fatto e colazione per 3 giorni. Lo so, i primi tempi sembra impossibile, si passano giornate o nottate in cucina... poi si impara a semplificare e ad ottimizzare i tempi, noi donne siamo capaci di fare 5 o 6 cose simultaneamente, giusto!?"

La mia moderatrice Michela, quando accende il forno a vapore, cuoce diverse verdure contemporaneamente, poi le conserva in frigo e al bisogno, le riscalda in forno, in padella, le usa per fare una frittata oppure le mette nel Bimby con un po' d'acqua e in 10 minuti ha una vellutata pronta da mangiare.

Come ho già scritto diverse volte, solo organizzandoci (e con un buon freezer) possiamo cavarcela bene!

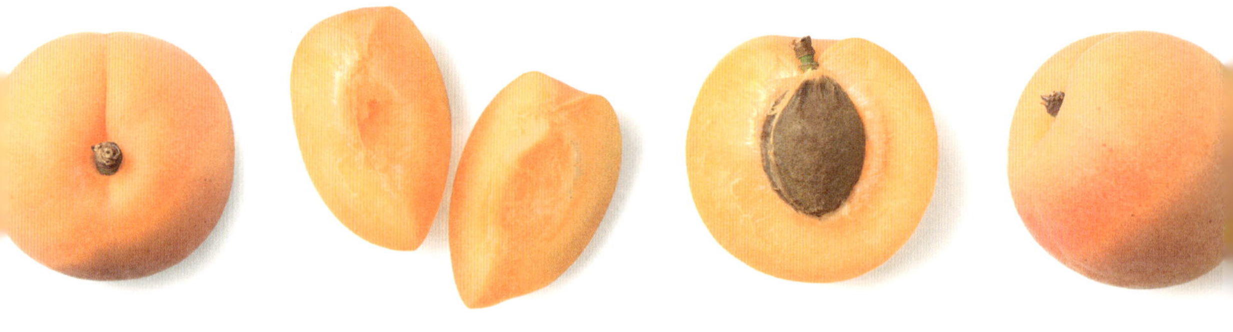

Fate un piano che vi aiuterà ad avere le idee chiare:

• lista della spesa (vedi planning a pagina 289)

• una bozza di menù settimanale per la famiglia (le prime volte coinvolgete tutti)

• pensate il lunedì sera a cosa mettere nel piatto a colazione, pranzo e cena del martedì, così avrete modo e tempo di scongelare, mettere in ammollo, passare a prendere qualcosa che vi manca.

• cucinate in grandi quantità, avrete preziosi avanzi da sfruttare; prepara tanto, sporziona e congela!

• semplificate, senza passare troppo tempo in cucina e abituate i vostri cari a mangiare tutto, non vi ponete limiti (anche se mancasse il pane, non sarà un problema);

• muovetevi, fate attività fisica, camminate all'aperto: vi aiuterà a rimettere in ordine le idee, non sarà tempo perso, sarà una ricarica delle batterie;

• ricordate che non è immediato, ci vuole tempo, impegno, metodo; se vi sentite in difficoltà, tenete a mente che è normale, le cose da fare sono sempre tante;

• date priorità alle cose importanti, non sprecate tempo ed energia in quello che non vi dà niente;

• sorridete, anche nelle giornate più faticose e nere, trovate un motivo per sorridere e prima di andare a dormire, passate dalla camera dei vostri figli, guardateli dormire... Ecco, va tutto bene.

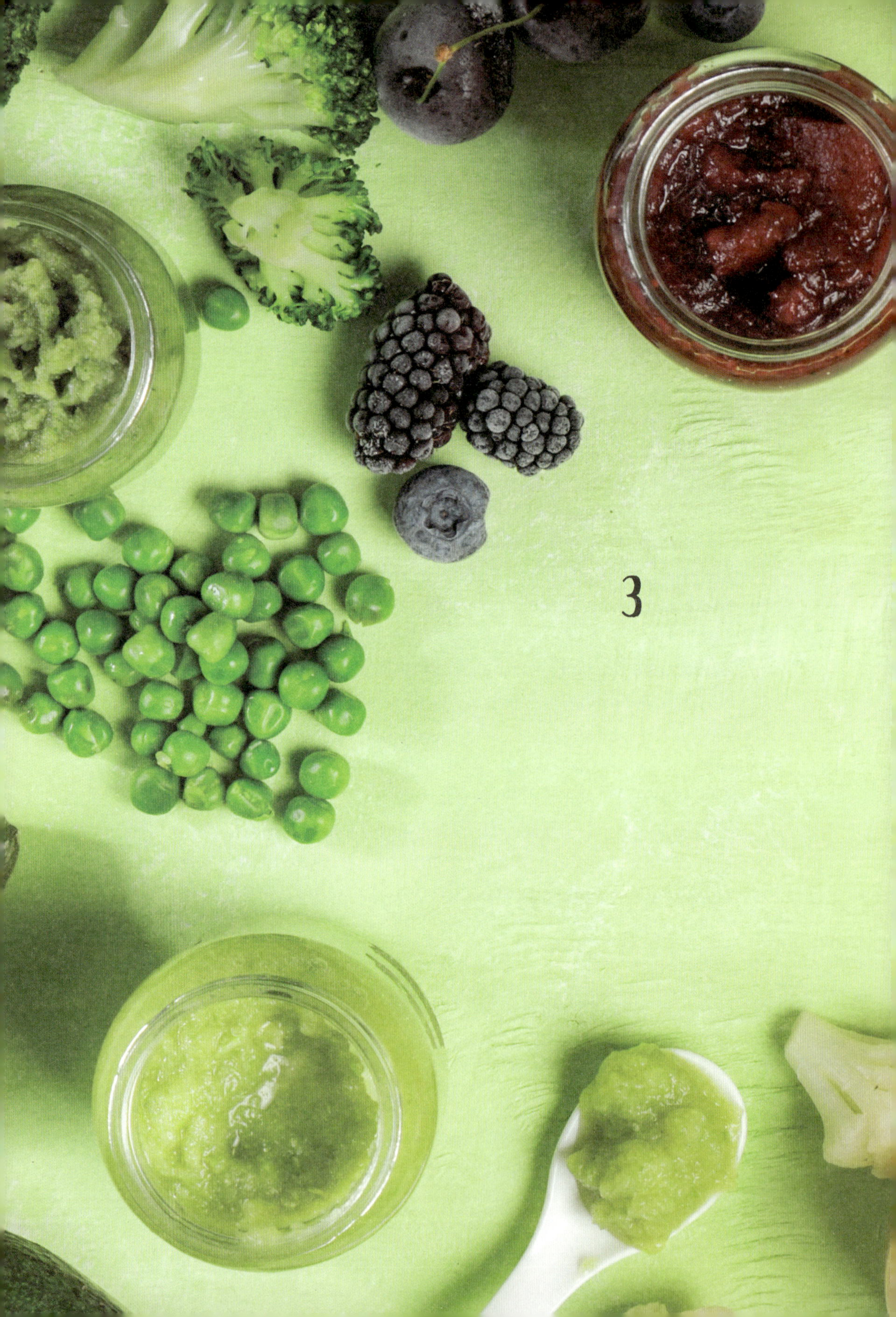

3

Gravidanza e allattamento

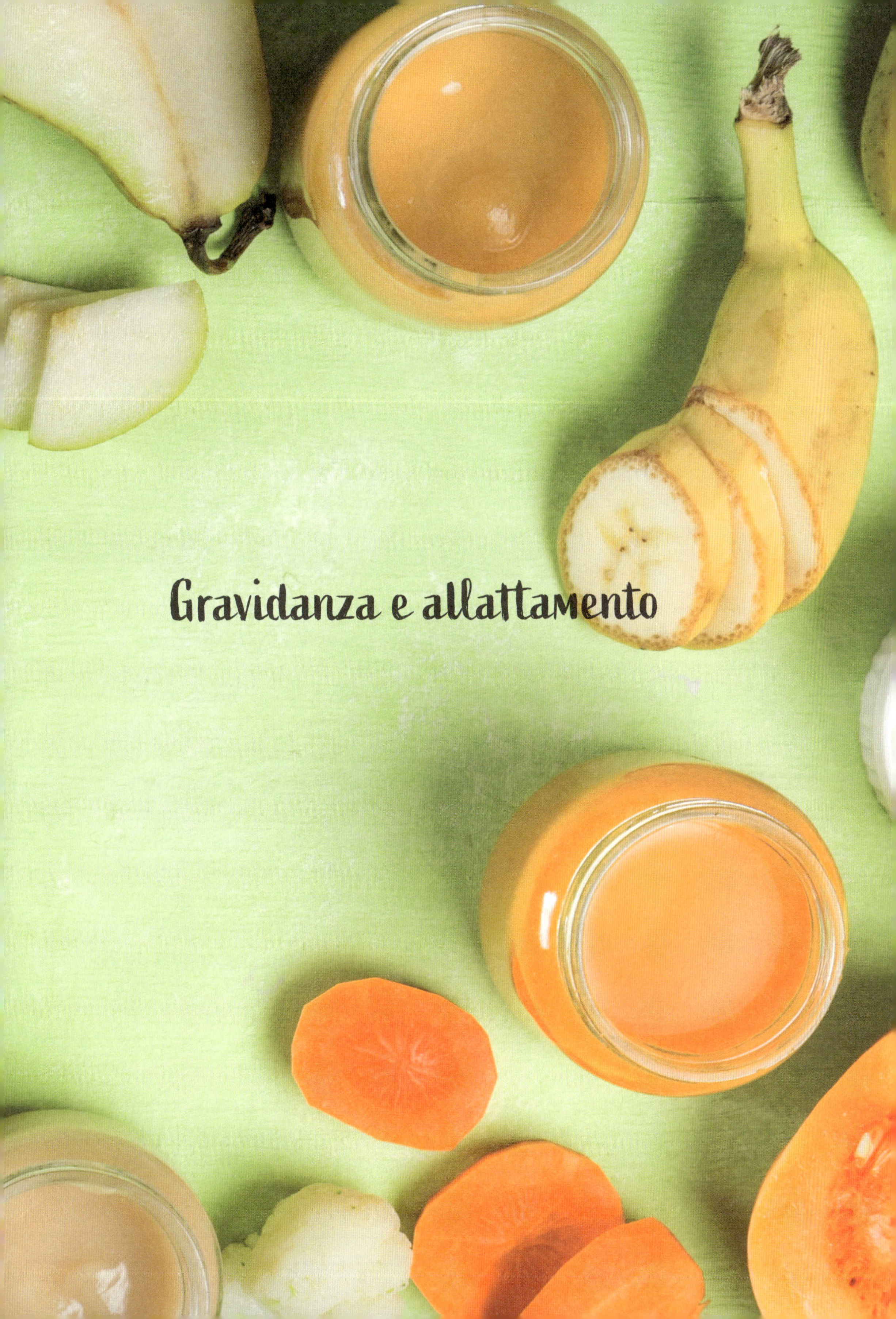

Quella gravidanza che non arriva

"Ciao Silvia, non ci crederai... Io ancora non realizzo! Sembra impossibile ma... Sono incinta!!! Dopo anni e anni, tentativi di ogni tipo, mi ero ormai rassegnata a non diventare mamma.

Ho sentito della dieta Mozzi, mi sono messa a seguirla molto bene e... Sorpresa!!! Avevo sentito il Doc nei video dire che l'infertilità dipende da uno stato infiammatorio importante dell'apparato riproduttivo femminile, causato da uso e abuso di latte e derivati del latte. Così li ho eliminati del tutto, scoprendo di sentirmi già molto meglio. Ma non avrei osato sperare in una gravidanza. E invece... Lo dico a te in anteprima ma per scaramanzia non uscirò allo scoperto nel gruppo prima del quarto mese, se tutto andrà bene, mi capisci? Non immagini... Io sono al settimo cielo!!!"

Quante donne mi hanno scritto in privato con un messaggio come questo. Alcune poi mi hanno mandato foto di ogni ecografia, il primo scatto al bebè e foto in crescita. Che grandi emozioni, che privilegio amministrare un gruppo di mamme!

A tal proposito, tengo molto a citare un gruppo Facebook che si occupa proprio di "questioni femminili", infertilità, fastidi mestruali e altro ancora. Si chiama **"Endometriosi. C'era una volta... (dieta dr. Mozzi)"**, gestito da un gruppo di donne fantastiche e dal mio amico Emanuele Congiu che ha curato la prefazione di questo libro. Fanno un lavoro fantastico dando supporto a tante donne, seguendo le indicazioni del Doc su certe patologie femminili. Molte mamme, sorprese dalla gravidanza ormai insperata, dal gruppo "Endometriosi" sono approdate al mio. Con questo, non mi sento di dire a una mia amica che non riesce a rimanere incinta che, togliendo tutti i latticini per sei mesi, la gravidanza arriverà sicuramente. Credo però che valga sempre la pena di fare un tentativo. Non è certo la fine del mondo eliminare latte e derivati dall'alimentazione per qualche mese. Io stessa sto molto alla larga dai latticini, avendo avuto in famiglia casi di tumore al seno. Come dice il Doc, e come ormai cominciano a dire davvero in tanti, gli ormoni e le sostanze nutritive contenuti nel latte di una mucca sono perfetti per un vitellino (che in soli 60 giorni dalla nascita passa da 40 kg di peso a 80), ma non certo per un neonato e nemmeno per un adulto.

A questo proposito, vorrei farvi leggere le storie di quattro mamme che ce l'hanno fatta.

Viviana

"Conobbi la dieta del dottor Mozzi nel 2009 quando degli amici durante una cena raccontarono a me e mio marito di questo dottore che parlava a Telecolor e che spiegava la correlazione tra cibo e malattia secondo il gruppo sanguigno. Mi incuriosì tantissimo, ero anche appena stata da una dietologa, non per dimagrire, ma per conoscere e capire quali erano le giuste combinazioni alimentari. Alla prima occasione vidi la puntata e da lì diventò poi un appuntamento fisso mensile, munita di carta e penna per segnare le informazioni che venivano date. Nel frattempo rimasi incinta ma la gravidanza s'interruppe ben presto.

Per quanto riguarda la dieta, iniziai più per curiosità, gradualmente eliminai innanzitutto il latte alla colazione e di seguito, con sacrificio, i formaggi (non mangiando nessun tipo di carne, erano la fonte primaria di proteine insieme alle uova). I primi benefici furono la scomparsa dei dolori del ciclo e di una cisti ovarica. In seguito ridussi il glutine, pane e pasta: i mal di testa andarono via. Rimasi incinta nuovamente e con grande gioia andò a buon fine (col senno di poi mi chiesi se poteva aver influito l'inizio del cambio di alimentazione). Passato un po' di tempo decidemmo di avere un altro bambino e intanto con la dieta ero diventata tutto sommato brava, ligia, in modo particolare con il latte, neanche di pecora o capra, come ripete il Doc: "Quando si vuole cercare una gravidanza bisogna eliminare tutti i latticini". Ma le cose andarono sia per le lunghe, che male, il che mi procurava una doppia sofferenza, mi chiedevo perché succedesse così se non sgarravo da tempo. Non riuscivo ad accettarlo e a farmene una ragione. Il 14 gennaio 2016 ero ancora in ospedale, la nuova gravidanza non era andata bene; il 15 sera, non riuscendo più a vedere le trasmissioni del Doc a casa e sapendo che parlava proprio di "parto e gravidanza", presi la macchina e andai a casa dei miei genitori a guardare la puntata, per cercare delle risposte, ma non le trovai, erano tutte cose che già conoscevo. Chiamai allora a Piacenza per prendere appuntamento per una visita, fortuna volle che riuscii ad andarci nel giro di pochi giorni! Il dottore ci consigliò di eliminare gli zuccheri (che infiammano), anche se mangiavamo solo dolci concessi nella dieta. Ne parlammo e decidemmo di darci ancora qualche mese di tempo, affinammo la dieta ed eliminammo anche tutti gli zuccheri... e stavolta andò benissimo. A dicembre, oltre all'albero di Natale, fuori casa c'era anche un bel fiocco!!! E stavolta ero sicura che la dieta ci aveva aiutato!"

Manuela

"Ho 42 anni e sono mamma di due bimbi: Andrea di 5 anni e l'ultima arrivata, Mya, di 8 mesi. Ho due malattie autoimmuni, l'endometriosi e una piastrinopenia in forma abbastanza grave. I medici mi dicevano che le probabilità di una gravidanza erano davvero poche. Mya è arrivata con mia grande sorpresa (e non solo la mia). Seguo questo regime dal 2017 e con molta determinazione, togliendo latticini e cereali e alimentandomi nel modo corretto per le mie patologie, con l'aiuto di Claudia e Barbara, amministratrici del gruppo Facebook "Tiroide: dieta del gruppo sanguigno (dott. Mozzi)", ho avuto la mia rinascita.

Dopo la nascita di Mya, ho avuto anche parecchi problemi con la pediatra, che voleva farmi inserire nello svezzamento di mia figlia latticini e pastine di frumento. Con convinzione l'ho informata che avrei comunque seguito la mia strada e le ho consigliato di leggere il libro di Silvia Simonetti, una bibbia per l'alimentazione dei miei bimbi. Alle fine con la pediatra, l'ho avuta vinta io: è ancora scettica, ma almeno cerca di comprendere la mia scelta.

Mamme, questo per dirvi che tutto dipende da noi e se siamo convinte della strada intrapresa, beh, avanti tuttaaaaaaa!

Ringrazio con tutto il cuore il dott. Mozzi per aver messo a disposizione di tutti con grande umiltà il suo sapere. Ci ha mostrato che ha a cuore la nostra salute senza approfittarsi di nulla, ci vuole liberi ed è per questo che lo stimo e non finirò mai di ringraziarlo".

Samanta

"Sono la mamma di Nicolò che oggi ha ormai 2 anni e 5 mesi. Ho conosciuto il dottor Mozzi circa 5 anni fa grazie a una mia amica che da tempo seguiva la sua alimentazione per i miei stessi problemi di tiroide. Ringrazio quel giorno perchè tutto per me é iniziato da lì. Una tiroide che doveva essere tolta per paura di un carcinoma, una sterilità annunciata dal ginecologo leggendo i miei esami. Con costanza ho iniziato a seguire correttamente l'alimentazione e l'ho fatto per due anni senza sgarrare. Beh, che dire? Ho ancora la mia tiroide e ho anche un bimbo meraviglioso che segue l'alimentazione del dott. Mozzi da quando è nato, con latte di mandorle e svezzamento con i cibi indicati per il suo gruppo (A), seguendo tutti i suggerimenti di Silvia e del suo fantastico libro che continuo a prestare a tutte le mie amiche. Sono stata molto fortunata perché Nicolò ha sempre accettato tutti gli alimenti che gli offrivo ed è sempre cresciuto in maniera perfetta sbalordendo anche il pediatra. Ad oggi chiaramente andando all'asilo mangia anche qualcos'altro, ma a casa e nel week-end si rimedia. Questo è il segreto".

Eleonora

"Mi chiamo Eleonora e ho 36 anni. A febbraio 2017 grazie ad una ecografia transvaginale scopro di avere una ciste endometriosica all'ovaio sinistro di 4,6 cm, di cui ho ulteriore conferma facendo un'altra ecografia Eco color doppler ginecologico transvaginale in un centro specifico dove mi suggeriscono fortemente l'intervento chirurgico per asportare la ciste. Rifiuto l'intervento e comincio la dieta del Dott. Piero Mozzi con restrizioni per patologie autoimmuni il 20 febbraio 2017. Orbene, dopo 8 mesi di dieta ferrea, la mia ciste regredisce arrivando a 3 cm e al successivo controllo due mesi dopo risulta sparita del tutto. Aggiungo che il mio ciclo si era finalmente regolarizzato divenendo meno doloroso e non prendevo più antidolorifici, la mia sindrome premestruale si era ridotta a due giorni rispetto ai 20 di prima, avevo perso 12 kg recuperando una forza corporea e mentale, superando la dipendenza quasi bulimica dal cibo. Il 17 dicembre 2018 scopro di essere incinta di una bambina e continuo ad alimentarmi allo stesso modo ma eliminando lattuga e cibi crudi e cercando, inoltre, di mangiare i cibi neutri al mio gruppo sanguigno e a quello di mio marito che è gruppo AB rh positivo, perchè in gravidanza, secondo il Dott. Mozzi, bisogna tenere conto dell'eventuale gruppo sanguigno del feto, tuttavia non l'ho fatto in modo preciso. In gravidanza e in allattamento ho seguito le indicazioni "mozziane" del gruppo di Facebook "I segreti di Silvia" di Silvia Simonetti dedicato alle mamme e ai bambini. La mia gravidanza è stata splendida, i valori dell'emocromo erano perfetti e avevo tantissima energia e forza. Mia figlia è nata il 2 agosto 2019 (alla nascita pesava 3,330 kg) e nel primo mese di vita ha avuto solo tre coliche notturne risolte eliminando di volta in volta gli alimenti che ritenevo avessero potuto darle fastidio; la fontanella sulla testa si è ristretta in breve tempo nonostante la bimba non abbia mai assunto le vitamine prescritte dalla pediatra; da quando ha compiuto tre mesi dorme otto/nove ore a notte. Oggi, 22 maggio 2020, ha fatto la visita dalla pediatra e, a 9 mesi e 20 giorni, pesa 9,500 kg per 76 cm di altezza, dunque cresce benissimo! La mattina la allatto (non ha mai preso biberon), poi verso le dieci le dò una colazione con crema di verdure o legumi consentiti dal suo gruppo sanguigno unita a un tuorlo d'uovo poco cotto e verso le dodici un pranzo a base di omogenizzato di riso, verdura, carne o pesce sempre tra gli alimenti consentiti dal suo gruppo sanguigno. Dal pomeriggio presto fino alla nanna riprendo le poppate. In base alla mia esperienza posso confermare la validità dello svezzamento mozziano descritto da Silvia Simonetti nel suo libro La mia mamma cucina speciale e nel gruppo Facebook. Ho seguito passo passo i suoi consigli adattandoli alle mie esigenze. Avendo ancora molto latte nutriente, ho deciso di iniziare un pre-svezzamento

al sesto mese con un assaggio di verdura frullata consentita non sostitutiva di poppata. Ho iniziato il vero e proprio svezzamento all'ottavo mese compiuto, partendo con un pranzo di solo riso per una settimana a cui poi ho aggiunto carne bianca consentita dal gruppo della bambina o pesce tipo merluzzo, salmone e tonno con verdura consentita. Al nono mese compiuto ho inserito la carne rossa adatta al gruppo B, il tuorlo d'uovo al mattino e i legumi, sempre tra i consentiti dal suo gruppo sanguigno. Sono entusiasta di come sta crescendo la bimba essendo piena di vita ma calma, non avendo mai avuto catarro, febbre e altro, avendo una buona massa muscolare, un fisico proporzionato e una pelle bella e luminosa".

Sono incinta! E ora?

Mi è capitato spesso di leggere di donne che seguivano la dieta secondo il gruppo sanguigno ma, una volta rimaste incinte, l'abbandonavano per timore che un'alimentazione diversa da quella prescritta tradizionalmente in gravidanza fosse rischiosa per il bambino. Ma perché? Faccio davvero fatica a capirlo!

La dieta Mozzi in gravidanza non è assolutamente pericolosa, piuttosto un grande aiuto!

Quando rimasi incinta di Altea, la mia secondogenita, avevo iniziato a seguire la dieta da poco, ma non pensai minimamente di smettere, anzi! Mi dissi che sarebbe stata una grande risorsa in più. E così fu. Essendo poi la seconda volta, ho potuto fare il paragone con la prima gravidanza e le differenze sono state enormi! Tutto è andato molto meglio: ho preso poco peso, le analisi erano sempre a posto, senza assumere vitamine e integratori, avevo caviglie e gambe sgonfie fino a sera, poche nausee iniziali e poco reflusso finale, grande energia fino al momento del parto.

Nel mio gruppo, consiglio a tutte le donne in gravidanza di seguire correttamente la dieta nei 9 mesi. E tutte le mamme che lo hanno fatto, possono testimoniare altrettanta soddisfazione. Ve ne faccio leggere alcune:

Marta è una mamma che vive negli Stati Uniti e seguendo la dieta ha avuto due gravidanze "da manuale":

"Quando rimasi incinta del mio primo figlio, nel 2013, conoscevo la "Dieta Mozzi" già da qualche anno, grazie a mia madre, ma avevo cominciato a seguirla "a giorni alterni" (come le targhe) solo dal mio trasferimento in USA, circa 8 mesi prima: troppo spaventata dalle valanghe di junk-food e ingredienti impronunciabili! La gravidanza fu, però, il vero momento di svolta: dopo 3 mesi di forti nausee, la dieta seria e costante non poteva che essere la strada giusta per chi si ritrovava oltreoceano senza punti di riferimento affidabili sul piano alimentare... Ecco, allora, che decisi di dare credito a quel bizzarro signore barbuto che tanto piaceva a mia madre in Italia. Una gravidanza serena e in salute, terminata a 40 +1 giorni con 7 ore in totale tra la prima lieve contrazione e il primo vagito di R., un bel bimbo di 3,2 kg sano come un pesce. Latte in abbondanza, persi gli 8 kg presi in meno di 2 mesi: la conferma che quella sarebbe stata la dieta della nostra famiglia da lì in poi.
La seconda gravidanza (2018) non poteva che andare altrettanto bene, se non meglio: anche qui forti, fortissime nausee i primi 4 mesi, ma poi via, dritta a vele spiegate con la consapevolezza alimentare acquisita e consolidata ormai nei 4 anni precedenti. Questa volta alla dieta attenta aggiunsi anche costante e frequente attività fisica: 6/7 km di camminata veloce all'aperto 5 giorni su 7. E ancora una volta: gravidanza serena, in salute e in forma, terminata a 38 settimane e mezzo con una piccola Speedy Gonzales che in 1 ora e 15 minuti di travaglio e una spinta ha fatto capolino, attaccandosi subito al seno. E ancora una volta: latte in abbondanza, energia da vendere sin dai primi giorni post parto, rientrata nei vestiti pre-gravidanza in 2 settimane e persi i 7,8 kg presi in meno di 1 mese...
Due gravidanze da sola, lontana da familiari, amici storici e la rete di aiuti che avrei potuto avere in patria. E allora: "Aiutati che il ciel t'aiuta". E il miglior aiuto che potessi dare a me stessa, ai miei bimbi nel pancione e alla mia famiglia ora è proprio la dieta di quel bizzarro signore barbuto ormai noto al mio piccolo bilingue come Doctor Mozzi."

Ornella è una mamma marchigiana che ha fatto i conti col diabete gestazionale:

"Sono alla 35esima settimana di gravidanza. Come sapete, di routine i ginecologi fanno fare la curva da carico alla 26esima settimana. E da lì è risultato il diabete gestazionale, anche se minimo, però c'era. Quindi ho dovuto iniziare ad andare in un centro diabetico dove mi hanno prescritto gli stick per la misurazione della glicemia da fare 4 volte al giorno, in più dieta prescritta da loro che includeva pane, pasta e riso, alimenti che il dott. Mozzi sconsiglia soprattutto in caso di glicemia alta. Il giorno dopo ero così demoralizzata che non riuscivo a pensare a cosa mangiare, a cosa cucinare, quindi ho cercato di fare la dieta per il mio gruppo B, però sbagliavo tutti gli abbinamenti, mangiavo persino cibi sconsigliati. Infatti la glicemia era alta e la dottoressa voleva farmi fare l'insulina, ma io ho rifiutato perchè sapevo che era colpa di cosa mangiavo. Quindi ho chiesto subito aiuto alla nostra moderatrice Silvia Zeno, lei mi ha fatto capire che stavo sbagliando alimenti, mi ha motivato tanto a cambiare e a seguire alla lettera la dieta di Mozzi. E così ho fatto... Ora vi posso dire che oggi sono tornata al centro diabetico e la glicemia é tornata nella normalità. Sono contentissima! Sono felice di aver chiesto aiuto a Silvia e di essere cosi costante nel seguirla. Ora, a dir la verità, mi sento davvero molto meglio...
Non mollate mai e chiedete aiuto se avete bisogno..

Aggiornamento un mese dopo:

Oggi ho fatto il controllo al centro diabetico, è andato più che bene! La dottoressa mi ha detto: «Signora, è stata bravissima, tutto nella norma, è riuscita anche a dimagrire, quindi con me ha finito, non c'è bisogno che ritorni». Che dire, una soddisfazione incredibile, credevo di non farcela, ma basta la buona volontà e capire che è un bene per me e il bambino. Tanto mancano più o meno 10 giorni e potrò coccolare il mio piccolino...".

Alimentazione in gravidanza

Il Dott. Mozzi raccomanda di seguire una dieta che tenga conto sia del gruppo sanguigno della mamma che del gruppo del bebè. Se i genitori sono entrambi di gruppo 0, il nascituro sarà sicuramente 0. Negli altri casi, ci saranno due, tre o addirittura quattro possibilità*, **per cui è consigliabile consumare i cibi comuni ai possibili gruppi (vedi "Alimenti adatti a tutti i gruppi sanguigni" a pagina 48-49).**

Ma quali sono i cibi da evitare in gravidanza?

- Caffè di cicoria (che, per via dell'inulina, può stimolare contrazioni)
- Lattughe • Prezzemolo (che non va mai cotto) • Soia
- Caffè e tè (eccitanti)
- Carne cruda o poco cotta, affettati, verdure crude non accuratamente lavate per non contrarre la toxoplasmosi
- Uova crude o poco cotte per non rischiare di contrarre la salmonellosi
- Quinoa (da evitare solo negli ultimi 3 mesi)

*Per conoscere le possibilità questo schema può essere utile:

GRUPPO MAMMA

GRUPPO PAPÀ	0	A	B	AB
0	0	0, A	0, B	A, B
A	0, A	0, A	0, A, B, AB	A, B, AB
B	0, B	0, A, B, AB	0, B	A, B, AB
AB	A, B	A, B, AB	A, B, AB	A, B, AB

È particolarmente importante tenere conto del gruppo sanguigno del bambino negli ultimi 3 mesi di gestazione e poi per tutto l'allattamento!

N.B. La QUINOA va evitata negli ultimi 3 mesi di gravidanza, in tutto l'allattamento e svezzamento fino ai 2 anni compiuti. Prima di allora l'intestino del bimbo non sarà in grado di digerirla e metabolizzarla bene; se farete la prova, la ritroverete intatta nel pannolino.

Un Kg al mese

In una trasmissione dal titolo "Box Mozzi – Parto e gravidanza"[1], il dottor Mozzi diceva che il peso ideale per una donna a termine è di 9 kg in più. Aumentare troppo di peso vuol dire sottoporre a uno stress impressionante tutto l'apparato cardiocircolatorio e respiratorio.

Quando si vede che una mamma inizia a prendere troppi chili, soprattutto nei primi mesi, bisogna intervenire con un'alimentazione più che corretta. Un aumento ponderale eccessivo può portare con sé anche problemi di gestosi, con aumento di pressione, glicemia e ritenzione idrica. Eliminando dall'alimentazione tutti i cereali (con e senza glutine), latte e derivati del latte, la futura mamma potrà perdere il peso e i liquidi in eccesso.

Da mamme, sappiamo quanto la trasformazione delle forme ci tocchi emotivamente in gravidanza. Non esiste motivo al mondo più valido per prendere chili e vedersi un po' più rotonde, sia chiaro, ma dopo il parto mi chiedo quanto influisca sul morale fragile di una neomamma guardarsi allo specchio e non riconoscersi.

Ho 2 figlie, 2 gravidanze molto diverse: durante la prima ho mangiato "normalmente", durante la seconda ho seguito questo regime alimentare. Nella prima ho preso 18 kg nei 9 mesi, ero gonfia come un palloncino, gambe stanche e sofferenti. Dopo il parto ho perso in una settimana circa 10 kg ma il resto mi è rimasto addosso fino a quando non ho conosciuto questa dieta, con cui in 3 mesi ho perso

[1]*Trasmissione andata in onda sulla rete televisiva Telecolor il 15.01.2016 e ancora visibile gratuitamente su YouTube.*

9 kg tornando al mio peso abituale (60 kg). Con la seconda invece ho preso solo 10 kg in 9 mesi e 2 settimane (non voleva nascere!), quando sono uscita dall'ospedale ne avevo solo 3 in più e, allattando, sono via via tornata al peso ideale. Tutt'ora peso 58 kg per 1,70, mi sento bene e ho energie da vendere. Una mamma a proprio agio dentro al suo corpo è più serena, sicura di sè e in grado di dare di più a chi le sta intorno. Una mamma che mangia in modo corretto, buone quantità, non scarse, di cibi idonei, dà il buon esempio ai suoi figli e soprattutto alle sue figlie.

Ecco le esperienze di altre mamme su questo argomento:

Antonina Chiaramonte Care mamme io ho iniziato questo stile alimentare durante la seconda gravidanza per delle severe emorragie che per ben quattro volte mi hanno fatto rischiare di perdere il mio bambino. Prima gravidanza 20 kg in più, 10 persi in una settimana e altri 7 durante i 18 mesi dell'allattamento. Il resto tutto sulla pancia. Seconda gravidanza: 10kg persi dopo una settimana e altri 8 negli 8 mesi seguenti! Adesso peso 58kg per 1,70 e ho tanta energia.

Samantha Landi Ah, il peso! Che pessimo argomento che è sempre stato per me!!! Sono sempre stata in sovrappeso! E la cosa è andata peggiorando nel crescere!! A 23 anni pensavo più di 90 kg per 1,70 (a 90 kili ho smesso di pesarmi). Poi un giorno un po' per caso abbiamo scoperto questo nuovo modo di mangiare!! In meno di 9 mesi ho perso la bellezza di 30 kili! Non scherzo!! Non ho più ripreso peso! In gravidanza ho preso quasi 15 kili, 10 persi subito dopo il parto di Viola, gli altri persi in poco tempo!! Ora peso sui 58 kg... Non ho iniziato per dimagrire: è stato uno dai tanti effetti benefici!!

Menù ospedaliero? No, grazie.

Le mamme che mi seguono sanno che per me, quando sta per scadere il tempo, è molto più importante preparare il borsone col cibo che quello con la biancheria, perché quello che daranno in ospedale non sarà per nulla adatto al momento delicato in cui ci troveremo! Quando toccò a me, lasciai sul vassoio praticamente tutto.

Basta, come sempre, pensarci per tempo e organizzarsi! Non avendo in ospedale un frigo, dovrete affidarvi a scatolette, barattoli, sacchetti, cibo conservato o secco.

Tonno • Sgombro • Sardine • Salmone al naturale vetro o lattina
Riso già cotto in busta (nero, rosso, basmati, integrale)

Legumi, ognuno scelga quelli idonei al proprio gruppo sanguigno
Crackers o gallette di riso integrale

Patè di verdure (ad esempio carciofi o olive verdi i gruppi che possono)

Vasetti di verdure in conserva purchè privi di aceto se sconsigliato al vostro gruppo o a quello del bambino

Frutta secca e semi adatti, mandorle in primis

Prugne secche col nocciolo

Io mi organizzai così e devo ammettere che la mia borsa del cibo era davvero pesante. La preparai dopo l'ottavo mese, come si fa per l'altra, sapevo che era lì bella pronta con tutte le mie cose. Pensate anche voi a cosa potreste portarvi, anche considerando quanto tempo dovrete stare in ospedale dopo il parto. Qui in Svizzera, specie col primo figlio, tendono a non dimettere subito, si resta almeno 3 giorni o finchè l'allattamento non è stato ben avviato e la mamma si sente sicura, mentre in genere in Italia, non fanno restare molto, quindi potrebbe essere necessaria poca roba.

Nell'ultimo mese prima dello scadere del tempo preparai bene il freezer con monoporzioni di:

Pani e pansoffici di legumi e di pseudocereali (non quinoa!)

Torte di carote e mandorle senza zucchero

Crêpes varie

Brutti ma buoni

Affettato consentito

Ogni mattina mio marito mi portava un paio di sacchetti per la giornata, con un thermos del mio amato caffè di cicoria. Ricordo che misi in freezer anche affettato consentito, che mi era mancato tanto. In congelatore ovviamente lasciai scorte anche per il marito in modo che, di rientro da lavoro, la sera, trovasse cose facili da fare per la cena. Infine comprai del riso integrale che avrei iniziato a cuocermi appena rientrata a casa per favorire la produzione di latte.

Tempo fa, parlando con la mamma di una compagnetta di Sveva, che fa l'ostetrica dove ho partorito e che mi chiedeva informazioni sulla nostra dieta, mi disse: «Ricordo ancora la mattina che entrai in stanza da te e vidi che stavi mangiando bresaola e pane di ceci... Mi sedetti e iniziai a farti domande!!!». Finalmente una persona che mi guardava curiosa e non scettica! Durante quei giorni in ospedale mi facevo lasciare solo acqua calda e verdure lesse o insalate e, quando c'era, una fettina di carne di manzo alla piastra. Stop.

Erano tutti molto perplessi, ma ne è valsa la pena! Se conoscete la mia storia dal primo libro, sapete il perchè, ma vi invito a leggere cosa scrive l'oncologa Maria Rosa Di Fazio nel suo libro **"Mangiare bene per sconfiggere il male":**
"[...] il tradizionale menù delle mense ospedaliere è quanto di peggio si possa dare da mangiare anche a una persona sana. Figuriamoci a un

malato! Inizia con un'apparente innocua pastina in brodo, prosegue con una porzione di formaggio o prosciutto cotto, immancabile un purè di patate come "sano" contorno e, per essere sicuri di insonnia e un processo digestivo tormentato, a chiusura della cena, una bella macedonia, frutta mista zuccherata, il peggio del peggio."

Qualche consiglio prima del gran giorno

Cosa avrei voluto sentirmi dire il giorno prima di entrare in ospedale per il parto?

Anzitutto in ospedale **comunicate già per tempo, a scanso di equivoci, che volete sapere il gruppo sanguigno del bebè al momento della nascita, prelevando il sangue dal cordone.** Purtroppo in moltissimi ospedali oggi non viene più scritto nella cartella clinica di uscita dopo un parto. Eppure basterebbe così poco! È davvero importante. Se non viene stabilito alla nascita, poi il pediatra si rifiuterà di prescrivere un prelievo per fare il test fino a quando il bimbo non avrà almeno 3 anni. Sapete cosa vuol dire? Usare solo alimenti comuni a tutti i gruppi possibili sino a quel momento. Davvero limitante.

Ecco perché dico sempre di far presente già dal corso preparto che è un'esigenza importante per i futuri genitori. In questo modo nessuno potrà dire di non averlo capito.

Di recente un papà, Emanuele Congiu, ha fatto una cosa fantastica! Si è presentato in sala travaglio con in borsa un doppio test del gruppo sanguigno, uno di quelli che si trovano in farmacia o si ordinano on line. Al momento del parto, ha chiesto all'ostetrica di prelevare una siringa di sangue dal cordone e ha fatto subito i test, tutti e 2, perché pare che non siano del tutto attendibili. È stato davvero intraprendente!

In secondo luogo raccomando **di non farsi troppe aspettative, di non imporsi nulla.** La verità è che al momento di entrare in sala travaglio, si farà quel che c'è da fare, seguendo le indicazioni dell'ostetrica di turno, che saprà aiutare a dovere. Cercate di stare tranquille, per quel che è possibile. Non ascoltate solo le donne che raccontano di parti tragici e interminabili: tanti casi sono invece sereni e anche relativamente brevi. Comunque andrà, ce la farete e il bimbo nascerà.

Sarà in assoluto un momento meraviglioso, incredibile, che non dimenticherete mai. Ricordatevi che da che mondo è mondo, ogni mamma ha partorito, ce l'ha fatta, anche quando non c'erano epidurali o tanti altri aiuti che oggi abbiamo. E che davvero poi il dolore si scorda. Dopo quell'ultima tremenda spinta, ti vedi appoggiare sulla pancia quell'esserino sporco e tremante, che ti sembra la cosa più bella mai esistita, che non sai capacitarti di come hai potuto, ma l'hai fatta proprio tu!
Dubito sempre di chi dice che un secondo figlio non lo fa perché il primo parto è stato troppo doloroso, probabilmente ci sono altri motivi. Perché se è vero che non è una "passeggiata di salute", è altrettanto vero che quando finalmente arriva il momento di spingere, che sarà il più tosto, poi ne arriva un altro incredibilmente magico, uno dei più belli della tua vita, così meraviglioso, che dimentichi tutto. In fondo, per fortuna, appena il bimbo nasce, i dolori cessano.

Fondamentale, appena dopo la nascita, **il bonding**: un momento che resterà nella tua memoria per sempre, con un'intensità di colori che il tempo non riuscirà a smorzare.

La parola indica quel legame profondo, specifico e permanente che permette di allattare, cullare, giocare con il proprio bambino, ma anche di proteggerlo, di non trascurarlo, di non abbandonarlo. Si dice che il bonding permetta di utilizzare istinti nascosti sfruttando un "periodo sensibile", che favorisce la nascita di una grande capacità comunicativa, quella stessa capacità che consente alle madri di rispondere efficacemente alle necessità del proprio bambino.

da www.uppa.it

Voi due: tu, che ora sei chiamata da tutti lì dentro "mamma", e il tuo bebè, che finalmente puoi guardare negli occhi, ora siete "pelle a pelle". Te lo appoggiano sulla pancia e in breve lo vedi scivolare verso il tuo capezzolo, spinto da istinto, ormoni e odori, fino ad attaccarsi. Pretendi che vi sia permesso di fare il bonding, è importantissimo.

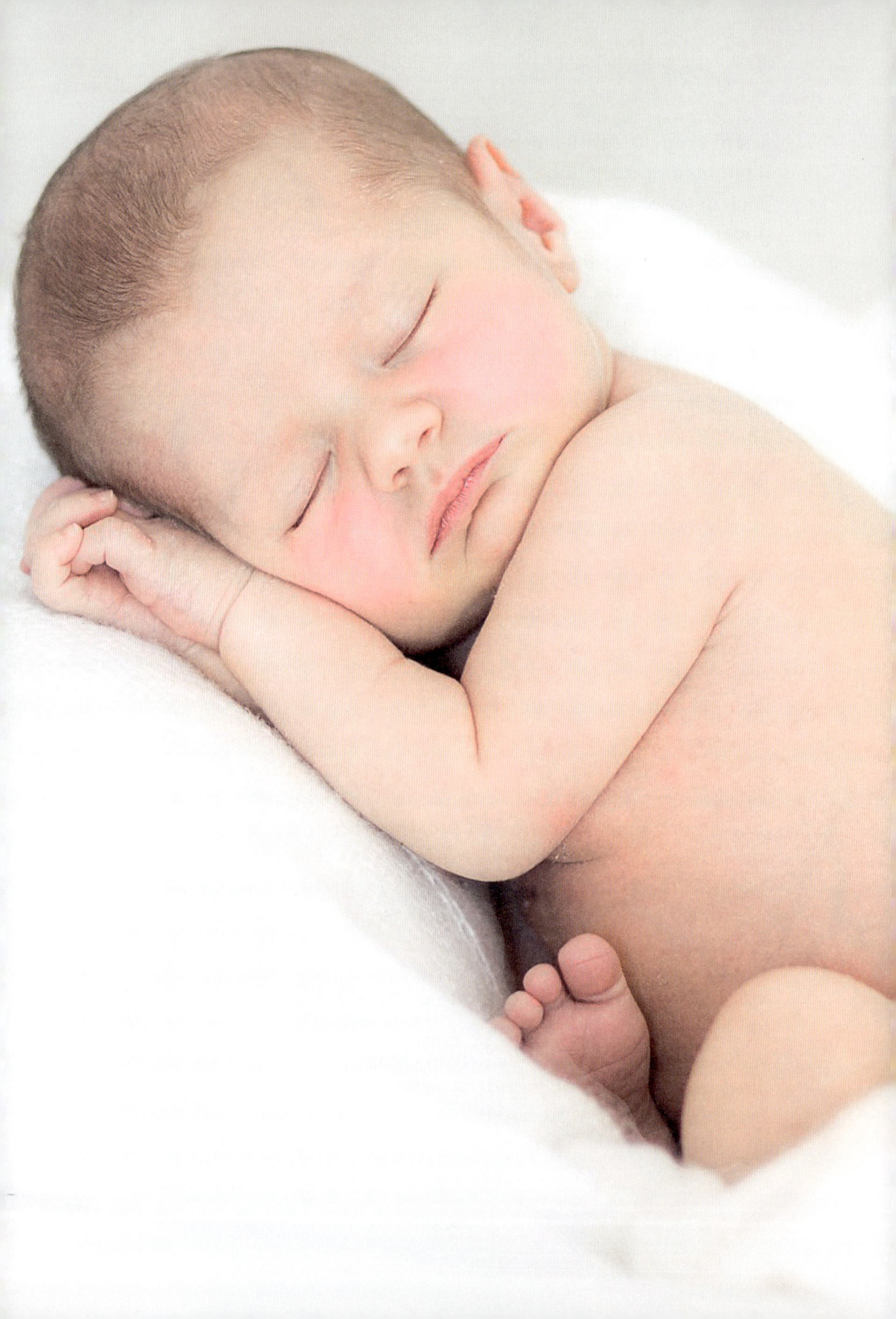

Consigli di un'ostetrica

Sono **Francesca**, mamma di tre figli e ostetrica, professione che ritegno un po' come un figlio, al quale dedico tempo e passione. Seguo la dieta del Dottor Mozzi grazie all'entusiasmo di Silvia che ha saputo contagiarmi e per il quale le sarò sempre grata.

Consiglierei l'alimentazione secondo la dieta dei gruppi sanguigni a una mamma? Sì, sì e ancora sì! Una donna incinta ha bisogno di mangiare bene, non per due, e quindi se una mamma segue la dieta, la continui e se una donna in gravidanza vuole iniziarla, che lo faccia subito!

Quando partorite chiedete che venga fatto al bambino l'esame del gruppo sanguigno prelevando il sangue dal cordone. È un esame assolutamente non invasivo e affidabile, fondamentale perché possiate durante l'allattamento seguire la dieta entrambi.

Vi do qualche piccolo consiglio per il gran giorno: il parto, la nascita della meravigliosa creatura che portate in grembo. Preparatevi, andate incontro a questo importante evento della vostra vita in modo consapevole, sarete voi le attrici principali della pièce che andrà in scena in sala parto. Come? Magari preparando una **mappa del parto** nel quale scriverete i vostri desideri inerenti l'evento nascita. Il mio consiglio principale è di richiedere la **libertà di movimento**, la possibilità di utilizzare varie posizioni: in piedi, a carponi, accovacciata, seduta. Il movimento è antalgico, aiuta nella gestione del dolore ed è fondamentale per permettere la discesa del bambino nel bacino. Chiedete di avere un **ambiente intimo**, luci soffuse e silenzio aiuteranno i vostri ormoni a lavorare al meglio. **Esercitate la respirazione profonda addominale**, è anch'essa importante nella gestione del dolore.

Analgesia epidurale sì o no? Non scegliete a priori, il dolore delle contrazioni non lo avete ancora provato quindi lasciatevi aperta questa porta. Dico questo perché a volte le donne vivono l'utilizzo dell'analgesia come una sconfitta ma vi assicuro che non lo è!

Chiedete di poter prendere tra le braccia subito il vostro bambino, di **fare contatto pelle a pelle** e di poterlo allattare appena lo desidera, è importante che il bambino possa attaccarsi al seno entro la prima

ora di vita, imprinting che favorirà l'allattamento.
Abbiate la consapevolezza che il vostro corpo è competente, capace di partorire, in collaborazione con il bambino che portate in grembo; il bambino lavorerà con voi. Abbiate d'altro canto la consapevolezza che forse le cose non andranno come avreste voluto, gli imprevisti esistono, siate coscienti che la colpa non è vostra, succede. Quindi camminate, ballate, respirate profondamente durante tutta la gravidanza e godetevi con gioia e amore la nascita della vostra creatura. Poi, **l'allattamento: non è facile**, non è scontato, non è automatico, può non ingranare subito. Un primo attacco sbagliato può produrre dolori e ragadi, all'inizio allattare può fare male, anche tanto. Tutto questo è normale! Non hai nulla di sbagliato! **Semplicemente sia tu che il tuo bebè appena nato non lo avete mai fatto e, ovviamente, non lo sapete fare. Fatti aiutare!** Ogni volta che lo attaccherai al seno per la poppata, suona il campanello del letto e chiama in stanza il personale dell'ospedale a darti una mano, affinchè controllino che si attacchi correttamente e che la posizione in cui lo tieni sia corretta. Fatti insegnare da ostetriche e infermiere pediatriche ogni volta, non vergognarti di chiedere. Quando uscirai dall'ospedale, dovrai sapere come si fa, perché poi, una volta a casa, dovrai cavartela da sola. Per imparare ad allattare, vi consiglio vivamente di contattare la consulente **LECHE LEAGUE** (www.lllitalia.org) di zona per farsi seguire da casa nel caso in cui l'ostetrica non potesse farlo. Dal sito ufficiale della Leche League: *"Dal 1956 La Leche League sostiene in tutto il mondo le donne che vogliono allattare. La Leche League aiuta le mamme a recuperare la fiducia nell'istintiva capacità di nutrire e accudire i loro cuccioli. Milioni di famiglie ogni anno trovano nelle Consulenti della Leche League informazioni, ascolto e aiuto. Il sostegno da mamma a mamma è il cuore della filosofia de La Leche League e il suo punto di forza. Le Consulenti de La Leche League credono che l'allattamento sia per le madri il modo più naturale per capire e soddisfare i bisogni dei propri figli".*
Allattare i primi tempi è molto faticoso, è un impegno a tempo pieno. Sarà per almeno uno o due mesi il tuo lavoro. L'allattamento è un dono della natura, un regalo per il futuro, un legame meraviglioso. Ma è fondamentale che parta bene, sin da subito. Mi raccomando, fatevi aiutare.

Consigli di una consulente dell'allattamento

Nel gruppo abbiamo il privilegio di avere una mamma che è anche consulente della Leche League, che ci ha dato qualche indicazione da seguire quando ci sono difficoltà nell'allattamento:
Bisogna mettersi nelle mani di una brava consulente. Lei capirà se l'attacco è corretto e eventualmente lo correggerà, capirà se il bimbo ha il frenulo linguale o labiale corto e se vada tagliato. Valuterà se la mamma allatta a richiesta o se segue l'orologio, se lascia staccare da solo il bimbo o lo stacca lei; se usa "interferenti" quali, ciuccio, tisane, acqua o anche solo una aggiunta serale per dormire di più (la notte si ha un picco di prolattina che se stimolata dalla suzione consente una corretta produzione del latte). È importante che la mamma tenga il bimbo vicino a sè, in modo da cogliere i segnali precoci di fame (spessissimo si aspetta che il bimbo pianga, che è un segnale tardivo di fame e allunga le poppate nell'arco di tutto il giorno). Una consulente saprà capire se la mamma scambia per fame il bisogno naturale e fisiologico del bambino di stare attaccato h24 nei primi mesi. Può anche succedere che al momento del parto il bimbo abbia subito qualche contrattura che gli impedisce un attacco corretto e in questi casi ci vuole un bravo osteopata.

Un altro elemento da prendere in considerazione sono le tabelle di accrescimento del pediatra, del quale spesso ci fidiamo ciecamente: ha le tabelle di accrescimento aggiornate e relative ai bimbi allattati al seno o ha le vecchie tabelle per i bambini allattati con formula (che non tenevano conto di altri fattori, quali ad esempio, la corporatura dei genitori)? Molto spesso le mamme si fanno ingannare dalla doppia pesata, pratica inutile visto che cerca di quantificare il peso del latte e non la qualità, poichè durante il giorno la quantità di latte prodotto cambia e molte volte il bimbo fa pipì e pupù mentre poppa. Poi, se la mamma cerca di sapere quanto latte ha, usando il tira latte, dovrebbe anche sapere che il tiralatte non tira la stessa quantità del bambino e che i primi giorni e il primo mese, il latte prodotto è pochissimissimo. Ci sono mamme che allattano da anni e non hanno mai tirato una goccia.
Ricordiamoci che la formula esiste da 60 anni e che per milioni di anni non ci siamo estinti grazie all'allattamento. Ricordiamoci che i casi per

i quali non si produce latte sono solo tre: malformazione congenita della mammella (riconoscibile dalla nascita), trauma della mammella (ustione), interventi chirurgici.

La verità è che non ce l'hanno raccontata giusta. Da tre generazioni o più, il Dio denaro ha corrotto i pediatri per primi, per far vendere la formula. Semplice strategia di vendita che ci ha portato a non sapere più allattare. La formula veniva spacciata per ultra nutriente (ed effettivamente i bambini crescevano come omini Michelin a discapito di una natura che ci ha sempre voluti snelli per poter essere meglio portati in braccio dalle nostre madri e meglio scappare da un predatore). Era simbolo di ricchezza, perchè costava tanto. Era libertà per la mamma che per la prima volta 60 anni fa si approcciava al diritto al lavoro fuori casa. Nè le nostre mamme, nè le nostre nonne sono oggi preparate. È stata cancellata l'esperienza. Basti pensare che pochissime mamme sono a conoscenza degli scatti di crescita delle due settimane, del mese e mezzo, dei tre mesi, dei sei mesi, dei nove mesi; scambiano questi periodi (che durano da due giorni a una settimana) durante i quali i bambini si attaccano continuamente, piangendo, smaniosi e insoddisfatti, perchè sono cresciuti di peso e devono far aumentare la produzione di latte ciucciando di più, per mancanza di latte. Invece il latte non finisce.

Siamo perfette e assolutamente in grado di allattare. Tutte.

Siamo state raggirate e lasciate sole. Affidatevi a brave consulenti (LECHE LEAGUE e IBCLC), vi si aprirà un mondo.

Cristiana mi ha raccontato il suo allattamento inizialmente difficile, risolto proprio grazie all'aiuto di una consulente.

"Da quando ho scoperto di essere incinta, allattare è stato il mio obiettivo e desiderio primario. Tuttavia quando Niccolò è nato, fin dai primi momenti insieme, è iniziato il nostro faticoso cammino per un allattamento esclusivo. Pesando 2,815 kg, il bambino faticava enormemente ad attaccarsi ai piccoli capezzoli del mio seno che mancava di latte; in più, il normale calo fisiologico è stato particolarmente deleterio per un bimbo già di partenza nato piccino, debilitandolo, innervosendolo durante i rari momenti di veglia e rendendo ancora più faticosa la messa al seno, nonostante l'aiuto del personale ospedaliero. A meno di tre giorni dalla nascita si è dunque reso necessario alimentarlo artificialmente: inutile dire che tutto questo aveva generato in me angoscia e frustrazione per il futuro dell'allattamento che vedevo ormai compromesso.
Fortunatamente, una volta dimessa, venne a visitarmi la mia ostetrica che, oltre a fornirmi dei preziosi consigli (allattare massimo ogni tre ore nonostante il bambino dorma e tirare il latte dopo ogni poppata), mi suggerì il nome di una specialista in allattamento. Conoscere questa specialista ha svoltato il senso della mia maternità e il rapporto con mio figlio; è stata dura all'inizio, mi sentivo intrappolata in un ritmo serrato tra le poppate e il tiralatte, ma ho velocemente avuto la mia montata lattea, ho detto da subito addio al latte in polvere, ai proteggi capezzoli in silicone e ai pianti disperati di mio figlio che, affamato, non riusciva ad attaccarsi al mio seno.
Porto dunque la mia testimonianza per dire che, oltre che rivolgersi ai giusti specialisti per avviare serenamente l'allattamento, soprattutto per una madre alle prime armi, è importante il supporto del proprio entourage e l'impegno in prima persona del padre del bambino. Non bisogna mai aver paura di chiedere aiuto, perché nessun bebé nasce con il manuale d'istruzioni!".

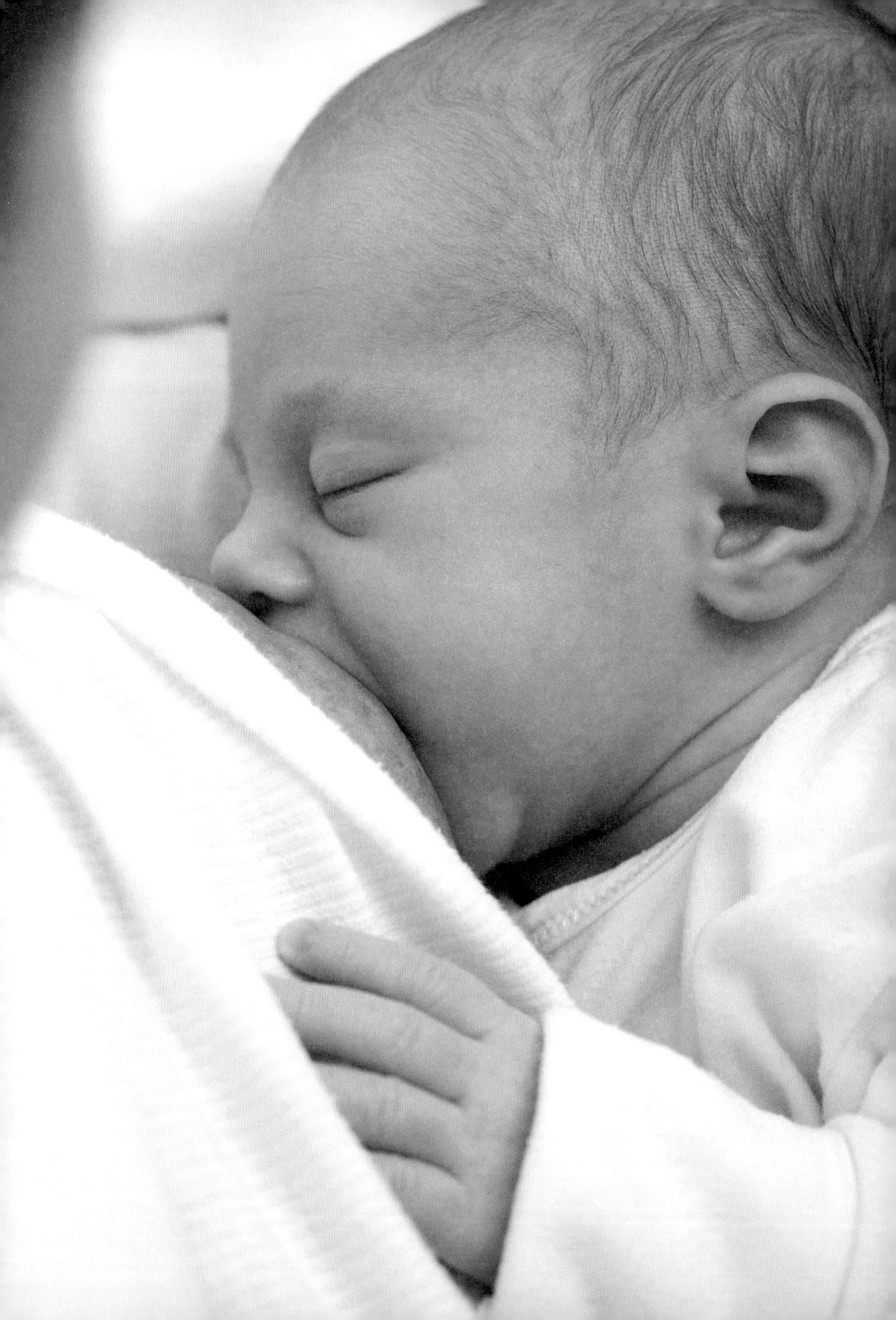

Alimentazione in allattamento

Al corso preparto spiegano tante cose sul giorno della nascita, ma non preparano abbastanza, secondo me, alla difficoltà più grande: il primo mese!

Torni a casa dall'ospedale stanca, provata, con tantissime ore di sonno perse e ti senti in panico. C'è tutto da fare, cucinare, pulire, lavare, stirare, accogliere ospiti magari, ma tu ora non sei più quella di prima, i tuoi tempi non sono più quelli, perché ora la tua giornata è scandita dalle poppate e dalle nanne, tante e lunghe le prime, poche e brevi le seconde.

E non sai proprio come organizzarti.

Puoi fare solo una cosa: FATTI AIUTARE!

Quello che riguarda il tuo bimbo puoi farlo solo tu ora, ma le altre mansioni domestiche possono farle tutti. Quindi lasciale ad altri. E fregatene se tutto non è a posto, non è questo il momento per avere una casa in ordine. Fatti anche aiutare in cucina, perché avrai bisogno di mangiare cose corrette.

Cosa deve mangiare una mamma che allatta?

Come dice il Doc, in gravidanza non occorre mangiare per due, ma nei primi mesi di allattamento invece sì. È bene fare belle porzioni, bei piatti di alimenti idonei, benefici e cucinati semplicemente, tenendo in considerazione sia il gruppo sanguigno della mamma che quello del bebè.

Cercate di avere sempre a disposizione qualcosa da mettere sotto i denti in caso di attacchi di fame, che non mancheranno. Ad esempio verdure crude da sgranocchiare, qualche mandorla o noce, pezzetti di carne cotta. Altrimenti sarà facile cadere nella tentazione di attaccarsi ai dolciumi, creando un circolo vizioso di desiderio che sarà difficile interrompere. Cautela coi dolci, molta cautela! Saziatevi con pasti salati corretti! Riempitevi di buone verdure, cotte e crude. "Bevete mangiando verdure" che sono ricche di acqua oltre che di vitamine e sali minerali.

Il riso integrale stracotto e brodoso aiuta ad aumentare la produzione di latte.
Il latte di mandorle fatto in casa, anche 2 tazze al giorno. Molte mamme hanno constatato che favorisce l' aumento della produzione di latte. La prima a farci caso fu Marina, una mamma siciliana laureanda in medicina.
Nel piatto devono esserci sempre proteine e verdure benefiche per il proprio gruppo sanguigno.
In quel primo mese fare una doccia sarà il massimo del relax, quei tanto agognati 10 minuti tutti per te. Sarà un periodo faticoso, giornate lunghe, notti pesanti, emozioni altalenanti tra gioia intensa mai provata e ansie, paure e panico. Le lacrime saranno sempre lì pronte a scendere. Sarete insopportabili per chi vi starà attorno.
TUTTO QUESTO È NORMALE! Ricordàtelo. Non avete nulla di sbagliato. È così per tutte e passerà, via via andrà sempre meglio.
Un consiglio: infilate il vostro bebè nella fascia durante il giorno e uscite a fare due passi, farà bene a entrambi ossigenarvi e distrarvi, restando sempre a contatto. Anche in casa durante il giorno tenete il bebè nella fascia, avrete le mani libere e potrete fare tante cose, specie se avete già altri figli. Vi mando ai consigli sul "Portare" a pagina 93.

Le coliche non sono normali

Le coliche sono **attacchi di dolore addominale acuto**, causato da spasmi e contrazioni dell'intestino, in particolar modo all'altezza del colon.

Quando un bimbo ha le coliche, si contrae tirando le gambe verso l'addome, stringendo i pugni, portando in tensione gli addominali e emettendo gas, da qui l'appellativo di "coliche gassose del neonato". Secondo il dottor Mozzi le coliche dei bambini, caratterizzate dal cosiddetto "pianto inconsolabile", sono determinate molto spesso da un alimento ingerito dalla madre nel periodo dell'allattamento e non tollerato dal bambino.

Porto l'esempio di **Elena,** la mia prima moderatrice, che ha raccontato nel gruppo in che modo è riuscita a eliminare le coliche della sua piccola Sofia:

"23 Novembre 2017, nasce la mia bimba, Sofia, e cambiano radicalmente le nostre vite come per tutti i neo genitori. Io, a 28 anni, non avevo mezza idea di cosa volesse dire accudire un neonato, perché, finchè non è il TUO, non lo sai!!!
Conoscevo in parte la dieta del gruppo sanguigno del Dottor Mozzi, e pensavo dentro di me di essere già molto brava nell'aver eliminato gran parte dei latticini e del glutine dalla nostra quotidiana alimentazione.
Il parto è andato bene, dopo 2 giorni dimissioni dall'ospedale. La sera stessa arriva la montata lattea, inizia bene l'allattamento esclusivo al seno (rifiuto le aggiunte proposte già convinta che la salute per la mia bimba fosse esclusivamente il mio latte!!).
Prima visita dalla pediatra dopo 5 giorni dal parto; procede tutto bene, signora continui così e mangi un po' di tutto mi raccomando, ci vediamo tra una settimana!!!
Sofia cresce, mangia, dorme, piange. Quello che fanno tutti i neonati insomma! Dopo qualche giorno mi rendo conto che in alcuni momenti il pianto non è "normale", è un pianto di male, di tanto male e casualmente circa 10 minuti dopo la poppata.
Dopo una settimana torno dalla pediatra per il controllo del peso, Sofia cresce e pian piano ha recuperato il calo della nascita. Spiego i miei dubbi sul pianto da colica, risposta: «Signora è tutto normale, l'intestino non è formato e fino ai 3 mesi sarà così, quello che mangia non incide in alcun modo. Se vuole le prescrivo 3 tipi di farmaci per la bimba per le coliche, dal più leggero al più pesante, da provare, per vedere se la situazione migliora».

Esco delusa, con tanti dubbi e penso: 3 mesi? Avete idea di quanto possano essere lunghi 3 mesi di coliche quotidiane? Non è possibile, mi dico! Farmaci a 10 giorni di vita? Ma anche no! E vi consiglio di leggere sempre le composizioni, perché tutte quelle specie di goccine, spacciate come innocue o naturali, sono in realtà piene di porcherie... Leggete sempre.
Nel frattempo la nonna di Sofia, mia mamma Marina, che seguiva la dieta del Dottor Mozzi già da qualche anno e tentava di far germogliare in me il seme del cambiamento, mi parla di un gruppo Facebook dedicato alle mamme e ai bambini che seguono, o almeno ci provano in tutti i modi, la dieta del gruppo sanguigno.
Mi iscrivo senza aspettative, e da lì inizia un confronto con mamma Silvia, le spiego il problema e le dico che stavo già seguendo la dieta (almeno così credevo), ma che comunque Sofia aveva le coliche.
Mi chiede qualche giornata-tipo della mia alimentazione. Inizio a scrivere: torta fatta da me con zucchero e farina di riso, snack senza glutine confezionati, pomodoro, patate, unico formaggio che utilizzo è il grana sopra ai primi piatti, mandarini... Ma sia io che Sofia siamo gruppo A. Risposta: "Povera bimba, ci credo che ha le coliche! Ti consiglio di prendere il libro viola del Dottor Mozzi e studiare la dieta per il gruppo A e le combinazioni alimentari".
Urca! Forse non ho ben capito questa alimentazione. Mi metto a studiare e a seguire il gruppo Facebook di Silvia, leggo, ascolto, faccio domande, aggiusto il tiro in fretta nonostante le festività natalizie alle porte non aiutassero affatto. In pochi giorni va decisamente meglio, Sofia non ha più mal di pancia ad ogni poppata, testo, provo, scrivo il diario alimentare, correggo la spesa nel carrello ed elimino via via le cose non corrette che in casa non servono.
Il 23 Dicembre, ad un mese esatto di Sofia, torno dalla pediatra, cresce bene, ha preso 1 kg, la dottoressa mi chiede come va con le coliche: «Bene rispondo io, decisamente meglio!»
«Ah davvero? Quale delle 3 cose che le ho prescritto sta utilizzando?»
«Veramente nessuna» dico io, «non le ho neanche acquistate, ho corretto l'alimentazione!».
Le parlo della dieta e spiego cos'ho eliminato. Prima si fa una sonora risata, poi quasi mi sgrida per aver tolto cose "importanti", infine mi dice che è tutta SUGGESTIONE e che forse non erano coliche! Comunque se sta bene... Meglio così!
Stavolta esco bella incavolata, mettiamoci pure gli ormoni in circolo e la stanchezza che implica un neonato... Me la sarei sbranata la pediatra!!! Resto comunque da lei perché purtroppo non ci sono al momento in zona pediatri in linea con questa alimentazione o almeno disposti a mettere in dubbio i loro capisaldi. Fortunatamente, alimentazione a parte, mi trovo bene con lei, e grazie a questa dieta devo anche dire di averne avuto poco bisogno! Oggi, a distanza di

due anni, solo i controlli di routine e nessun farmaco!!! Lavaggi nasali e clisteri, brodo di pollo per gruppo A come un antibiotico naturale, come dice il doc. I nostri rimedi 3.0!!! Come dico alle mie amiche mamme, provare per credere!"

Sorrido rileggendo questa storia perché ricordo bene che, uscita dalla pediatra, Elena mi scrisse: "Ero furiosa! Suggestione, roba da pazzi! Dimostrazione empirica, direi io piuttosto!!!".

Le coliche di un bambino allattato al seno hanno a che fare con ciò che mangia la mamma!

Tutto quello che la mamma mangia passa inevitabilmente al bebè attraverso il latte.

Ormai ne sono straconvinta, a furia di leggere testimonianze come quella di Elena. Mamme che approdano al gruppo con bebè in preda a continue coliche e poi, cambiando modo di mangiare e seguendo la dieta correttamente, tenendo in conto il proprio gruppo sanguigno e quello del bebè, guarda un po'... le coliche svaniscono "miracolosamente". Molti pediatri di fronte all'evidenza hanno tentato di dire che fosse solo una coincidenza. Incredibile! Ma le mamme che lo hanno sperimentato non hanno alcun dubbio.

Ma quindi, oltre a rispettare le giuste combinazioni alimentari, quali sono gli alimenti da EVITARE a priori durante l'allattamento?

- **Lattughe (meglio le cicorie)**
- **Crucifere, cioè tutti i cavoli e i broccoli (non a tutti danno fastidio, vanno testati)**
- **Quinoa • Soia • Dolci e zuccheri (meglio non abusarne)**
- **Cioccolato • Caffè e tè**
- **Frutta, specie in inverno (la frutta in allattamento non serve granchè, è decisamente meglio la verdura).**
  Evitare soprattutto i centrifugati che ora vanno tanto di moda.
- **Vino e alcolici**

E i LEGUMI vanno bene in allattamento?
Alla maggior parte delle mamme non danno problemi di coliche, ma va sempre valutato ogni signolo caso, avendo alcune accortezze. Dovranno essere i legumi adatti al gruppo sanguigno della mamma e del bebè e bisognerà verificare tramite il diario alimentare quali sono meglio tollerati, con quale cottura, a che ora del giorno è preferibile mangiarli e infine gli abbinamenti.
Come sempre, DIARIO ALLA MANO. Più che mai in allattamento!
Fate pasti semplici, con 2 o 3 alimenti nel piatto, così sarà più facile risalire agli eventuali "colpevoli" di qualche disturbo o fastidio.
Insomma mamme, LE COLICHE NON SONO NORMALI! Dipendono da come si nutre la mamma che allatta!

Crosta lattea*

Un altro problema comune nei neonati, causato da un'alimentazione scorretta della mamma che allatta, è la crosta lattea: nella maggior parte dei casi la causa di questo problema è il consumo di latte e derivati.

Può essere intanto utile per alleviare il fastidio massaggiare sulla testolina del bebè l'oleolito di lavanda.

* Vi rimando alla testimonianza sulla crosta lattea a pagina 202.

Quando il latte materno non c'è

Nel gruppo facciamo sempre un gran tifo affinché tutte le mamme abbiano latte e allattino i loro figli, sia per favorire l'attaccamento, che per fornire le difese immunitarie per sconfiggere virus e batteri. Facciamo un gran tifo per l'allattamento al seno perchè abbiamo imparato che il latte artificiale non è adatto ai bambini.

Anche nel gruppo ci sono mamme che per qualsiasi ragione non sono riuscite ad allattare. A queste mamme voglio dire che l'allattamento è una fase, è meravigliosa, naturale e magica, ma non è tutto.

Le sfide che vi si presenteranno nel lungo percorso di crescita di vostro figlio saranno infinite. E ogni volta vi dovrete rimboccare le maniche e mettervi in discussione. Non sentitevi in difetto. Non siete e non sarete meno mamme di chi allatta o ha allattato!

Io stessa ho allattato poco e male la prima figlia perchè ho fatto tanti errori, non ero preparata, non mi sono fatta aiutare, mi vergognavo a chiedere e mi sono fatta convincere che l'aggiunta non fosse un problema. Non seguivo la dieta ai tempi, non la conoscevo. Con Altea invece ho allattato anche se mi dicevano che il latte non sarebbe arrivato, che non sarebbe durato.

Facevo già la dieta e non potevo accettare di dare latte artificiale. Dopo il primo mese però il latte andava diminuendo, la bimba non cresceva, io ero fuori di testa... Non ricordo di aver pianto così tanto come in quei giorni in cui mi sono arresa all'aggiunta. È stato per me un dolore, una sconfitta pesante da accettare. *Ogni biberon che le davo dopo il mio latte, le promettevo che non le avrei dato altro latte vaccino mai più.* A 4 mesi ho sostituito l'artificiale col latte di mandorle che facevo io e ho iniziato a svezzare. Via! Buttato quel mezzo barattolo di latte artificiale rimasto e con lui le mie ansie e i sensi di colpa. **Oggi penso che quella mia esperienza sia stata preziosa perchè so come fare, come toglierlo appena possibile e posso raccontarlo ad altre mamme.**

Nel gruppo vi incoraggeremo a togliere di mezzo il latte artificiale quanto prima, inizialmente sostituendolo col **latte di mandorle,** se ben tollerato, **fin dal quarto mese** e poi già dallo stesso periodo con le prime pappe di verdure e riso o miglio. Qualcuno ci riuscirà prima e facilmente, qualcuno avrà più difficoltà. Ma saremo pressanti, lo ammetto, perchè se a un certo punto si può evitare il latte artificiale, perchè non provarci con tutte le forze?

Provate con il latte di mandorla!

Dalla nascita sino al terzo mese compiuto, in assenza di latte materno, o viene dato il latte artificiale (provando a cercare il meno peggio a livello di ingredienti) oppure si può provare a dare latte d'asina o eventualmente latte di capra. Il primo in genere è meglio del secondo perché più simile al latte umano come composizione. Sarebbe ideale trovarli liofilizzati e non interi. Sono tentativi che si possono fare, come ha fatto **Guia** con **Margherita**:

"Ciao mamme, condivido qui la mia esperienza di latte alternativo a quello materno. Quando la mia bimba aveva un mese e mezzo, il mio latte è andato scemando improvvisamente, causa tiroide impazzita. Non ero ancora mozziana, ma comunque attenta alle etichette e ho preferito non dare a Margherita latte artificiale, poiché avrei avuto remore ad assaggiarli persino io per tutto ciò che c'è dentro. Così ho scelto il latte d'asina, sapendo che è l'alternativa più vicina al latte materno umano. Ho trovato un'azienda locale qui in Abruzzo che lo produce fresco e bio. Lo davo a Margherita semplicemente scaldandolo e lei lo ha apprezzato da subito perchè è dolce e leggero. Non le ha mai dato problemi di digestione e cresceva bene, non esageratamente, ma non si è mai ammalata! A 20 mesi non lo ha voluto più neanche per colazione, quindi l'ho tolto completamente e non assume latticini se non quelli che capitano nel menù scolastico, devo dire raramente (a differenza di pasta, pane e patate). Il latte d'asina si trova anche in polvere ma è davvero costosissimo, circa 35€ per una quantità di polvere che sviluppa un litro di latte. Fresco è caro ma molto più conveniente. È delicato, teme gli sbalzi di temperatura e deve stare in frigo. Dura massimo 4 giorni dalla mungitura, si può congelare e anche pastorizzare se preferite, ma perde alcune proprietà organolettiche importanti. Vi consiglio di cercare aziende vicine a voi per avere un

prodotto fresco e che non faccia troppi passaggi!"

Dai 3 mesi compiuti si può utilizzare il latte di mandorla per sostituire gradualmente quello artificiale. Consiglio di partire con piccoli assaggi e vedere se ci sono reazioni di intolleranza alla mandorla che si esprimono in genere con rossori, puntini o screpolature in viso attorno a bocca e occhi o in zona pannolino. Se dopo un paio di giorni non compare nulla, via libera al latte di mandorla. Se invece comparissero, non è detto che il bambino non lo tolleri. Si potrà riprovare dopo qualche tempo con risultati diversi. Sono pochi i soggetti allergici alle mandorle o gravemente intolleranti.

Il dott. Mozzi consiglia l'uso del latte di mandorle, soprattutto per le gestanti, i neonati e i bambini in via di sviluppo. Le sostanze contenute nel latte di mandorle sono facilmente assimilabili, vale a dire che l'organismo è in grado di utilizzarle senza nessun processo di rielaborazione, al contrario del latte vaccino.

Nel caso in cui il bambino tolleri bene il latte di mandorla, si inizia **dal quarto mese compiuto** a inserire nel biberon quantità sempre crescenti di latte di mandorle insieme a quantità decrescenti di latte artificiale, fino a eliminarlo. Contemporaneamente dal quarto mese compiuto, se il latte materno manca del tutto, si inizierà un cauto svezzamento inzieme al latte di mandorla per garantire la stessa crescita che c'era con l'artificiale. Ne parlerò nel prossimo capitolo.

La ricetta del latte di mandorle fatto in casa è la stessa del latte di nocciole a pagina 273.

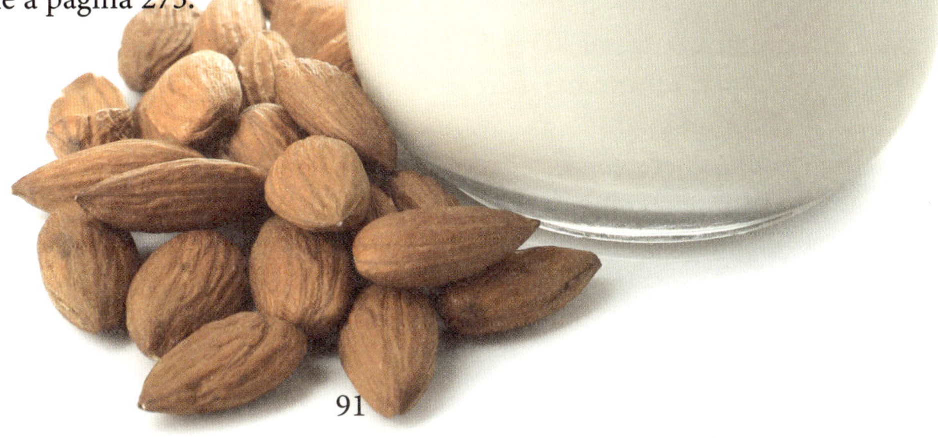

È giusto se funziona

Ho avuto la fortuna di frequentare il consultorio mamma-bambino di zona e ho imparato una cosa fondamentale coi figli: **non esiste una regola che funziona sempre e per tutti.**

Piuttosto esiste quello che a te, mamma, e al tuo bambino va bene. «È giusto?» chiedevo sempre alla mitica Giovanna, infermiera pediatrica che mi seguiva a ogni incontro. Sorridendo mi dava sempre la solita risposta: **«È giusto, se funziona»**.
Qualche mese fa ebbi il piacere di assistere a un incontro con la scrittrice **Giorgia Cozza**. Ero incantata nel sentirla parlare di mamme e bambini. Feci alla fine tante domande ed ebbi il coraggio di dirle, a lei che esalta il *co-sleeping* (dormire col bambino nel lettone), che io non lo avevo praticato e che le mie bimbe avevano sempre dormito nel loro lettino ed eravamo state benissimo. Mi rispose: «È giusto, se per voi è andata bene. Non esiste una regola che funziona sempre per tutti. Tu e la tua bimba avete vissuto un'esperienza serena? Allora è stato giusto così».
Questo principio può essere applicato a ogni aspetto del nostro rapporto coi figli, anche alla dieta. La pappa che alla maggior parte dei bambini piace, al vostro magari proprio non va giù; a 8 mesi alcuni mangiano di gran gusto creme, pappe e vellutate, altri serrano la bocca al cucchiaino perché ormai vogliono solo i pezzetti. Dico sempre che una mamma è come un Tom Tom, sempre pronta a ricalcolare il percorso, perché capita che, quando sembra che quella cosa vada bene, il giorno dopo il bimbo ci spiazza facendoci capire che non funziona più.
Allora niente panico, ci rimettiamo in discussione e proviamo un'altra strategia. Quello che mi sento di suggerire è di chiedere sempre, informarsi, cercare consigli in chi ne sa di più. Se le nostre nonne e mamme andavano avanti per sentito dire, si basavano su come si era sempre fatto, oggi abbiamo la fortuna di avere tante strutture con figure professionali in grado di aiutarci: consulenti per l'allattamento, pedagogisti, psicoterapeuti. Basterà chiedere aiuto.

Il portare o Babywearing

Nelle ultime righe del paragrafo **"Alimentazione in allattamento"** ho dato il consiglio di utilizzare una **fascia porta-bebè**, sia per uscire che per stare in casa. Ora vi spiego meglio:

"Portare (in inglese babywearing) significa semplicemente tenere vicino a sé o trasportare un neonato o un bambino piccolo usando un supporto di stoffa. Tenere a contatto con il proprio corpo i neonati è naturale e universale; i supporti per portare rendono questa pratica più facile e più comoda, permettendo ai genitori e a chi si prende cura dei bambini di contenere e trasportare i propri piccoli mentre svolgono le attività quotidiane." Babywearing International

Quando allattavo Sveva i primi mesi, frequentai un centro privato di ostetriche a Mendrisio. Lì conobbi **Veronika**, una bella signora dai capelli rossi, una **"consulente babywearing"**. Da italiana ero poco esperta di certe cose, ma mi incuriosì tanto, mi fece provare vari supporti, mi spiegò l'importanza del portare e fu così che mi innamorai di fasce e marsupi. Ricordo momenti meravigliosi, cuore a cuore, mentre portavo le mie figlie ovunque, mare, montagna, supermercato, passeggiate coi cani: mani libere e contatto costante.

Ho chiesto a Veronika di spiegare perché il portare è così importante:
"Mi chiamo Veronika, mamma di tre bambini e mamma diurna di altri. Sono consulente certificata della ClauWi Trageschule[1]. Ho scoperto il mondo del portare grazie alla mia prima bambina, nata piccolina ma tenace. Aveva bisogno non solo di nutrimento ma di calore, d'amore, vicinanza e contenimento. Portandola sono riuscita a soddisfare tali bisogni e nel frattempo sentirmi adatta e competente, nonostante le novità e i cambiamenti che una neomamma affronta nel puerperio, periodo meravigliosamente impegnativo. Seguendo il mio istinto materno e ascoltando la mia bambina, il contatto stretto è diventato il nostro modo di relazionarci, la base sicura da dove partire in autonomia e crescere insieme.

---

1 ClaWi Trageschule: importante scuola di formazione per consulenti sul portare, presente in Germania, Austria, Svizzera e da poco anche in Italia.

Durante la mia formazione di consulente ho trovato delle risposte scientificamente dimostrate a tutto ciò che sentivo mio e, basandomi sulla teoria dell'attaccamento di Bowlby[2]*, ho sentito una grande voglia di sensibilizzare sul tema del portare, divulgare informazioni corrette e accompagnare le famiglie nella loro scelta consapevole.*
Perché portare? *Portare il proprio bambino è una modalità naturale e antica quanto l'umanità. Portare i bambini facilita il continuum fra endogestazione ed esogestazione*[3]*. In caso di cesareo, nascita difficoltosa o prematura, portare i bambini aiuta a superare il trauma della nascita. Essere portato soddisfa il bisogno fondamentale di contatto fisico e di sicurezza del bambino. Inoltre, i bambini portati piangono meno perché trovano immediata risposta ai loro bisogni. Portare migliora lo sviluppo corporeo dei bambini grazie allo stimolo continuo dell'organo dell'equilibrio. Portare i bambini è una continua fonte di apprendimento perché il bambino, vivendo in maniera più partecipe la quotidianità degli adulti, osserva e impara.*
Portare aiuta a sentirsi liberi e a spostarsi meglio.
Portare è comodo, pratico, economico e sostenibile.
Portare è per tutti, trovando il supporto adatto .
Perché quando ci provi non puoi più farne a meno.
Come si fa? *Nella posizione verticale (3) pancia a pancia consigliata dalla nascita, per ritrovare la sensazione di contenimento che caratterizza la permanenza intrauterina. Sul fianco (2) quando il bambino necessita il passaggio verso una scoperta maggiore del mondo esterno; è indispensabile aver già sviluppato un buon tono cervicale. Sulla schiena (1) quando il bambino o il portatore sentono la necessità e sono pronti al passaggio avanzato senza il controllo visivo totale. La posizione girata all'esterno "fronte mondo" (4) è fortemente sconsigliata perché non rispetta*

---

2 Teoria dell'attacamento di Bowlby ha dimostrato che lo sviluppo armonioso della personalità di un individuo dipende principalmente da un adeguato attaccamento alla figura materna o un suo sostituto. John Bowlby formulò la teoria dell'attaccamento dopo aver letto i lavori etologici di Konrad Lorenz e Nikolaas Tinbergen.

3 Endogestazione ed esogestazione: la gestazione, intesa come percorso della mamma e del bambino, non dura 9 mesi, bensì 18 (i 9 mesi della gravidanza vera e propria e i primi 9 mesi della vita del bambino, in cui si ripercorrono le stesse fasi emotive della gravidanza). Solo al termine dei primi 9 mesi di vita, infatti, il neonato e la sua mamma potranno compiere senza traumi il percorso di separazione, necessario alla crescita del piccolo.

lo sviluppo fisiologico del bambino che alla nascita si trova in una cifosi totale, curvatura dorsale della colonna vertebrale che, dopo le varie fasi di lordosi, prende la forma della "doppia S". Questo avviene quando il bambino inizia a camminare, ma in realtà la maturazione ossea totale del bacino e delle anche si completa dopo anni. È il motivo fondamentale per cui è consigliato mantenere la posizione corretta. Dati antropologici e i riflessi primordiali del neonato ci spiegano bene che il cucciolo d'uomo fa parte della categoria "portati attivi" perché si aggrappa attivamente sul corpo del portatore, cosa che nella posizione "fronte mondo" non avviene. ***Con che cosa?*** *Scegliendo sempre una fascia o un supporto che garantisce la corretta relazione tra accovacciamento e divaricazione, due misure importanti per uno sviluppo ottimale delle anche e lo sviluppo motorio del bambino in generale. Alla nascita è consigliata una fascia rigida tessuta di trama diagonale, lunga, corta o ad anelli. I supporti strutturati come il mei-tai e i marsupi regolabili sono considerati un'alternativa alla più versatile fascia rigida e sono adatti ai bambini più grandi. Nella scelta del supporto bisogna prestare molta attenzione alle caratteristiche fisiche sia del bambino sia del portatore. Tenere in considerazione che un supporto "ergonomico" significa comodo e funzionale, sia per il bambino sia per il portatore.*

Il consiglio che mi sento di dare a tutte le neomamme è di informarsi bene, trovare una consulente di riferimento con fascioteca nella vostra zona e darvi tempo di imparare e provare ascoltando sempre il vostro bambino. Buon portare a tutti in sicurezza e in piena consapevolezza!"

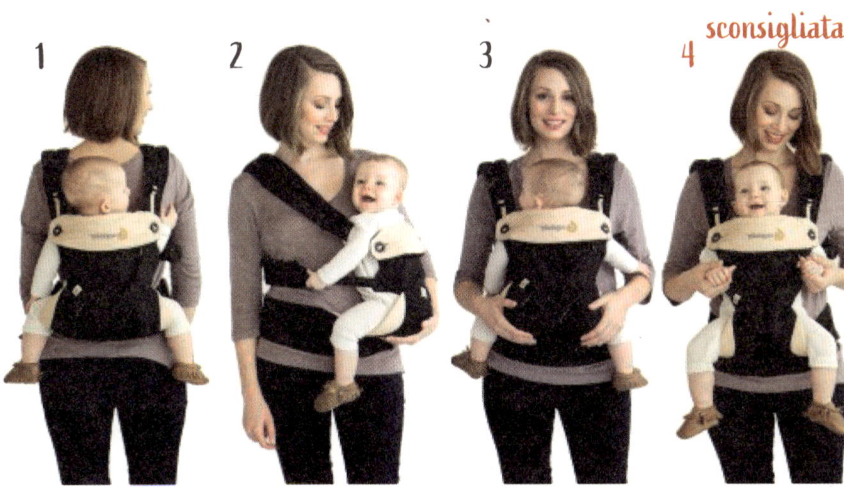

Foto ergobaby360.com

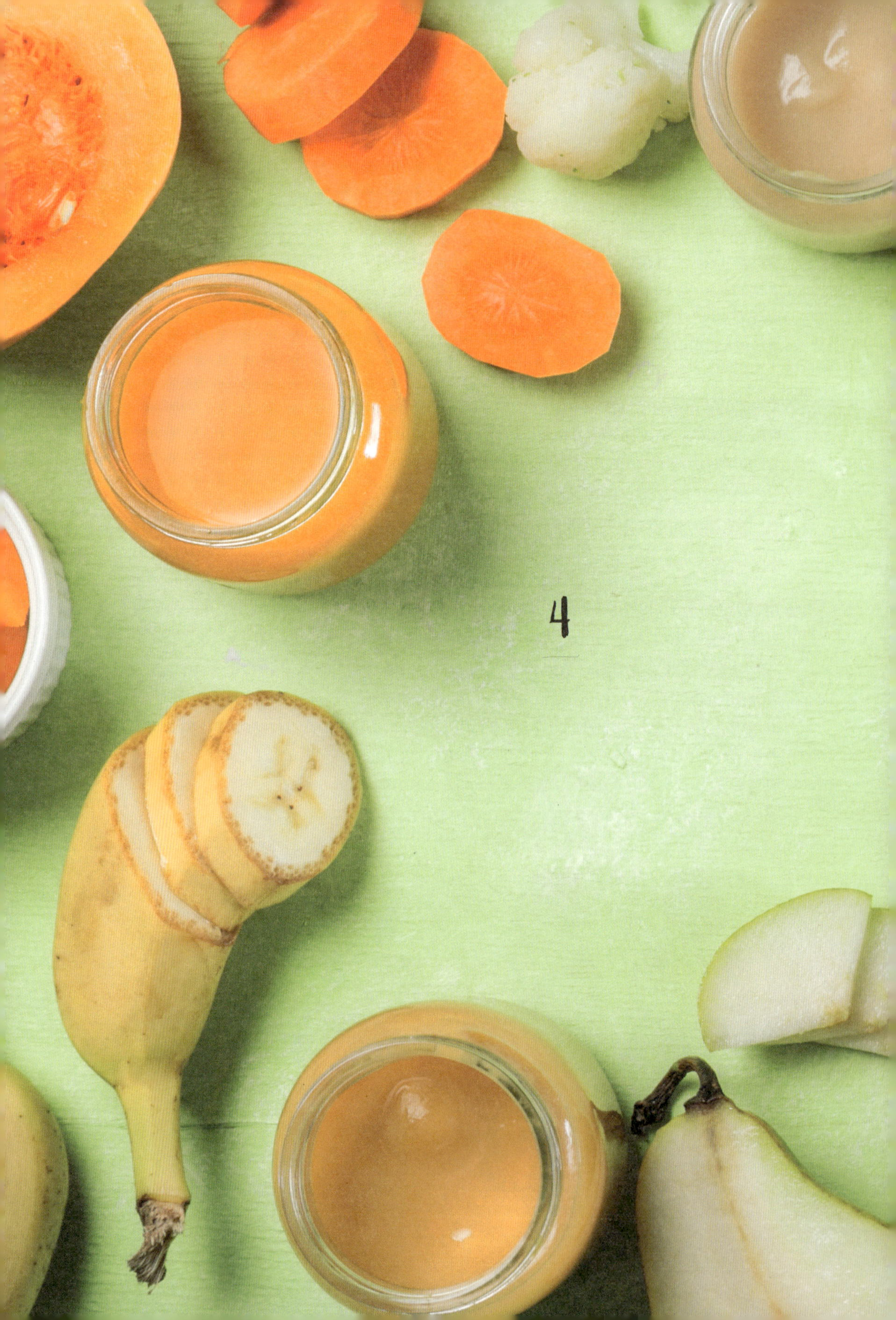

4

Verso lo svezzamento e oltre

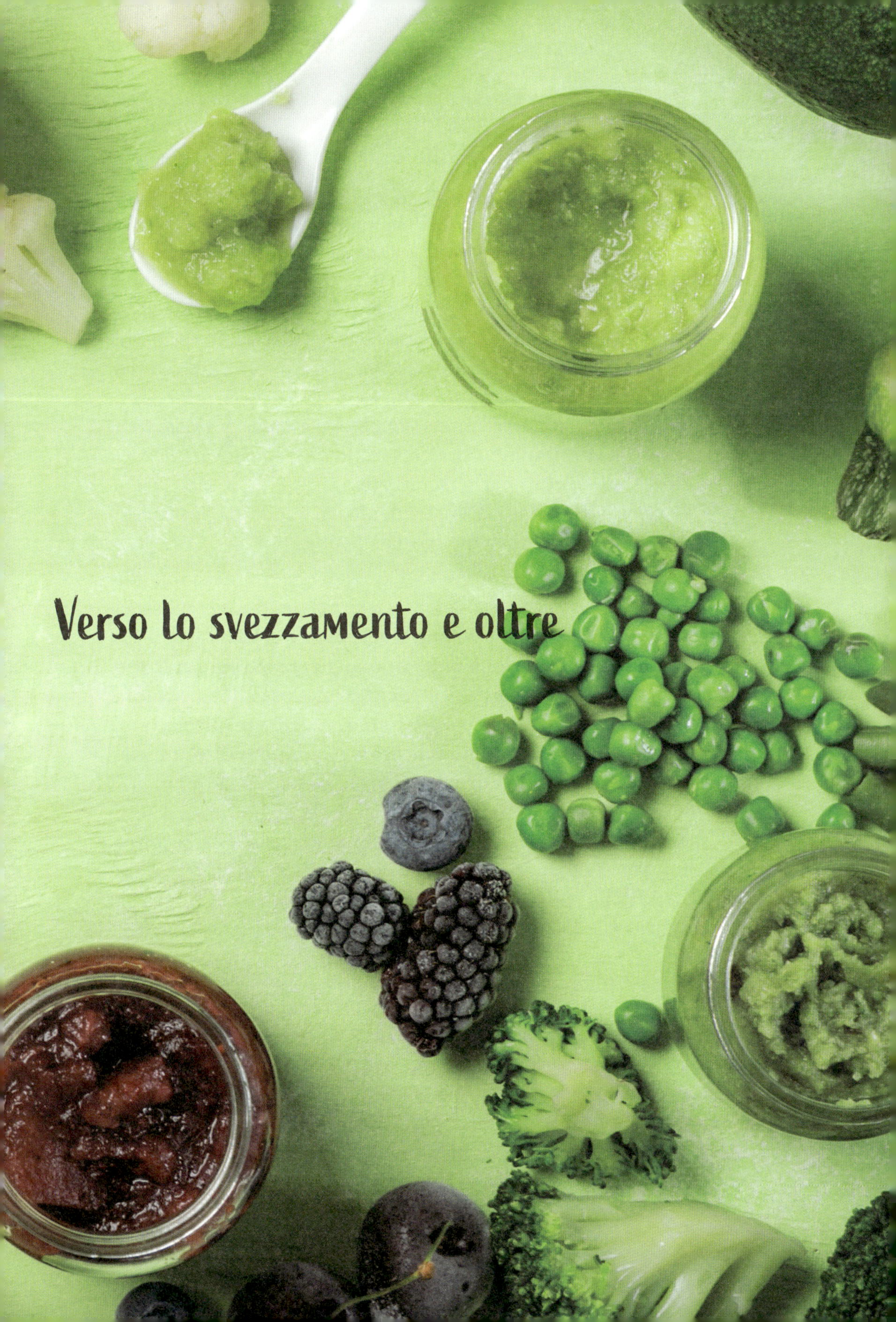

Allattamento al seno e alimentazione complementare

Un conto è svezzare mentre si allatta e un altro è farlo con un bebè nutrito esclusivamente con latte artificiale. Nel primo caso si può aspettare tra i 6 e gli 8 mesi, senza alcuna fretta. Ogni mamma osserverà il proprio bimbo e quando lo vedrà interessato ad assaggiare potrà proporre le prime creme di verdure; il grosso del nutrimento sarà comunque rappresentato dal latte materno, ragion per cui la mamma dovrà fare molta attenzione a come mangia. Ben diverso il caso in cui il bimbo stia crescendo di solo latte artificiale, in quel caso, pur di eliminarlo, sarà bene iniziare a svezzare già a 4 mesi e accorciare i tempi di inserimento, in modo da sostituirlo progressivamente con latte di mandorla e pappe.

Ancora diverso è **l'autosvezzamento.** Con questo termine si intende dar da mangiare al bimbo tutto quello che è nel piatto della mamma e degli altri commensali. Questo può andar bene nel solo caso in cui la mamma decida per qualche mese di mangiare solo verdure, riso e miglio scotti e sconditi, magari anche frullati, cosa che mi sembra difficile. Altrimenti sarebbe rischioso somministrare a un piccino cibi conditi, magari soffritti, troppi cibi insieme, cosa davvero difficile per un intestino tanto immaturo. Io mi sento di sconsigliarlo.
Nel primo libro "La mia mamma cucina speciale", ho raccontato il mio "svezzamento mozziano". Lo svezzamento della mia seconda figlia Altea era stato sperimentale, ma aveva dato ottimi risultati, anche a detta della pediatra. Sperimentale, ma non molto diverso da quello tradizionale.

Questo mio post è ormai diventato famoso nel gruppo:

Svezzamento, una precisazione a cui tengo.

Quando la mia seconda bimba, Altea, aveva 4 mesi, ebbi la fortuna di parlare a un mercatino col nostro Doc e gli chiesi come svezzarla. La sua risposta fu: «Signora, sa il suo gruppo sanguigno? Quello bisogna saperlo per fare le cose per bene!» «Sì, è gruppo 0, come me e il papà». «Perfetto! Allora che problema c'è? La dieta per il gr 0 la conosce, giusto? Ecco, faccia per la bimba la stessa, solo frullando o tritando i cibi con la mezzaluna. Ed eviti quinoa fino ai 2 anni compiuti. Stop. Tutto qui. L'unica accortezza sarà l'inserimento degli alimenti in base all'età, 6 mesi riso, miglio e verdure, 7 mesi carne bianca e pesce, 9 mesi carne rossa, legumi e uovo. Insomma il solito, come nello svezzamento tradizionale. Ovviamente eviterà glutine e latticini. Basta, non si faccia troppi problemi!». Tornai a casa combattuta tra due sensazioni: ero sollevata perchè non dovevo stare troppo a preoccuparmi, Altea poteva seguire la mia stessa dieta, ma ero anche in difficoltà all'atto pratico: una figlia l'avevo da poco svezzata in modo tradizionale, seguendo le tabelle del pediatra. I tempi d'inserimento erano gli stessi, ma in quel caso davo quotidianamente pappe glutinate (semolino, riso, mais e tapioca...) e tanti latticini, 5 porzioni al giorno, tra latte vaccino, yogurt e formaggini vari. E tanta frutta. Quindi, pensai: ora da dove comincio? Fu una bella sfida ogni giorno, provare, adattare, omogeneizzare... Un gran lavoro. Da sola, senza confrontarmi con nessuno, perchè nei gruppi di cui allora facevo parte nessuno svezzava, tutti erano adulti, ma i bimbi no, nessuno voleva "rischiare". Io invece pensavo: rischiare cosa? Di farli stare bene sin da subito? Alla fine è andata bene, benissimo! Con tanto di complimenti della pediatra, non perché approvasse ma a suon di risultati! Non è stato facile, ecco perchè ho raccontato nel mio libro come avevo fatto, per trasmettere la mia esperienza come punto di partenza per altre mamme, che avrebbero sfruttato idee che io avevo fatto fatica a mettere a punto. Volevo aiutare perché avrei tanto voluto averlo io un libro con qualche dritta da cui partire!

E, in tutta onestà, trovo il modo di svezzare che ho usato e che dopo di me tantissime mamme di questo gruppo hanno usato, assolutamente plausibile e non pericoloso. Le vostre esperienze me lo confermano costantemente.

Non è una guida a come svezzare, è solo come ho fatto io e come dopo di me tante mamme qui hanno fatto.

Non è una regola. Se vi va potrete provare, prendere spunto e adattarla a voi stesse e ai vostri bimbi, tenendo sempre a mente che un bambino può seguire la "stessa dieta di un adulto, solo frullata o tritata finchè non mastica coi denti". E rispettando i tempi di inserimento, ovviamente secondo il gruppo sanguigno del bimbo.

Quali sono i tempi di inserimento degli alimenti in svezzamento?

A 6 MESI	PRIMA RISO E POI MIGLIO
	SOLO PER GR A ANCHE POLENTINE DI MAIS
	VERDURE DI STAGIONE
A 7 MESI	CARNE BIANCA E PESCE
A 9 MESI	CARNE ROSSA (SOLO GR 0 E B)
	UOVO
	LEGUMI

A un anno mangerà praticamente tutto, ma almeno fino al compimento del primo anno è meglio evitare di mettere nei suoi pasti sia il sale che lo zucchero.

CEREALI: si parte dal riso e poi si passa al miglio, a giorni alterni. Ad alcuni bimbi il troppo riso può causare stipsi e si trovano meglio col miglio. Aiutatevi col diario alimentare.

VERDURE: si inizia in genere da quelle dolci come carote, zucca, zucchina, barbabietola, finocchio e poi via via vengono provate tutte, seguendo sempre la stagionalità.

CARNE BIANCA: meglio partire dal tacchino e poi passare al pollo (solo gr 0 e A), ovviamente non userei quelli della grande distribuzione o dei supermercati, ma carne di animali allevati in modo non intensivo, liberi e senza antibiotici.

PESCE: iniziare dal merluzzo, idoneo un po' a tutti, quindi via via passare ad assaggiare tutti gli altri consentiti al gruppo sanguigno del bimbo.

LEGUMI: può essere d'aiuto partire da quelli decorticati (piselli, lenticchie, fave in base al gruppo) e ben cotti, anche stracotti, tipo purè; valutate le preparazioni a base di farine di legumi, meglio denaturarle per renderle più digeribili e verificare che siano ben tollerate.

UOVO: prima fate assaggi di tuorlo e poi anche d'albume; qualcuno inizia con l'uovo già dal settimo mese.

PSEUDOCEREALI: amaranto e grano saraceno (per i gruppi che possono), ho visto che molti bambini già dal settimo mese li digeriscono molto bene, il mio consiglio è di partire dalle polentine, cotte a lungo.

BRODO: può essere un'ottima bevanda ma è meglio evitare di fare pappe troppo liquide e brodose. Piuttosto preparate densi omogeneizzati fatti in casa, cuocendo al vapore una verdura e un pezzo di carne o pesce per poi frullarli. Se la consistenza dovesse essere poco cremosa, si potrà sempre aggiungere un goccio di acqua o brodo. Una crema di verdura può essere una fantastica merenda pomeridiana o spuntino di metà mattina!

Come fare in casa una crema di riso o una crema di miglio?

Quelle che si trovano in commercio sono farine per pappe istantanee, molto pratiche quando si passa una giornata fuori o in vacanza, ma sono più costose e vi consiglio quindi di produrle in casa. I procedimenti sono due:

- **partendo dalla farina:** ridurre in farina il cereale macinandolo (o acquistare la farina di riso o miglio), tostare la farina in padella per qualche minuto, poi cuocerla al momento con acqua calda o brodo per almeno 10/15 minuti (più a lungo delle pappe commerciali che sono istantanee);

- **partendo dal chicco:** cuocere il cereale secondo i tempi classici (circa 18 minuti il riso, 22 almeno il miglio), quindi frullare a immersione fino ad avere una crema.

Entrambi i procedimenti sono validi per avere una perfetta pappa di riso o miglio, una crema. Scegliete in base a quella che trovate più comoda o più gradita al bimbo. La farina tostata va conservata in un barattolo di vetro e poi cotta al momento; il cereale cotto invece può essere conservato in frigo per un paio di giorni e scaldato al momento. Per il riso si parte da quello bianco e poi verso gli 8 mesi si passa anche a quello integrale. Per avere un pasto completo aggiungerete alla crema di cereale una verdura di stagione e, dai 7 mesi, una proteina.

Il diario alimentare (sì, di nuovo)

Ogni bambino è un caso a sé e va valutato giorno per giorno, diario alla mano, annotando cosa succede dopo ogni nuovo assaggio: coliche, sonno agitato o tranquillo, cacca (colore e consistenza), irrequietezza, aria nel pancino. Eventuali rossori o zone secche sulla pelle. È importante scrivere nel diario proprio tutto.

Fate decidere al bimbo quanto mangiare, proponendo un primo piattino/ciotolina, da riempire di nuovo se avrà ancora fame. I bimbi sanno quando sono sazi e smettono di mangiare, si sanno regolare. Non pesate con la bilancia, preparatene un po' e se ne vogliono ancora, datene altra.

Le scorte vi faranno sempre comodo. Preparate in abbondanza e conservate, surgelate, mettete sottovuoto.

In svezzamento pensate a due pasti simili per colazione e pranzo (cereale, verdura, proteina), una merenda leggera a base di crema di verdura, una cena che può essere come il pranzo oppure solo a base di proteina e verdura.
Queste sono le indicazioni generali in svezzamento, a cui ho dedicato largo spazio nel mio primo libro.

Sbarazzarsi del latte artificiale alla svelta

"Lattosio, latte scremato in polvere, oli vegetali (olio di palma, olio di colza a basso contenuto di acido erucico, olio di cocco, olio di semi di girasole, olio estratto da Mortierella alpina), maltodestrine, farina di semi di carruba (3,64%), calcio carbonato, olio di pesce, L-cisteina idrocloruro, acido L-ascorbico, emulsionante: lecitina di soia, taurina, colina cloruro, sodio L-ascorbato, solfato ferroso, inositolo, zinco solfato, uridina 5'-monofosfato sale sodico, citidina 5'-monofosfato, DL-α-tocoferil acetato, adenosina 5'-monofosfato, inosina 5'-monofosfato sale sodico, nicotinamide, guanosina 5'-monofosfato sale sodico, L-carnitina, rame solfato, acido folico, calcio D-pantotenato, manganese solfato, retinil palmitato, DL-α-tocoferolo, D-biotina, tiammina idrocloruro, cianocobalamina, colecalciferolo, piridossina idrocloruro, potassio ioduro, fitomenadione, sodio selenito."

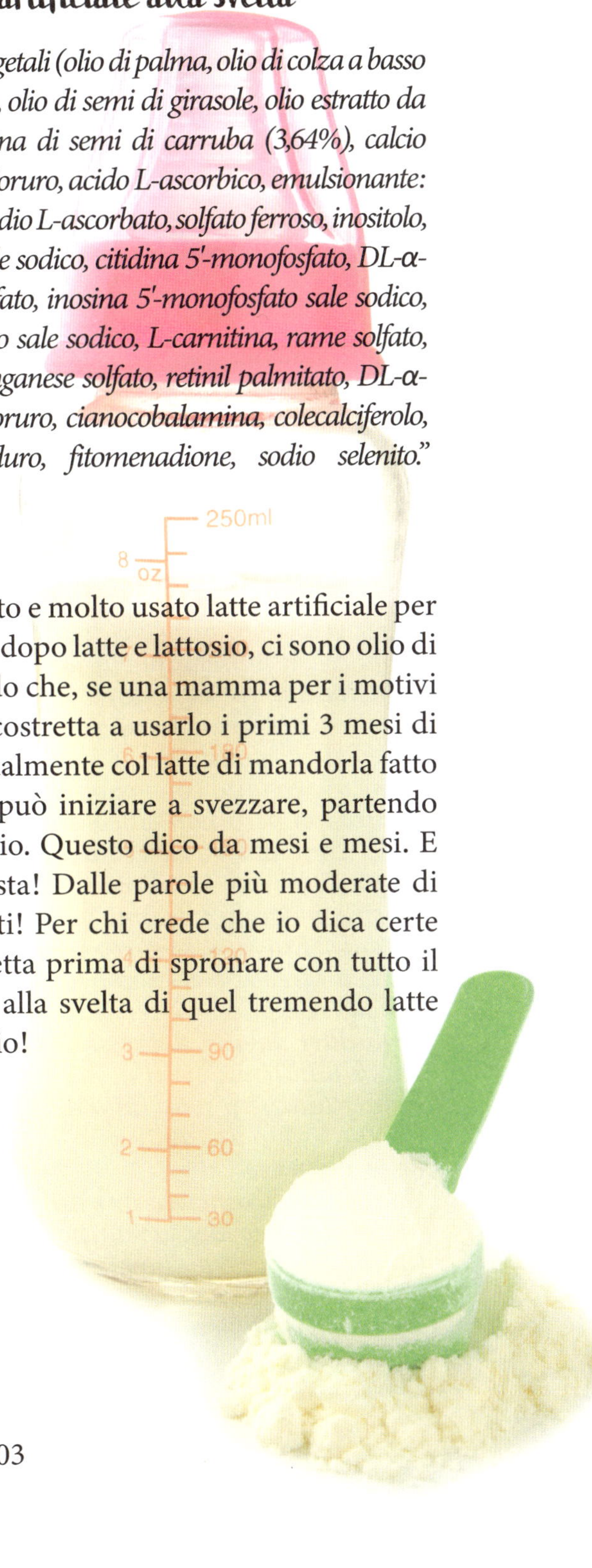

Cos'è?
È la lista degli ingredienti di un noto e molto usato latte artificiale per bebè. In ordine di concentrazione, dopo latte e lattosio, ci sono olio di palma e maltodestrine! Comprendo che, se una mamma per i motivi più diversi non può allattare, sia costretta a usarlo i primi 3 mesi di vita, ma poi si può sostituire gradualmente col latte di mandorla fatto in casa e poi dal quarto mese si può iniziare a svezzare, partendo da verdure e creme di riso o miglio. Questo dico da mesi e mesi. E mi è stato detto di tutto in risposta! Dalle parole più moderate di perplessità, agli insulti più coloriti! Per chi crede che io dica certe cose con leggerezza, che non rifletta prima di spronare con tutto il cuore una mamma a sbarazzarsi alla svelta di quel tremendo latte artificiale, come feci a suo tempo io!

Svezzamento a 4 mesi. Si può?

Una mamma che si trova a svezzare e ha in mano il foglio-guida del pediatra con la raccomandazione di dare almeno 3 dosi di latticini al giorno, qualche dubbio può averlo.

E in questo aiuta il gruppo, a sentire quante mamme svezzano in modo alternativo, come proposto in queste righe, trovandosi benissimo e con bimbi sani e vivaci.

SENZA latte, parmigiano nelle pappe, yogurt a merenda, budini vari, burro e così via... Senza queste cose si cresce, eccome! Anche meglio! Tutte le mamme dovrebbero saperlo!

Per avere un esempio pratico, ho chiesto a ***Susanna*** di raccontarmi lo svezzamento della sua Bianca a 4 mesi:

Bianca è arrivata una settimana prima del previsto con un parto super veloce: in un'ora e mezza dalla prima contrazione era già al mondo con la missione di farci innamorare totalmente di lei. Una principessa, arrivata dopo 2 maschi di 10 e 13 anni. La montata lattea è arrivata quasi subito, complice la dieta Mozzi, il riso integrale e comunque la totale convinzione di allattare la pupetta come avevo fatto con i suoi fratelli.

Purtroppo però non calcolai bene i vari intoppi e le difficoltà. Da super convinta quale ero dell'allattamento, mi ritrovai spiazzata e quasi disperata, in totale disagio mentale e soprattutto fisico (due mastiti, ingorghi continui, vomitini di sangue dovuti a dolorosissime ragadi). Ero inoltre circondata da persone che mi dicevano che Bianca sarebbe cresciuta benissimo e lo stesso con il latte artificiale, per cui, complice lo stress, la routine quotidiana, l'inizio della scuola degli altri due, la depressione dovuta alla stanchezza, al dolore, i pianti notturni dovuti al fatto di sentirmi una mamma sbagliata e tanto stanca, mi sono fatta andare via il latte.

Per me è stato un fallimento, ma purtroppo Bianca non si attaccava bene e non cresceva.

Con il latte artificiale ovviamente era tutto più facile. Finalmente avevo di nuovo la mia vita, potevo gestirla al meglio, Bianca cresceva (anche troppo) e piano piano sono ritornata ad essere una mamma e una donna serena.

Dentro di me però sapevo che non stavo facendo la cosa giusta. Guardavo gli ingredienti di quel maledetto latte e mi sentivo male, soprattutto perché io sono mozziana da anni (certo con qualche sgarro ogni tanto), ma la mia dieta ormai è fondata sui principi alimentari del dottor Mozzi da molto tempo. Un giorno, ormai un anno fa, vengo a conoscere Silvia, il suo libro e il suo fantastico gruppo. Le racconto così la mia storia e in tutta serenità lei mi fa sapere che il maledetto latte artificiale l'avrei potuto cestinare dal terzo mese di vita di Bianca, sostituendolo con il latte di mandorla. Ovviamente non ho esitato un secondo e a tre mesi compiuti ho iniziato con 30 ml di latte di mandorla prima del solito biberon di latte artificiale. Dopo un paio di giorni Bianca ha avuto un'irritazione nella zona pannolino, dovuta molto probabilmente al cambio della marca di pannolini.

Spaventata, ho subito sospeso il latte di mandorla, anche qui in realtà un po' soggiogata dal pensiero di tutti che mi davano per matta e incosciente.

Era dicembre, ho aspettato una ventina di giorni per poi riprovare, ma quando stavo per reintrodurre il latte di mandorla, a Bianca viene una bronchite asmatica (il latte artificiale iniziava a dare i suoi frutti, ahimè). Silvia è stata fondamentale in quei giorni, mi ha convinta a non mollare e a perseguire sulla strada che lei, e anche io in fondo al cuore, ritenevamo giusta.

Ho iniziato a darle 3 biberon dei 6 che prendeva, prima metà latte artificiale e metà mandorla, fino a sostituirlo completamente. All'inizio in realtà per farla abituare alla sola mandorla le mettevo anche il latte di riso che è naturalmente dolce. Subito dopo, a 4 mesi e mezzo, ho introdotto le prime verdure. La prima volta è stata un successone. Ovviamente le volte dopo un disastro! E anche qui Silvia mi ha accompagnata passo dopo passo.

Bianca era troppo piccola per il cucchiaino, me lo rifiutava completamente, allora ho iniziato a darle la pappa con il biberon allungata con il latte di mandorla via via fino a introdurre le varie verdure poco alla volta e poi le pappe di miglio o riso e le proteine. A sei mesi ha iniziato a mangiare con il cucchiaino.

Con lei ho seguito completamente lo svezzamento mozziano. Non ho mai dato a Bianca del formaggino o del prosciutto o della pasta con glutine. Ha sempre mangiato con molto appetito qualsiasi cosa, è molto golosa di tutto. Ma per esempio, se qualcuno le dà un pezzo di pane, lei lo sputa e io sono tutta contenta!

Da quella bronchite ai tempi del latte artificiale, non è più stata male. Da quando segue la dieta, nemmeno mezzo raffreddore, sta super bene! Prima della nanna le do il suo bibe come coccola, ma è praticamente solo acqua calda spruzzata con un goccio di latte di mandorla.

Introdurre cibi nuovi

Può capitare che un alimento non vada bene al primo assaggio ma che poi ripetuto più avanti sia ben tollerato. Un nuovo alimento all'inizio può dare fastidio, cattiva digestione, irritabilità, ma basterà aspettare qualche tempo e riprovare.
Un esempio: diedi ad Altea la crema semplice di castagne (la ricetta è nel primo libro) fatta solo con acqua e farina di castagne a 7 mesi. Iniziò a colarle il naso nel giro di pochi minuti. Riprovai il giorno dopo, idem. Pensai che a lei la castagna desse proprio fastidio. Riprovai a 10 mesi, una mattina che la stavo preparando a Sveva, lei voleva assaggiarla. Bene, nessun fastidio. Né naso gocciolante, né prurito, né starnuti, sintomi classici di una qualche intolleranza al cibo appena ingerito. Da quel momento Altea ha potuto mangiare le castagne, ovviamente solo nella stagione fredda.

Ci sono bimbi a cui il latte di mandorle o la crema di riso danno stitichezza; in genere però questo avviene solo i primi tempi, a inizio svezzamento, come se il pancino, così inesperto, dovesse ancora abituarsi. Col tempo tutto passa. Chi può aiutarci a capire come muoverci nello svezzamento? Sempre lui, il diario alimentare!!!

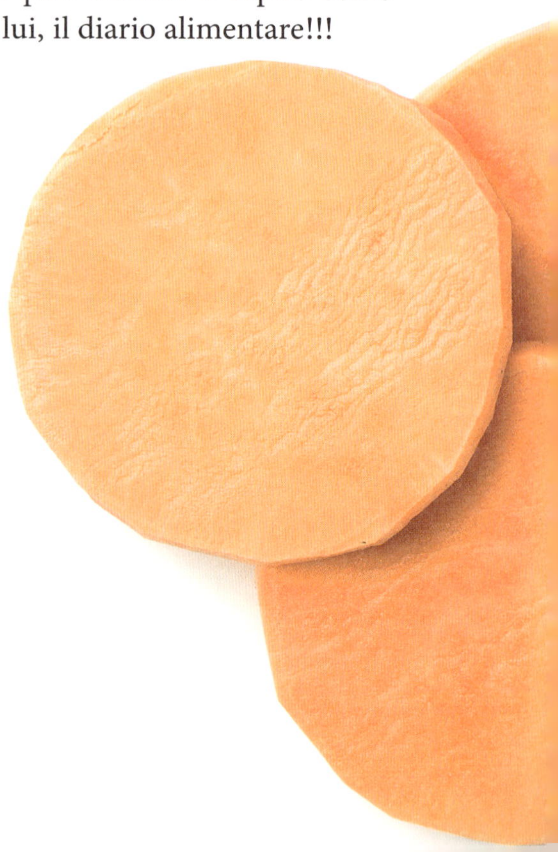

Pannolino: la sfida dei 3 giorni

Far abbandonare il pannolino a un bimbo è una fase impegnativa e importante. A suo tempo chiesi come fare e condivisi i consigli che mi erano stati dati al consultorio mamma-bambino durante un incontro sul vasino:

- Inizia mettendo in bagno o il vasino o il riduttore sul water (con un gradino per poterci arrivare da solo)
- Invita il bimbo a farci la pipì ogni volta che si alza dal letto dopo le nanne e quando è un po' che sta giocando e ha ancora il pannolino asciutto, in modo che prenda confidenza col vasino/vaso.
- Quando inizia ad avvisarti che gli sta per scappare la pipì o la cacca (vanno stimolati in questo, dicendo spesso: «Ti scappa la pipì? Andiamo a farla in bagno?»), significa che il bimbo è pronto.
- A quel punto, ti prendi 3 GIORNI per fare il grande salto:

La mattina del primo giorno, al risveglio, togli il pannolino e metti una mutandina, spiegando che ormai i pannolini stanno finendo e che quelli che rimangono li lasciate per la notte che è tanto lunga...

In quei 3 giorni sarà un continuo chiedere se deve fare la pipì e seguirlo per casa, senza che se ne accorga troppo, per evitare che la faccia in giro macchiando il pavimento (io avevo il marmo e il parquet); se capitano incidenti, rilasci imprevisti, sorridi e di' che non fa nulla, che è già bravo e che sei sicura che la prossima volta te lo dirà per tempo.

Durante la nanna pomeridiana e quella notturna metterai il pannolino ancora per un po' di tempo, fin quando non lo toglierai sempre asciutto.

Procedendo in questo modo, i 3 giorni per me hanno funzionato. Non credevo...

Ma Sveva era pronta, era consapevole che le scappava la pipì e spesso faceva in tempo a dirmelo, ecco perchè mi sono buttata. Meglio aspettare un po' e farlo bene, senza tornare indietro, piuttosto che provare e tornare indietro tante volte. Aspetterei il caldo per farlo, in modo che sia più semplice lasciare i bimbi in giro per casa con sole mutandine e canottiera, meno cose da lavare.

Proprio mentre scrivo questo libro, sono in questa fase con Altea. Credo che mentre lei inizia ad essere pronta, io ancora no... Credo che aspetterò giugno quando andremo in vacanza al mare per fare il grande passo.
Non avere fretta e quando lo farai, fallo bene, prenditi il tempo di seguire tuo figlio quei 3 giorni e sii convinta! Lui ti seguirà! Voglio aggiungere che un bimbo alimentato correttamente avrà molte meno irritazioni da pannolino, sebbene vada comunque cambiato con frequenza e lavato solo con acqua tiepida.

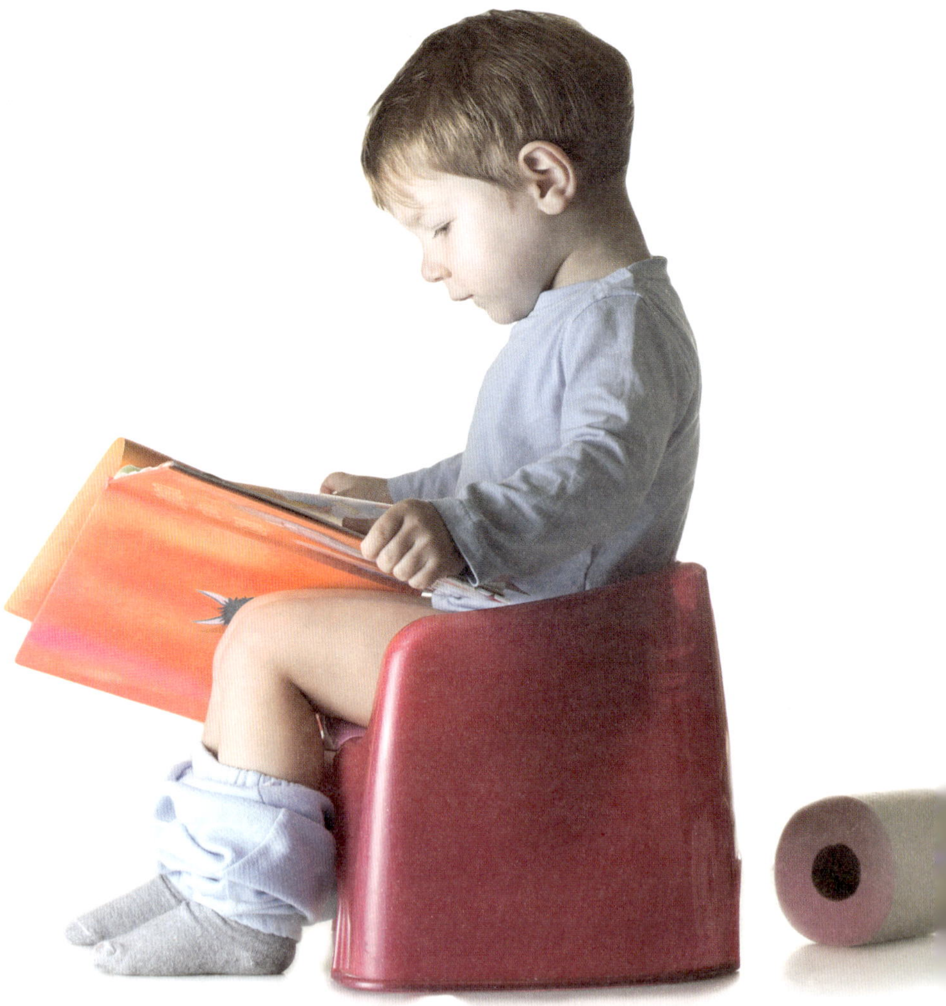

Aiuto! Il mio bambino ha la febbre!

Cambio di stagione, prime sfreddate, primi raffreddori e prime febbri. Niente panico però, perché ci sono molti rimedi a cui possiamo ricorrere per aiutare i nostri bambini a guarire in fretta, evitando il panico.

- **Sospendete tutti gli zuccheri, i dolci e la frutta.**
- **Riducete il consumo di cereali.**
- **Non costringeteli a mangiare se non hanno fame.**
- **Se hanno fame, prediligete gli alimenti benefici per il loro gruppo sanguigno.**
- **Prediligete le proteine e le verdure giuste.**
- **Il brodo ben caldo è un ottimo rimedio per i malanni: gr 0 di manzo, gr A di pollo o cappone, gr B di coniglio o manzo, gr AB vegetale.**
- **Utilizzate i rimedi naturali proposti dal doc, vecchi ma super efficaci, quali clisteri, lavaggi nasali e cataplasmi di argilla verde ventilata sulla pancia. In caso di otite, l'impacco di cipolle può essere un valido aiuto.**

In occasione del raduno di Bologna dello scorso giugno, ci è venuta a trovare **Mariella Saccà**, una nonna speciale, appassionata da anni della dieta del nostro Doc che, come dice lei, l'ha rimessa in piedi e le ha restituito la salute. Una donna fantastica, di grande esperienza e saggezza, appassionata anche dei metodi naturali di Manuel Lezaeta Acharàn e della sua dottrina dell'equilibrio termico, spesso citato anche dal dott. Mozzi. È arrivata coi suoi sorrisi, un sacchetto pieno di pensierini per i bimbi e un borsone con dentro un barattolo di argilla pronta, un bambolotto e delle pezze. Era venuta a mostrarci come fare cataplasmi di argilla, clisteri e spugnature, sistemi che da sempre usa e con cui ha curato i suoi 3 figli e ora i nipotini, evitando farmaci e antibiotici. Inutile dire che eravamo tutte incantate, quasi stregate dalla sua sapienza. Tengo a precisare che tutto quello che ci ha mostrato non sono pratiche improvvisate, ma basate sugli studi del noto naturopata cileno, autore del libro "La medicina naturale alla portata di tutti" (Ed. Accademia Nazionale G. Galilei).

CLISTERE

Chiamato anche “peretta”. Esiste una peretta piccola dalla cannula morbida per i bimbi e una più grande e a cannula dura per gli adulti. Si può trovare in farmacia. Mozzi dice che non serve sterilizzarla, ma è bene che ognuno abbia la propria personale. Un clistere è una pulizia meccanica dell'intestino, non è invasivo e non può far male. Si fa sempre lontano dai pasti quando non si sta bene, quando un blocco intestinale ci porta a non essere in forma. Si fa per abbassare la febbre, per sbloccare una situazione di stitichezza, ma anche per dissenteria, per alitosi e cattiva digestione. Vi consiglio vivamente di portare la peretta anche in vacanza, quando inevitabilmente si fa qualche sgarro in più e può esserci qualche problema che il clistere può risolvere molto in fretta.

Come si fanno i clisteri ai bambini?

Si prende una boule grande di vetro o porcellana (non di metallo o terracotta) e si riempie di acqua a temperatura ambiente. Si lascia risposare per 2 ore, coperta da un panno in modo che non entri polvere. Dopo 2 ore si aggiungono 2 cucchiai di olio d'oliva e si mescola. Tenete la peretta con la cannula a fior d'acqua, in modo da aspirare sia l'acqua che l'olio che sta in superficie. Abbiate cura di riempire la peretta completamente. Nel frattempo avremo portato sul letto il bimbo, sdraiato sul fianco destro, con le gambe leggermente piegate verso il petto. Si infila delicatamente il beccuccio, si inietta l'acqua e si estrae la peretta, mantenendola premuta (altrimenti il liquido finirà per essere risucchiato indietro). A questo punto, il bimbo deve rimanere in posizione sul fianco per circa 10-15 minuti. Potete distrarlo leggendo un libro o raccontando una storia, tenendo sotto al bimbo un asciugamano in modo da salvare il letto da eventuali fuoriuscite. Magari terrete le natiche strette.

Trascorsi i 15 minuti, se il bimbo non si scarica, ripetete una seconda peretta (la prima a volte serve solo a far scrostare bene lo sporco dalle pareti interne). A questo punto il bambino potrà finalmente sentire lo stimolo ad evacuare, oppure si attendono ancora alcuni minuti e si fa una terza peretta. Si fanno da un minimo di 2 a un massimo di 5 perette.

Nella maggior parte dei casi, finite le perette, una volta evacuato, la febbre scende nel giro di poco tempo. Si consiglia il clistere sopra i 38 gradi, sotto i quali di solito il corpo è capace di superare la febbre da solo.
I clisteri si possono ripetere nel corso di una giornata anche due o tre volte se necessario.

Importante abbinare al clistere il digiuno: un corpo a riposo è libero di concentrare le sue energie per guarire; al massimo un brodo giusto per il proprio gruppo sanguigno o una camomilla leggera.

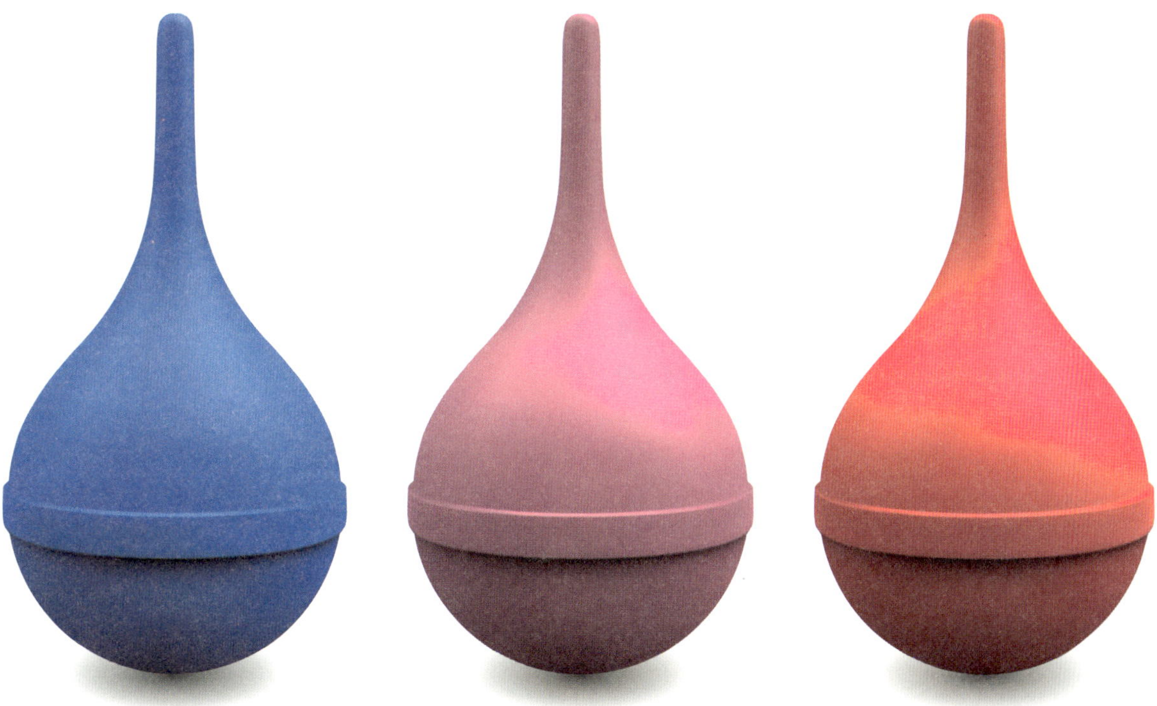

CATAPLASMA D'ARGILLA

Se la febbre persiste si può fare un cataplasma (impacco) d'argilla, ma per i bambini sotto i due anni meglio fare i cataplasmi con della ricotta vaccina. Mariella consigliava di preparare l'argilla verde ventilata per uso esterno e tenerla in un barattolo, sempre pronta all'uso. Meglio non farla al momento, perché ha bisogno di riposare e sedimentare un po'. Poi vi dirò quanti usi ha l'argilla e capirete che vale la pena tenerla pronta. Si prepara miscelando argilla e acqua a temperatura ambiente, fino a ottenere la consistenza fangosa, densa, non liquida. Si applica dall'ombelico fino a sopra i genitali, tra le due ovaie (per le donne). Si prepara mettendo una garza su un foglio di giornale per non sporcare, si spalma l'argilla sulla garza in strato abbondante, spesso 1-1,5 cm, poi si applica direttamente sul basso ventre. A quel punto si toglie il giornale e si copre con un panno di lana o di cotone, in modo da non sporcare i vestiti e mantenere la zona calda. Si lascia a contatto con l'addome per un minimo di 2 ore, stando a riposo, fino a tutta la notte. Al risveglio, si rimuove l'impacco, eliminando eventuali residui con una spugnetta umida. L'argilla ha la funzione di ridurre eventuali infiammazioni. Ricordo che durante l'applicazione è importante mantenere il corpo caldo ed evitare di fare cataplasmi subito dopo mangiato o durante la digestione.

Altre applicazioni dell'argilla

I cataplasmi si possono applicare su contusioni, slogature, ematomi, zone infiammate, ovaie dolenti. L'argilla va messa invece direttamente a contatto, senza garza, su piccoli tagli, ferite, punture d'insetti, anche di zanzara tigre, e ustioni. Se ci si procura un taglio o una ferita, si può applicare un sottile strato di argilla che seccando faciliterà la formazione della crosta, evitando cicatrici e inestetismi della cute.

SPUGNATURE

Se nonostante digiuno, clisteri e cataplasma, ancora la febbre non scende, si possono fare le spugnature.
Vanno imbevute delle pezze di cotone con acqua fredda e posizionate sulle gambe dall'inguine alle caviglie, sui polsi e sulla fronte.
Ricordo che il dott. Mozzi consiglia di coprirsi bene subito dopo le spugnature, soprattutto per favorire la sudorazione.

LAVAGGI NASALI

Raffreddore, naso chiuso, vie respiratorie intasate da muco?
Fate i lavaggi nasali come spiegato dal dottor Mozzi nel libro viola: con una siringa da 10 o da 20 cc senza ago, aspirare acqua salata con 2 cucchiaini di sale grosso per 1/2 lt d'acqua. L'acqua deve essere precedentemente scaldata sulla fiamma (non dal boiler) e portata a una temperatura che non scotti le mucose. Tenendo la testa del bambino inclinata verso il basso, si inietta prima in una narice e si lascia colare l'acqua. Quindi ripetere nell'altra narice. Ripetere finchè non uscirà più il muco.
Per i bimbi piccoli: dopo aver iniettato l'acqua, dare dei colpetti sulla schiena col palmo della mano.

IMPACCO DI CIPOLLE
in caso di otite

Ringrazio mamma Donatella Arcella e nonna Mariella Saccà per avermi spiegato come fare questo trattamento per le otiti. Fu in occasione di un'otite del piccolo Gioele che Donatella contattò Mariella e scoprì i benefici incredibili di questi impacchi.

Tritare molto molto finemente una cipolla di media grandezza, fino a ridurla in poltiglia.
Preparare due fogli di carta da cucina, appoggiarvi sopra due garzine. Su ogni garza, mettere metà poltiglia. Chiudere per formare due pacchetti e appoggiarli uno per orecchio.
Saranno tenuti fermi da una benda o fascia per capelli, coperta con una sciarpa, in modo da mantenere gli impacchi al caldo. Vanno tenuti almeno 2/3 ore, meglio ancora tutta la notte.
Ripetere finchè l'infiammazione scompare. Nel caso il problema sussista solo su un orecchio, fate l'impacco solo da una parte. Dopo qualche applicazione, vedrete la garza gialla di muco.
Dopo ogni impacco, buttare tutto e rifare con cipolla e garze nuove.

Questi impacchi possono essere abbinati ai clisteri e al cataplasma di argilla sul basso addome per potenziare l'effetto antinfiammatorio e depurativo dai muchi.

Altro uso della cipolla
Tagliata a metà e tenuta tutta la notte nella stanza da letto (senza far caso all'odore) servirà a respirare meglio, magari messa sul comodino vicino al lettino, aiuterà a liberare un po' dal muco.

TAZZA D'ACQUA BOLLENTE
in caso di difficoltà digestive

Da qualche anno ormai abbiamo imparato l'efficacia incredibile in caso di problemi digestivi di un rimedio di una semplicità disarmante: la mitica tazza d'acqua bollente. Aiuta a digerire se si è mangiato troppo o male; aiuta ad alleviare mal di testa o mal di stomaco dovuti a difficoltà digestive; può aiutare in caso di attacchi di ansia, panico o tachicardie.

Ma come possiamo far bere acqua caldissima a un bambino? Suggerisco di farlo usando il cucchiaino e "dopo aver soffiato". Oppure potete preparare delle tisane molto leggere, ad esempio camomilla, finocchio o tiglio, raccomandando di berle molto calde, altrimenti non funzionano. Così ho risolto indigestioni, mal di pancia o mal di testa.

Prevenire con l'alimentazione è facile

Quando arriva la stagione fredda, il tempo dei malanni e delle influenze, delle epidemie scolastiche, può capitare di ammalarsi: è normale e se succede, abbiamo visto quali rimedi naturali possiamo utilizzare per guarire il prima possibile.
Ma perchè invece non pensare già di fare dieta più attenta per prevenire e limitare i danni?

Prima di tutto, se occasionalmente tenete in casa alimenti contenenti glutine o latticini, sbarazzatevene. Poi, vi consiglio di evitare di comprare tentazioni: imponetevi di mangiare certe cose (soprattutto dolci) con moderazione e solo in occasioni speciali, ad esempio in compagnia di parenti e amici la domenica, piuttosto che un pezzetto al giorno tutti i giorni.
Infine, cercate di preparare pasti super corretti in questo periodo: soprattutto per chi ha a che fare con le mense scolastiche, essere un po' più rigidi a casa è davvero fondamentale. Posso personalmente confermare che, da quando conosco e pratico i metodi naturali del Doc e tengo un diario alimentare dettagliato, nella maggior parte dei casi, non faccio più uso di farmaci e non vado mai dalla mia pediatra. Cerco di mantenere la calma, aspetto un attimo di vedere il decorso, pratico i metodi naturali del Doc, adeguo la dieta e lascio un pochino di tempo al corpo delle mie bimbe per vedere come reagisce, monitorando sempre con attenzione. **Ma ovviamente è solo come faccio io.** Ogni volta che capita un post di "SOS il mio bimbo è ammalato" nel gruppo, leggo commenti arrabbiati di chi critica chi chiede in un gruppo anzichè correre al pronto soccorso o dal pediatra subito. Io dico che una mamma non sta certo ad aspettare che noi del gruppo diciamo la nostra sulla salute di un bimbo di cui non sappiamo nulla e senza avere nessuna competenza medica. Sono certa che ogni mamma sa come agire, chi chiamare, come regolarsi. A noi il compito, se interpellate, di suggerire quali alimenti preferire per aiutare la ripresa. Libertà quindi a ognuno di chiedere, a ognuno di rispondere con un consiglio personale, a ognuno di decidere come comportarsi.

Cena dei piccoli, un'eccezione alla regola

La cena ideale, da indicazioni del Doc, è a base di proteine e verdure. "Cena da povero" che garantisce buon sonno e riposo perché non sovraccarica il corpo con una lunga digestione. Spesso ci viene chiesto dalle mamme se la stessa regola valga anche per i bambini o se invece a loro si possa aggiungere nel piatto un cereale o un legume o uno pseudocereale, specie se non vanno a letto immediatamente dopo la cena ma stanno ancora un po' in giro per casa a giocare.

Scriveva così la mia moderatrice **Elena:**

E la sera cosa possiamo dare? Le proteine e le verdure si possono utilizzare sempre. Chi vuole può iniziare il pasto con una bella vellutata calda. Ci chiedete spesso: **«E se ha ancora fame posso aggiungere cereali?».**

Innanzitutto vi consiglio di proporre sempre quello che avete già preparato, evitate di dare troppe alternative pur di farli mangiare! Se un bambino ha davvero fame, mangerà. Naturalmente Sofia è cresciuta così e con i bambini piccoli è più semolice. Chi inizia la dieta con figli più grandi potrà avere più flessibilità e tolleranza, ci vuole tempo e pazienza per abituare e nuovi gusti e cambiare abitudini.

Quanto? Un piattino con tutto e se hanno ancora fame si regolano da soli. La fame la riconoscete, mamme, è diversa dalla "gola"....

In che ordine? Prima di cena do un po' di verdura cruda (cetrioli, carote, finocchi), così almeno una porzione di verdure sarà stata consumata. Per la cena vera e propria inizio con proteine e altre verdure. Se decido di dare un cibo che mia figlia ama particolarmente, lo metto nel piatto per ultimo. Ad esempio, so che Sofia (che è gruppo A) mangerà sicuramente la zucca o la polenta di mais, così le lascio per ultime. Ecco la differenza tra FAME e GOLA.

Ma alla sera si possono dare cereali e pseudocereali ai bambini? Tenendo ben presente quanto ho scritto sopra, la risposta è PERCHÉ NO? Hanno patologie? Colesterolo, pressione o glicemia alta? Non credo proprio! **Se un bambino STA BENE, perché no? In fondo i bimbi smaltiscono tutto, non devono seguire una dieta per patologia!** Lo stesso Doc ci ha dato questa conferma in una conferenza, rispondendo a una mamma che chiedeva per il sonno del suo bimbo, notando che se a cena mangiava

solo verdure e proteine era soggetto a svegliarsi sempre alle 3 del mattino, mentre quando mangiava anche qualche cereale o pseudocereale dormiva fino a mattina. Personalmente mi è capitato di dare alla sera pseudocereali o legumi o cereali (tipo la polenta che dicevo prima) o zucca, ma non OGNI sera, non come abitudine e sempre nell'ordine che vi ho detto sopra.
Se siamo fuori a cena, cerco di non essere troppo rigida, ma cerco anche di non farla esagerare con pane, pasta o pizza.
Ma a casa NO, a casa decidiamo NOI, care mamme, cosa mettere nelle nostre dispense e sulle nostre tavole e quindi lì la responsabilità è solo NOSTRA! Bisogna poi considerare, diario alla mano, eventuali sintomi, disturbi e stato generale del bambino (la premessa è stata SE STA BENE), se frequenta la mensa scolastica oppure no... Perché in quel caso è necessario essere ancora più attentii con la dieta a casa e nel fine settimana per eventualmente "rimediare".[...] Infine, limitiamo lo zucchero il più possibile, abituiamo i nostri figli che proteine, verdure e legumi sono indispensabili per crescere sani e forti, ma al tempo stesso i bambini, se stanno bene, non devono seguire la dieta ristretta per patologia.

Aggiungo ora la mia esperienza da mamma di bambine di gruppo 0 e che vanno a scuola e pranzano in mensa tutti i giorni: la sera per loro solo proteine e verdure. Se capita la serata in cui vanno a letto più tardi o hanno tanta tanta fame, aggiungo nel piatto dei legumi, ad esempio fagioli rossi, di cui sono ghiotte, o fagioli dell'occhio. Sono un po' il loro "pane" per finire di saziarsi. Evito invece i cereali e gli pseudocereali: ho notato che se li mangiano la sera, fanno più fatica a prendere sonno e al mattino hanno il naso un po' tappato e il muco in gola, specie con riso e grano saraceno. Uso invece spesso la quinoa lessa a colazione. I cereali molto raramente, considerando che già a scuola assumono purtroppo spesso il glutine, tra pasta e pane. Vedete dunque che non esiste una regola fissa, niente dogmi dice il Doc Mozzi! Come può una mamma aggiustare il tiro coi propri bambini? Sempre lui... il diario alimentare!

Regole precise e flessibilità

Glutine, latticini e carne di maiale fanno male a tutti: è la regola aurea della dieta del dottor Mozzi. Noi lo sperimentiamo ogni giorno, rendendoci conto di quanto stiamo meglio dopo esserci disintossicati. Qualcosa che possiamo solo provare sulla nostra pelle. Tuttavia, non possiamo far vivere i nostri figli sotto una campana di vetro, né illuderci che MAI verranno in contatto con determinati alimenti.

Ma come possiamo gestire l'alimentazione dei nostri figli in questo senso?

Molte di noi hanno chiesto qualche consiglio direttamente al dottor Martino Mozzi, che ci ha dato poche regole precise da seguire con un po' di flessibilità:

1) prediligete cibi e pasti semplici, non usate troppi ingredienti. Questa è una dieta semplice!

2) date ai bambini tanto pesce fresco, spesso poco usato dalle mamme;

3) fateli giocare e correre all'aria aperta: faranno un pieno di vitamina D e smaltiranno col sudore eventuali tossine;

4) dedicate più tempo ai vostri figli, invece che alla cucina;

5) il contatto con cibi "non consentiti" sarà inevitabile, l'importante è che non sia sistematico.
Anzi, il contatto sporadico con glutine, latte vaccino o almenti non adatti al gruppo sanguigno (a meno che non ci siano patologie) può essere utile per evitare di sviluppare un'intolleranza con reazioni immunitarie troppo violente in futuro, ma questa non deve essere una scusa per introdurli continuamente o con troppa leggerezza.

Al dott. Martino Mozzi io stessa ho chiesto conferma sugli assaggi di cibi non consentiti, non solo glutine e latte ma in generale di quello che non è idoneo al proprio gruppo. Mi ha risposto che qualche assaggio si può fare, senza esagerare e tenendo conto degli effetti. Se ad esempio un cibo crea troppo muco, meglio evitarlo. I latticini e i dolci, specie quelli cremosi, per i bambini sono spesso più pericolosi del glutine mangiato ogni tanto. Un piatto di pasta "normale" due volte a settimana ci può stare, per il resto mangeranno quinoa, riso integrale, riso basmati, legumi e così via.

I bambini che mangiano in mensa fanno già abbastanza assaggi, non serve farne altri a casa, anzi a casa si sta attentissimi!

Coi bambini piccoli usiamo flessibilità e semplicità nel piatto, poi fuori a correre al sole!

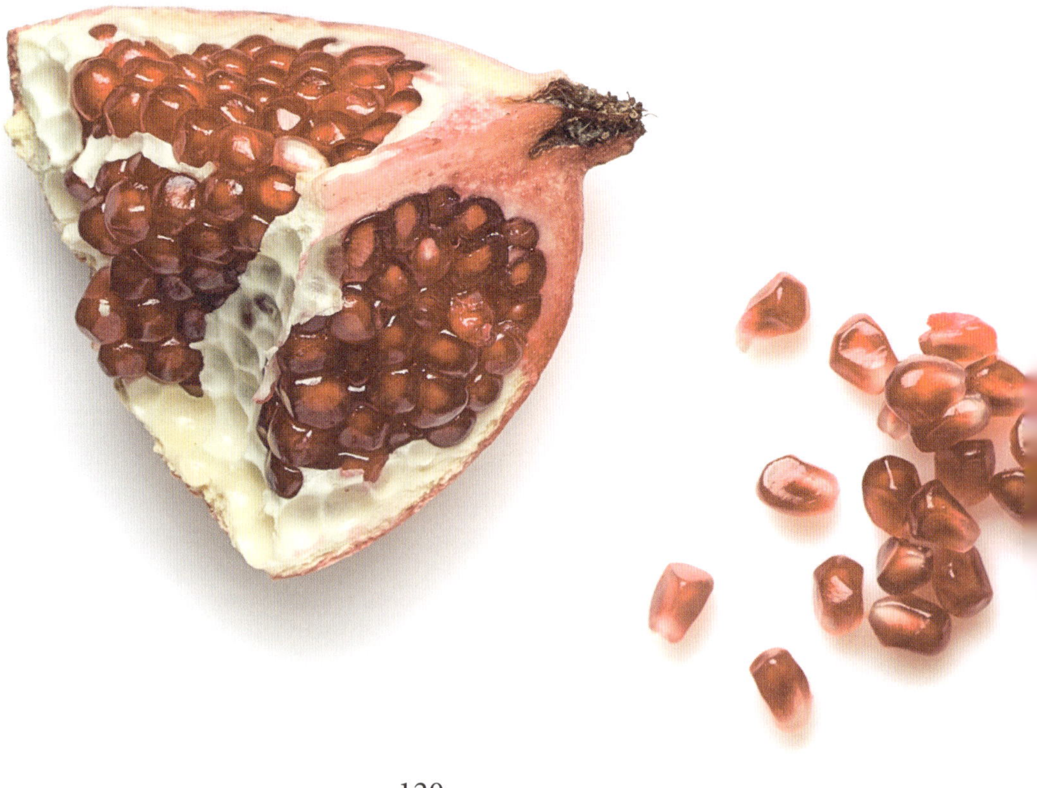

Non è un paese per bimbi mozziani
le mense scolastiche dal nido in poi

Quando ho salutato le maestre dell'asilo nido che hanno frequentato le mie bimbe, l'ho fatto con una lettera. Quella sera, mentre buttavo giù queste righe, ho pianto.

So che quasi sempre chi decide di portare un figlio al nido ha mille ansie e paure e credo che le esperienze positive vadano condivise affinchè portino coraggio.

Care ragazze,
queste due righe per salutarvi (ma non è un addio, solo un arrivederci) e per ringraziarvi ancora una volta.
Per i sorrisi, gli abbracci, la pazienza, l'accoglienza in tutte le sue forme. Per quanto avete dedicato alle mie bimbe. Per il vostro cuore, la dedizione che va al di là del semplice dovere, del lavoro. Per l'affetto sincero che le mie piccine e noi genitori abbiamo sempre percepito con voi tutte. Quando 4 anni fa entrai per la prima volta nel vostro nido, per mano la mia Sveva, avevo paura della novità, di lasciarla per la prima volta, fin lì eravamo state sempre insieme, sempre, avevo timore che le sarei mancata, che ne avrebbe sofferto. Col tempo ho capito che invece fu una scelta ottima, Sveva con voi è cresciuta, ha imparato tante cose, a stare con gli altri, a condividere, a rispettare luoghi e tempi comuni. Ha giocato, scoperto, osservato, si è sporcata, bagnata, macchiata i vestiti, insomma si è divertita! C'è stato un passaggio di testimone con Altea, una usciva, l'altra entrava al nido. Ma a quel punto non avevo più timori, vi conoscevo, mi fidavo ciecamente, sapevo che sarebbe stata bene. Sapete cosa mi dice ultimamente quando scendiamo le scale per andar via? "Tutto bene, mamma, mi sono divertita!". Lo so, lo vedo. E ne sono felice.

Quando arrivai in Svizzera non avevo nessun amico qui, affidai a voi le mie figlie sperando di far bene. Posso dire di essere stata fortunata, la mia fiducia è stata ripagata da professionalità ma anche da tanta disponibilità e affetto. Avete sempre aperto quella porta col sorriso. E col sorriso loro vi venivano incontro mentre andavo via. Siete state un sostegno per me, un aiuto. Quando erano con voi le sapevo in ottime mani. Non sono mai stata gelosa degli abbracci che vi riservavano, anzi ne ero fiera. Vi volevano bene. Passare diverse ore con persone a cui vuoi bene, di cui ti fidi, è importante.

Siete state le suocere, le nonne, le zie che non avevo qui. Mi sono sempre fidata di voi. Mi sono affezionata a voi tutte. Mi avete aiutato ad imparare a fare la mamma, io che non avevo proprio idea di come si facesse. Ve ne sarò sempre grata. Avete sopportato e favorito le mie richieste sul cibo, avete capito quanto per me fosse importante. Senza farmelo mai pesare. Ho apprezzato gli sforzi della cara cuoca Salvina. Vi lascio con gratitudine e nostalgia. Mi mancherete, ci mancherete. Condivido questi sentimenti con mio marito, babbo Daniele, che vi ringrazia.

Un caro abbraccio,

Mamma Silvia

I nostri bimbi mozziani, che in casa con noi hanno sempre mangiato correttamente, arrivano al nido e trovano un menù classico, tradizionale, per noi disastroso.
Ma si faranno le ossa, si abitueranno a certi alimenti, in fondo il mondo là fuori non è mozziano e, crescendo, si troveranno a mangiare anche altro. La cosa importante è che noi mamme prepariamo a casa solo alimenti giusti che li renderanno forti. Sarebbe però un peccato vedere il nido come una terribile esperienza da evitare, solo per il cibo. Non lo è affatto. Oltre a essere una necessità per genitori che lavorano, l'asilo nido è anche un luogo di incontro, crescita, formazione e divertimento per i nostri piccoli.

Spero con la mia lettera di avervi trasmesso un po' di entusiasmo. Ricordate di accompagnarli sempre col sorriso e con serenità. Vedendovi tranquille, lo saranno anche loro. "Se mamma si fida, mi fido anch'io", penseranno. Salutateli con un bell'abbraccio e un sorrisone e andate. Tornerete a prenderli e vedrete che non vorranno venir via perché stanno troppo bene. Il distacco è sempre faticoso, in particolare quando sono molto piccoli, ma diventa sovente necessario. Aiutiamoli a viverlo meglio che possiamo. Ci scapperà una lacrimuccia i primi tempi, ma teniamola fino all'auto. I bimbi ci guardano, cercano nei nostri occhi la sicurezza.

Siate propositive!
Per la dieta, ci saranno strutture dove le vostre richieste saranno accolte, altre che vi diranno che quel menù resta tale per tutti, salvo avere un certificato medico che riporta allergie o conclamate

intolleranze. Cosa che spesso non avremo. Provate a coinvolgere le educatrici, le maestre, a far capire loro quanto determinati cibi facciano male al vostro bimbo, che poi avrà muco, mal di pancia, diarrea, anche se non avete il certificato. In molti casi vedo che le mamme vengono ascoltate e un po' assecondate. Vale almeno la pena provare. Per me fu così, riuscii a trasmettere loro quanto ci tenessi, che almeno non aggiungessero parmigiano sulla pasta, che non dessero budino o gelato. Arrivammo al patto che per le merende potevo portare settimanalmente yogurt di soia, amaranto soffiato e della carruba, così quando gli altri mangiavano yogurt vaccino, budini o creme, la mia aveva la sua ciotola apparentemente uguale, ma con yogurt di soia bianco. Alle feste portavo sempre torte mozziane, che tutti puntualmente mangiavano. A volte preparavo persino dolci per le maestre e lasciavo nel sacchetto la ricetta sperando finisse nelle mani della cuoca, fu così che la mia famosa "camilla da frullatore" divenne una delle merende del nido, con mia grande gioia.

E allora come si fa?
A metà mattina viene spesso data della frutta, è un classico. L'orario va dalle 9 alle 10.
Come ci regoliamo allora noi con la colazione delle 7,00-7,30?
A colazione evitiamo cereali e legumi che farebbero a cazzotti con la frutta. Molto meglio utilizzare pseudocereali, uova o frutta secca. Quindi uova strapazzate o alla coque, omelette con marmellata, oppure crêpes di quinoa, amaranto o saraceno - in base al gruppo -, torte con le stesse farine, dolci a base di mandorle, come i brutti ma buoni. O una bella colazione salata: affettato di tacchino o bresaola con verdure avanzate dalla cena, vellutate di verdure della sera prima riscaldate, fettine di zucca al forno, crema di barbabietola, del tonno o dello sgombro, il castagnaccio, una tra queste cose andrà benissimo.
Quando il pranzo a scuola sarà un vero disastro?
Alle mie a colazione do un bel brodo! E pure a merenda al ritorno! Lo stesso discorso vale per la mensa della scuola dell'infanzia o elementare. I menù spesso coincidono.

Il problema della mensa è un po' complicato: senza un certificato

convalidato da test in cui un bambino risulta allergico o intollerante a glutine o latte, non prenderanno in considerazione a scuola nessun trattamento particolare. Inoltre, se anche ottenessimo un certificato per il glutine o per il lattosio, daranno "pasta e pane senza glutine" e "prodotti senza lattosio", che di certo non risolvono il problema, anzi. È possibile provare a chiedere che al bambino sia dato solo riso e già sarebbe positivo, ma è raro che succeda; la soluzione migliore sarebbe poter portare da casa pasta o altro, ma finora non è riuscito quasi a nessuno.
Se i vostri figli fanno il tempo pieno e pranzano a scuola, semplicemente vi suggerisco di cercare di limitare i danni.

Ecco come ho fatto io:
Ho cominciato ogni mattina a guardare il menù con Sveva e a suggerirle cosa scegliere, il meno peggio da mettere nel piatto, se possibile. Le spiego sempre cosa mangiamo, cosa compriamo e perchè, anche gli abbinamenti. Lo faccio quotidianamente, come una cosa normale. Ebbene mi ha stupito davvero nel corso dell'anno scolastico, è stata bravissima! Certo, di fronte a cose di cui è ghiotta ha ceduto, ma non a tutto e ha imparato a dire a volte "Questo no, grazie, a me fa male". Spesso durante l'estate mi ha sorpreso. E tanti bimbi del gruppo durante l'anno hanno fatto cose simili. Spesso con le mamme ci siamo confrontate ed eravamo stupite e felici di come apprendessero. Ecco, io credo in questo, nell'insegnare loro, pian piano, affinchè sappiano gestire i propri pasti, e crescendo lo faranno sempre fuori casa. **Credo nel trasmettere la competenza, nell'insegnare la dieta e le sue regole legate al gruppo sanguigno.**

Col nido è più difficile perchè i bimbi sono troppo piccini per capire bene e saper scegliere, allora ho cercato in tutti i modi di coinvolgere le maestre, di far capire quanto ci tenessi, ho portato loro il mio libro, ogni tanto faccio un dolce e lo porto anche alle feste (solo per le maestre, perchè i bimbi possono mangiare solo cibi confezionati); mi hanno anche permesso di portare la merenda da casa (e non di rado mi dicono che se un bimbo ruba un pezzetto ad Altea, lo gradisce tanto!): latte di mandorla, yogurt bianco di soia, amaranto e quinoa soffiati (tutto confezionato) e cosine che faccio io (biscotti, crêpes, pancake). Mi sembra già di aver ottenuto molto. Sanno che a lei non devono dare la frutta e che a pranzo sono felice se nel suo piatto riescono a mettere solo proteine e verdure. Se c'è solo pasta... mangerà quella.

Insomma, la soluzione migliore sarebbe non far mangiare in mensa i nostri figli. Ma una mamma che lavora non può fare altrimenti, allora dobbiamo arrangiarci come meglio possiamo, sapendo che colazione e cena dovranno essere il più possibile corretti per arginare i danni del pranzo e dello spuntino scolastico.

Ribadisco comunque che è davvero molto importante spiegare ai nostri figli le ragioni per cui il nostro modo di mangiare è così diverso da quello degli altri bambini: lo facciamo per non ammalarci e siamo molto fortunati ad aver capito che certe cose ci fanno male e che le loro merende particolari, li rendono speciali e interessanti.

Per noi l'alimentazione e la salute sono importanti, in particolare quelle dei nostri figli, ma non dimentichiamoci che il cibo deve essere solo una piccolissima parte della nostra vita e ci sono tante altre cose a cui dobbiamo dedicare attenzione.
Mi ha fatto riflettere molto un post letto anni fa su Facebook e scritto da una maestra della scuola dell'infanzia, dopo essere stata pesantemente ripresa da una mamma di un suo alunno perchè, alle 16.00 del pomeriggio, dopo 8 ore a scuola, non si ricordava se il figlio avesse mangiato un pezzetto di banana alle 9.30!

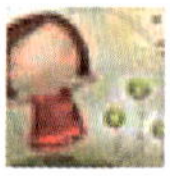

Maestra Pasticciona
28 ottobre 2015 ·

Ha mangiato?

Mamma, aspetto con ansia quando mi vieni a prendere a scuola, certe volte sono impegnato e non vorrei andare via proprio in quel momento!!! Sapessi, mamma mia, quante cose avrei da raccontarti, quanti disegni da farti vedere, quante avventure tra mari e montagne che ho affrontato con i miei compagni. Tu mi sorridi e mi abbracci guardi la maestra e le chiedi: "Ha mangiato?" Io e la maestra ci guardiamo un po' sconsolati... Lei lo sa che le mamme non sanno certe cose! Mamma, oggi sono riuscito a giocare con quel gioco che desideravo tanto, ma era sempre occupato da un altro bambino, ho rotolato sul pavimento come un barattolo, la maestra mi ha mandato da solo a chiamare la sua collega, si vede che fida di me, sa che non mi metterò nei guai nel corridoio! Mi sono divertito un sacco a saltare con quella canzoncina che la maestra ci mette per farci scatenare, vorrei sempre saltare, ma molte volte mi fanno stare seduto e dire quello che penso, mi ascoltano qui sai mamma!! Sempre. Ho capito che se premo più forte mentre disegno la linea sul foglio cambia, non mi sono vergognato tanto, quando toccava a me rispondere all'appello. Non sono riuscito a controllarmi mamma, proprio non ce l' ho fatta ho dato un calcio a quel bambino, ci ho preso una bella sgridata e sulla sedia per 5 minuti, che nervi mamma!!! Ma ho imparato a calmarmi, tutto da solo, sono riuscito a finire tutta la minestra senza rovesciarla, neanche una goccia! Sono arrivato in bagno in tempo in tempo per non farmela sotto, ma la maestra non se ne è accorta!!! Ho fatto un bel pisolino, mi sono addormentato da solo, senza di te, non ho voluto neanche un pupazzetto. Sto diventando sempre più bravo mamma credimi ce la metto tutta!!! Te lo giuro mamma a scuola non ho solo mangiato!!! E se proprio lo vuoi sapere perchè non lo chiedi a me?

Beata te!

Molto spesso le mamme del gruppo mi contattano in privato e tante volte le domande si somigliano. In particolare molte si lamentano che i figli non vogliano assaggiare nulla e credono che la colpa sia loro, credono di non essere abbastanza brave o convincenti. Poi ci sono le mamme che mi dicono: «Tu sei fortunata! Siete tutti gruppo 0, che poi è il gruppo più facile! E le tue mangiano tutto... Beata te!!!».

Non ho aperto questo gruppo per dimostrare quanto sono brava o capace, anzi, quando mi fate i complimenti, tendo a sminuire perchè, onestamente, mi sembrano esagerati molte volte. Io voglio dare idee, spunti, esempi. Come tutte le mamme, anche io mi arrangio come posso e faccio di tutto per incitare ognuna di voi a fare lo stesso, a mettere a disposizione la propria esperienza, successi e insuccessi, a favore di tutti.

Quello che faccio io NON È COME SI FA, è un modo di farcela. Coi miei limiti ed errori.

Quindi, come possiamo fare se i figli (e i mariti) rifiutano ogni novità?

È un classico per una mamma che inizia la dieta: comincia a proporre cose nuove e queste vengono puntualmente rifiutate dai componenti della famiglia. Perché? Anzitutto perché sono sapori diversi, molto diversi, e loro si aspettano di mangiare cibi a cui sono abituati. Quindi restano puntualmente delusi.
Prima di tutto avvisate che i sapori saranno particolari, una pasta che assomiglia a quella solita ma non è la stessa. Ad esempio, la pasta di riso integrale è come quella che contiene glutine a vederla nel piatto, ma resta più dolce e leggermente meno al dente, quindi sarà bene salarla un po' di più e cuocerla un minuto in meno rispetto alle indicazioni, e se verrà condita con il sughetto preferito, sarà più facile accettarla. Per abituarsi a tutti i sapori nuovi occorre del tempo. Ci sono passata coi miei la prima volta che feci una farinata di ceci: non la mangiò nessuno. Col tempo, a furia di usare per ogni cosa la farina di ceci, si sono abituati e la mangiano senza rilevare più alcuno strano sapore, sembra loro una farina normale, con cui

la mamma fa tutto.

Inoltre noi mamme siamo abituate da una vita a usare farina 00, latte vaccino, burro, parmigiano, conosciamo tempi e cotture perché abbiamo sempre fatto così e siamo cresciute vedendo fare certe cose da nonna e mamma; adoperare alimenti alternativi non è immediato, bisogna allenarsi, sperimentare, abituarsi, capire tempi e cotture differenti. E probabilmente le prime volte che cucinerete così, davvero non sarà buono. Inizialmente ricordo che io stessa ho buttato via un sacco di roba! Preparavo con grandissime aspettative, mettevo in tavola, vedevo le loro facce schifate e sentivo le lamentele; poi assaggiavo io e mi rendevo conto che davvero erano immangiabili. E promettevo ogni volta che mi sarei impegnata a migliorarne i risultati. Ci sono riuscita solo facendo tanti tentativi e, ahimè, buttando via tante "porcherie da neofita".

Ricordate ragazze, tutto si impara. E a tutto ci si abitua. Anche ai sapori.

Anni fa, in tempi in cui ancora non conoscevo la dieta Mozzi, andai a un incontro con una nutrizionista. Ci disse che il palato dei bambini si abitua facilmente a nuovi sapori, basta che noi mamme li proponiamo spesso. In fondo le prime volte che noi abbiamo assaggiato il sushi abbiamo provato un certo disgusto: quel pesce crudo viscido, quell'alga dal sapore strano e invece oggi i ristoranti giapponesi sono tutti pieni di clienti. Questo perché ci siamo abituati a quei sapori e li mangiamo volentieri. Ripenso spesso a quelle parole e ho sperimentato che è così. La quinoa in farina a casa mia non ha mai avuto successo, quel retrogusto amaro dava troppo fastidio a tutti, ma ho continuato a proporla, magari abbinata a farina di mandorle per smorzare e anche con succo e scorza di limone. Beh, così davvero non sembra quinoa! Lo stesso discorso vale per le mamme che dicono "i miei non vogliono le verdure", ma le verdure sono fondamentali! Non possono mai mancare nel piatto! Allora vanno sempre messe, solo così si abitueranno. Potranno essere frullate in una vellutata, mescolate grattugiate o schiacciate dentro a una polpetta, ma devono sempre esserci!

Io alle mie bimbe dico sempre "almeno un boccone, uno sì, poi se proprio non ti piace, basta, ma devi assaggiarlo".

Ogni volta che ricevete un "bleah", pensate che via via si abitueranno. E non vi arrendete!

L'educazione è fondamentale, anche a tavola. Ed è compito dei genitori, specie delle mamme.

Credo fermamente nell'importanza di insegnare la dieta ai figli, anche a quelli piccoli.

Impareranno quotidianamente stando al nostro fianco.

Come? Con tanti piccoli gesti:
- fare la spesa insieme, leggere le etichette, capire cosa c'è dentro e perché la mamma sceglie questo e non quello; perché non compra quei biscotti con una lunghissima lista di ingredienti, ma piuttosto prende uova, mandorle e zucchero e fa i brutti ma buoni;
- andare insieme dal verduriere, guardare cosa c'è di stagione negli orti o sugli alberi, insegnare la stagionalità e seguirla perché una zucchina cresciuta chissà dove nelle serre a febbraio non fa bene;
- raccontare cosa è adatto a ciascun gruppo sanguigno: la tua amichetta mangia l'arancia e non le fa male perché lei è un gruppo B, ma tu sei 0 e a te fa venire un gran muco purtroppo; è buono questo sugo della pasta? Pensa, è davvero speciale perché fatto con quelle belle barbabietole prese ieri, non col pomodoro che a te che sei gruppo A fa tanto male, hai visto che buono?
- far capire che alcuni cibi vanno visti come sgarri da concedersi ogni tanto, non si possono mangiare sempre: non casca il mondo a bere quella bibita al compleanno, ma non può essere in casa tutti i giorni;
- far notare, senza farlo pesare, che quel brutto mal di pancia, guarda un po', è arrivato puntuale dopo aver pranzato con quel cibo, che ormai, è evidente, ti fa proprio stare male;
- insegnare gli abbinamenti, non puoi mangiare una prugna secca dopo pranzo perché hai appena finito un piatto di lenticchie e legumi e frutta non vanno combinati, la mangerai a merenda semmai;
- scegliere al mattino, leggendo il menù della scuola, cosa è meno peggio e cosa è più indicato; magari se ne ricorderà, magari non resisterà alla tentazione, ma comunque nel tempo imparerà e un

giorno saprà come regolarsi;

- far sentire come ragiona la mamma, riflettere ad alta voce davanti a loro: «Vediamo un po', stasera cosa posso preparare? Beh, direi come proteina di fare un bel branzino al forno e poi ci vorrebbe una verdura, ho una verza bella grande, lesserò quella, così se avanza domattina faccio la frittata».

Lo sappiamo, anche quando non sembra, i bambini sentono tutto e immagazzinano in qualche cassetto della memoria. Un giorno andranno a riaprirli, vedrete. Ogni giorno nel gruppo una mamma si stupisce di sentire un commento del proprio figlio perchè non credeva avesse già imparato quel concetto. Diamo fiducia ai figli, diamo loro gli strumenti per capire, per saper scegliere.

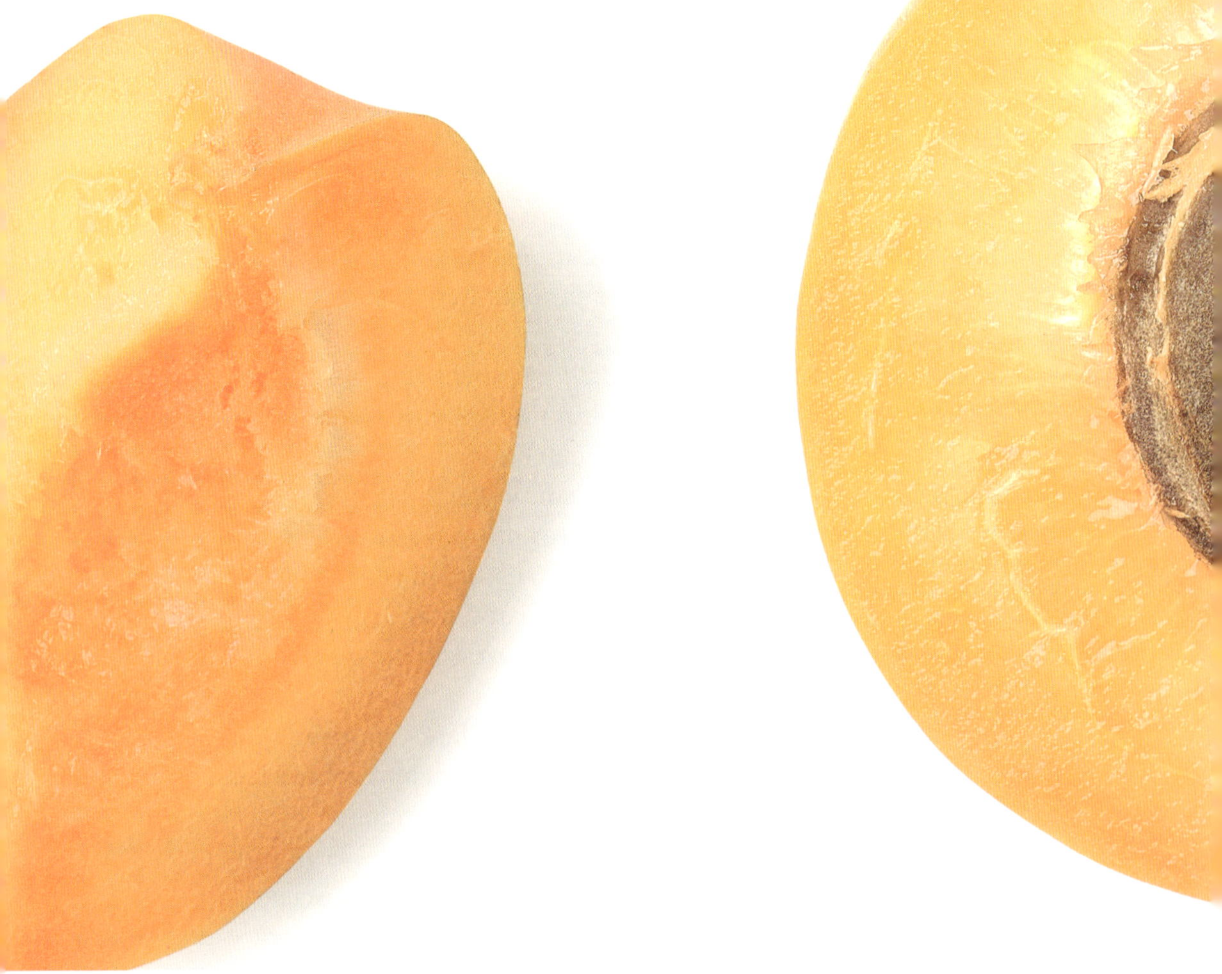

Di cosa si cresce?

Come spiego la dieta alle mie figlie? Con un disegno!
Mentre siamo a cena capita che le mie bimbe mi dicano: quello mi va, quello no, quello poco poco.
Allora io rispondo: «Di cosa si cresce?»
«Di proteine e verdure, mamma, lo sappiamo...» è il loro commento in coro.
Poi mi dicono quale tra le due verdure preferiscono, è legittimo, ognuno ha i suoi gusti e ciascuna ha i suoi preferiti anche tra i secondi, una ama il pesce, una la carne.
Ma si mangia quello che mamma mette in tavola, loro ormai lo sanno, e si assaggia tutto!
Magari questo disegnino vi sarà utile quando ne parlate coi vostri bambini, per tutti è più facile ricordare associando un concetto a un'immagine; tanto più è così per loro quando non sanno scrivere né leggere.

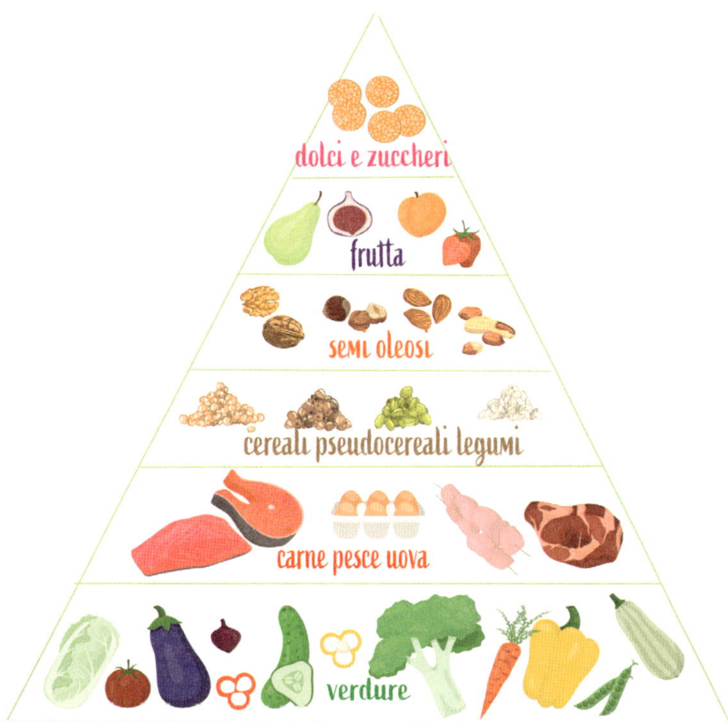

La dieta spiegata ai piccoli sarà come una filastrocca:

Di cosa si cresce? Di proteine: carne, pesce e uova.

Cosa non deve mai mancare nel piatto? Le verdure.

Cosa possiamo aggiungere nel piatto? Pseudocereali, cereali e legumi.

Cosa ci fa bene ma non dobbiamo esagerare? Le mandorle e gli altri semi oleosi.

La frutta? Si mangia solo col caldo e non tanta.

I dolci? Sono per la domenica mattina e le occasioni speciali; se ci vanno a merenda o colazione cerchiamo di farli senza zucchero, magari ci mettiamo la carrubina, come dicono loro, o qualche uvetta.

Il glutine dov'è? Nella farina di grano e quindi nella pasta, nel pane, nella pizza e nei biscotti "normali"; il glutine fa male, ci dobbiamo stare attente; e visto che a scuola spesso è nel piatto, a casa non lo mangiamo, salvo rare occasioni, tipo in vacanza.

Il "latte di mucca" e i formaggi? Fanno venire il mal di pancia, i puntini sulla pelle, il muco in gola, il raffreddore e a volte pure la febbre. Meglio evitarli.

Il freddo ci fa ammalare? No, ci fa ammalare la pigrizia! Cioè stare sempre in casa e nei posti chiusi, come al centro commerciale. Andare fuori a giocare, anche se fa tanto freddo, non fa ammalare se mangi bene! Per stare bene è importante sia mangiare le cose giuste che fare tanto movimento, ballare, saltare, andare in bici e in monopattino, nuotare, correre... Basta coprirsi bene se fa tanto freddo prima di uscire! Qui in Svizzera i bambini escono sempre a ricreazione, con ogni meteo.

E cosa ci fa ammalare? Il latte di mucca e i formaggi, il glutine, il maiale e i prosciutti, i troppi dolci, le bibite gassate, le patatine fritte, i gelati... A queste cose dobbiamo fare davvero attenzione. Non sono vietate per sempre, sono da mangiare di rado, in occasioni speciali, come i compleanni.

E se non sapete se un cibo va bene o no in mensa? Chiedetevi se la mamma lo cucina a casa.

E se gli altri bambini lo mangiano? Imparate a ragionare con la vostra testa. Mangiate qualcosa e poi andate a giocare! Che è la cosa più bella!!!

Ecco, quando ne parliamo lo facciamo più o meno in questi termini. Ovviamente ogni mamma adatterà il discorso in base al gruppo del proprio figlio, tenete conto che le mie sono di gr 0. A un bambino di gr AB disegnerei il riso più in basso ovviamente.

Un altro tasto dolente da affrontare sarà l'imbarazzo di mangiare "diverso".

«Ma perché loro mangiano quello e io non posso?»
«Perché a scuola se ci danno le fragole, mi dici di non mangiarle?»
«Ma allora perché le altre mamme non fanno come te?»

In rete troverete tante ricette che assomigliano molto a quelle classiche, panini di miglio che a vederli sembrano proprio uguali a quelli normali, bignè di riso identici a quelli classici e così via. Può essere una buona idea guardare insieme le ricette e scegliere con i figli quelle che più li ispirano. E magari cucinarle insieme! Ma la verità è che in questo nostro percorso dovremo per forza fare una scelta, quella di insegnare ai nostri figli la bellezza di essere voci fuori dal coro, di non uniformarsi per forza, di essere pecore nere o mosche bianche, fate voi, di **ragionare con la propria testa, come dice il nostro Doc!**

Regaliamo competenze

Dopo la colazione chiedo a Sveva di andare a prepararsi: fa la pipì, si lava le mani e il viso, si spazzola i capelli poi torna in cameretta, dove trova il cambio pronto da mettere per andare a scuola, quello che abbiamo messo lì la sera prima su una seggiolina. Toglie il pigiama e si veste. Sui lacci delle scarpe stiamo ancora lavorando ma il resto lo sa fare, bottoni o lampo compresi. Fa tutto da sola, in fondo ha già 3 anni e mezzo.

Nel frattempo io preparo la schiscetta per il pranzo di mio marito e vesto Altea.

Per me una grande comodità, per lei autostima e consapevolezza di "saper fare". Ci vuole tempo e pazienza per aiutarli a imparare a fare da soli, si farebbe molto prima a farlo noi mamme, velocemente, ma le competenze sono un grande regalo che noi possiamo fare. Per competenze intendo il "come si fa", come ci si comporta in certe situazioni, quali accortezze avere in altre. Qualcuna starà pensando: ma a me non pesa farlo per loro, una coccola, un vizietto che gli concedo, è lecito, ma ci sono anche altre coccole che possiamo fare. Ad esempio io chiedo loro, a entrambe, di apparecchiare e sparecchiare la tavola, almeno le loro cose, non certo pentole pesanti. Cosicché la mamma farà prima a sistemare la tavola e avremo il tempo di leggere una storia, cosa che loro adorano. I bambini sono felici di fare, di provare, di sentirsi capaci, grandi, di fare dei lavoretti insieme a noi. Lo dice anche il Doc: facciamoli lavorare questi figli!

Non abbiate paura di vederli crescere, siatene orgogliosi, date loro fiducia, vi stupiranno e si sentiranno sicuri di loro stessi anche lontano dalle nostre sottane.

A tal proposito suggerisco a tutte le mamme la tecnica della "radiocronaca" di Tata Lucia Rizzi. Per le mie figlie all'età di 2/3 anni è stata incredibilmente utile.

"... Fate, allegramente, una radiocronaca della loro attività. Questo sistema della radiocronaca, naturalmente positiva, è estremamente valido per educare il bambino alla propria autonomia. Inseriamo nella sua "memoria" un programma di lavoro che diverrà col tempo

automatico (esempio, tutti i passaggi per lavare bene le mani).

Vedrete che poi sarà lui stesso ad anticiparvi nella successione dei movimenti necessari per svolgere una determinata attività. Del resto, quando noi adulti siamo estremamente occupati, magari in due cose contemporaneamente, non ci ripetiamo passo per passo come dobbiamo procedere?"

"Fate i bravi" di Lucia Rizzi

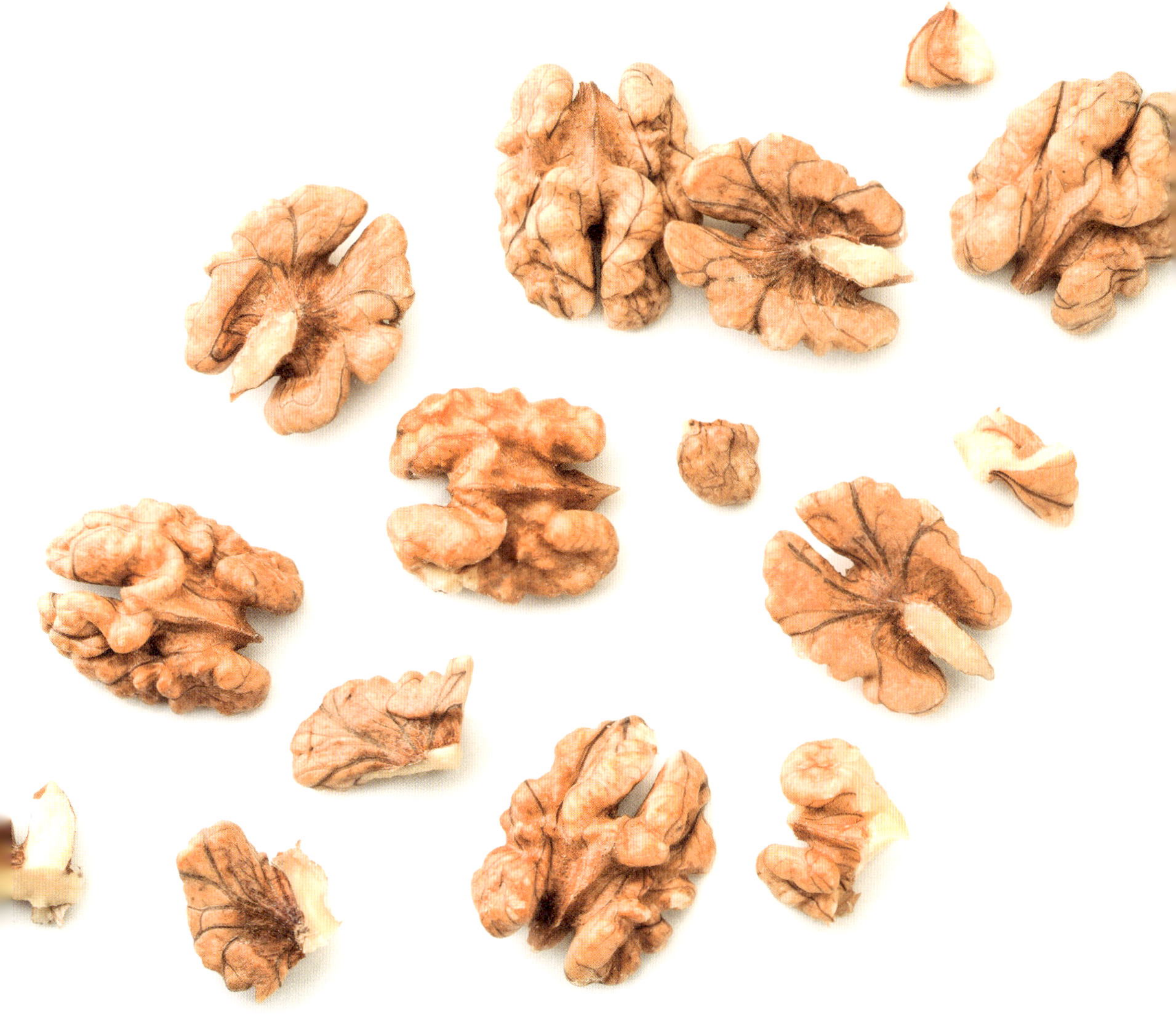

Iniziare la dieta sin da piccini

Iniziare la dieta sin da piccini è un'occasione da non perdere, una fortuna incredibile.

Perché se è vero che un bambino di 8 anni o un ragazzo di 15 faranno fatica a cambiare modo di mangiare e ci potranno essere lotte faticose per le mamme, un bimbo di 6 mesi o di 2 anni mangia quello che mamma mette nel piatto, senza troppe storie. Oppure mangerà al prossimo pasto. Perché, come dice il Doc, non si è mai visto in Occidente un bambino morire di fame!

Se una mamma sa cosa preparare, un bimbo si abituerà con più facilità a fare colazioni salate e a non abbuffarsi di dolci. Quante belle foto di manine che mangiano colazioni salate con gusto! E che grande appetito hanno i nostri bimbi mozziani! Non appesantiti da latticini e glutine, non sovraccaricati da pasti con troppi ingredienti, magari confezionati o abbinati male. I nostri bambini digeriscono bene, hanno tanta energia e quando si mettono a tavola si rivelano tutti delle buone forchette, come mi ha raccontato ***Donatella***, la mia seconda moderatrice:

"È difficile, è dura, ma non è impossibile".

È a questa frase che pensavo spesso quando mi sono approcciata a questo nuovo stile di vita alimentare. Ho avuto dubbi, ansie, paura di non essere in grado, in fondo ero diventata mamma per la seconda volta da così poco tempo... Il mio piccolo Gioele aveva 6/7 mesi quando ho intrapreso questo nuovo cammino.

Iniziai per il suo bene e per il bene del mio primo figlio, Enzo di 10 anni e mezzo; capii che questa alimentazione poteva aiutarci a star bene!

Gioele era in fase di svezzamento e qualcosa non andava, poca pupù e tante colichette che si accentuavano ad ogni poppata (gli davo solo latte materno) e a ogni pasto; uno svezzamento poco felice, Gioele era disinteressato, poco attratto dalle pappine e io poco contenta di quel mangiare che, per quanto fosse " bio" o fatto da me, poco soddisfaceva il mio piccolino. L' incontro con la dieta, col gruppo di Silvia, ha dato una svolta significativa: mio figlio è gr A e a lui le patate non fanno proprio bene, iniziai così a toglierle dal suo brodo e i risultati non tardarono ad arrivare; il suo intestino iniziò a regolarizzarsi e io a essere entusiasta e pian piano convinta di aver preso un ottima strada, modificai il mio stile alimentare adeguandolo ai cibi comuni a me che sono gr 0 e a mio figlio che è gr A e le colichette sparirono. Io iniziai a riprendere la mia forma fisica e il mio piccolo Gioele era entusiasta di quasi tutte le portate, anche quelle che faticavo a credere che lui così piccolo potesse apprezzare. Se hai poco più di 10 mesi e afferri nel piatto della mamma un fagiolo cannellino o un pezzo di sgombro a colazione o sei di un altro pianeta o effettivamente i piccoli già sanno cosa gli fa bene! Ora Gioele ha 2 anni e mezzo, ancora predilige la colazione salata, i suoi "dolci" non sono così dolci, non ha mai mangiato una merendina confezionata o una caramella o un bicchiere di coca cola. Lo farà? Sicuramente, ma nel frattempo so di avergli dato la miglior educazione alimentare che potessi mai dargli...

E Enzo? Sì, lui dopo un anno duro, difficile ma, come mi piace dire, "non impossibile", mangia tonno e uova al mattino, panini di cereali, pseudocereali o legumi a scuola. Ha imparato a conoscersi e a concedersi " lo sgarro consapevole" e anche in questo so che gli sto facendo un gran regalo. A chi si accosta alla dieta mi sento di dire: "Non mollare, non gettare la spugna davanti ad un no. Ho cucinato tanto, forse troppo inizialmente, ho imparato a semplificare e ad apprezzare il cibo nella sua totalità e a organizzare i nostri pasti, un gran regalo a me stessa". Grazie Silvia di tutto questo, perché se la dieta la fa una mamma ha un altro senso e impari a sentirlo, a vederlo attraverso i tuoi occhi e assume un significato profondo e intenso".

Questa dieta è altro, è alternativa a quello a cui siamo abituate. Dimenticatevi i Plasmon nel latte. **La colazione ideale per un bimbo in svezzamento è piuttosto un bel piatto di riso integrale stracotto con verdure e magari un uovo dentro** (ricetta a pagina 279), **una crema di miglio, pollo e bieta quando ancora non ci sono i dentini.** Queste sono colazioni da re, che rendono sazi fino al pranzo e che fanno crescere forti e sani!

La verità è che per intraprendere davvero questa scelta alimentare bisogna scrollarsi di dosso tante vecchie credenze popolari, superare le paure e sperimentare, lasciandosi stupire dai risultati che non tarderanno ad arrivare. E come starete meglio, grandi e piccini!

Iniziare la dieta da grandi

Per introdurre questo difficile argomento, ho deciso di rubare un post in cui **Marianna**, la mia quarta moderatrice, raccontava gli ostacoli incontrati (e superati o in fase di superamento) nel cambio-dieta con figli un po' più grandi:

"Volevo semplicemente dare una piccola testimonianza a chi ha figli che non sono stati svezzati con la dieta dei gruppi sanguigni e che non apprezzano gli sforzi che fate.

Vorrei dirvi di stare sereni e di cambiare abitudini pian piano, con calma, ascoltando il vostro istinto di genitori. Io ho fatto così: sono diventata mozziana sei anni fa, da quando un fisioterapista mi ha "svegliata" e mi ha fatto conoscere, attraverso i video e le conferenze, il Doc, parlandomi dell'importanza della dieta per eliminare i miei dolori di schiena. Allora i miei figli erano piccoli, avevano 7 anni i gemelli e 3 anni il terzo, anche se nessuno mi appoggiava, anzi mi davano per matta, ho iniziato ad eliminare dalla nostra tavola prima il latte, tanto adorato dal mio terzo bimbo, che era spesso malato. Infatti in quel periodo soffriva di otiti purulente e di bronchiti. Tolto questo alimento, pian piano ho iniziato a capire che molte cose come glutine e zuccheri minacciavano la nostra salute.

Come fare a cambiare abitudini? Cosa dire al marito abituato a latte e biscotti al mattino? Che fare con i bimbi che fanno colazioni dolci e mangiano biscotti e brioche confezionate? Semplicemente, dopo le paure e le crisi iniziali, ho cominciato ad apportare modifiche alla nostra tavola, facendo la spesa con occhi diversi. Ho sempre cercato di preparare cibi con pochi ingredienti, quindi non è stato difficile iniziare a produrre torte, plumcake e muffin con farine idonee a tutta la mia famiglia. Tutto quello che preparavo e preparo tutt'ora non sempre viene apprezzato, però sono felice perché cerco di mettermi in gioco ogni giorno, provando a preparare cose che vengono gradite, il latte di mandorla non piace a nessuno, però il mio terzo figlio che ora ha 9 anni a volte lo beve ed anche gli altri due che ora hanno 13 anni lo assaggiano. Non ho più l'ansia del latte perché offro loro una buona colazione che a volte contiene già mandorle, come nei pansoffici con amaranto, torta di carote e mandorle, brutti ma buoni. Loro sanno che preparo colazioni dolci e colazioni salate e si stanno abituando anche all'idea di mangiare tonno e piselli al mattino, fagioli e sgombri, uova strapazzate e verdure. Pian piano, senza fretta, stanno imparando che a casa la mamma

Tutti contro

C'è una fetta considerevole di mamme iscritte al gruppo che ha tutta la famiglia contro: qualcuno si limita a non condividere la dieta, altri addirittura la ostacolano. Sto parlando di donne che ogni giorno, oltre alle difficoltà di organizzazione, hanno anche quella di discutere con marito, genitori, suoceri, fratelli e sorelle che non sono d'accordo con la loro scelta alimentare, che la vedono come sbagliata, limitante o persino dannosa per i bambini. Ho letto di mamme che danno il latte di mandorla di nascosto, quando sono sole in casa e invece quello vaccino davanti agli altri; che cucinano doppio, secondo la dieta per sè e "normale" per gli altri, a ogni pasto. Alcune di loro si arrendono, altre perseverano, ma fanno molta fatica a vedere i figli mangiare come il papà e non come la mamma, sentendosi a volte anche prese in giro da tutta la tavola. Ci sono mamme che fanno tanti sforzi per cucinare dolci alternativi e poi si accorgono che i figli sgattaiolano sopra dai nonni dove trovano un sacco di biscotti confezionati o un barattolo di nutella nascosti, di cui mamma non deve sapere. Leggo delusione, rabbia, frustrazione, sfiducia. In questi casi fatico a trovare una risposta, un consiglio valido, perché temo sempre di dire cose sbagliate. Non si può mettere in discussione una famiglia, perdere un rapporto per divergenze di opinione su cosa mangiare, ma non si può neanche sottovalutare il disagio, il dispiacere di quella mamma.

Credo possa essere d'aiuto leggere i consigli di chi sta dall'altra parte, un papà "raccomandato", mio marito Daniele, **@Zeno Conte** nel gruppo:

Innanzitutto a me piace definirlo regime alimentare. Tutt'al più alimentazione, non "dieta", termine che sminuisce e generalizza l'importanza di questa scelta.
In fin dei conti il motivo e fine ultimo di chi sceglie di intraprendere questo percorso seriamente è la SALUTE e non la bilancia, benché anche quest'ultima ne tragga comunque benefici.
Com'è noto, noi maschietti amiamo lasciarci andare di tanto in tanto a qualche vizietto e la "gola" è uno dei più frequenti e implacabili...
Inoltre, a differenza del gentil sesso, siamo anche solitamente meno risoluti, quindi in svantaggio, perché, benché consci dei benefici di una giusta alimentazione, siamo meno propensi al sacrificio e alle rinunce.

Una cosa però è inconfutabile, tutti quelli che NON seguono questa alimentazione soffrono almeno di qualche acciacco, disturbo, o problemino (se non di problemi seri e patologie).
Forse è lì che le mogli potrebbero far leva: "...maaaa, non ti piacerebbe risolvere definitivamente quel tuo problemino?"
Che sia di minor rilevanza come una semplice emicrania, dolori articolari, macchie sulla pelle, o più importanti come la perdita di capelli o addirittura qualcosa legato alla sfera sessuale o anche più serio, non ha importanza, le domande che ogni moglie, compagna, amica dovrebbe fare al maschietto di turno a cui non è ancora "scattata la molla" del buon senso sono:
- Quanto tieni alla tua salute?
- Quanto tieni ai tuoi cari?
- Quanto tieni alla tua vita?
Questa alimentazione non dà solo soluzioni, dà speranze. Non pretende "fede", ma fornisce risultati concreti e tangibili. Alla fine non possiamo costringere nessuno, ma vale la pena suggerire e far sapere che esiste un'alternativa. Attenzione però a non tormentare, a non rimproverare, soprattutto dopo essere riusciti a convincere qualcuno ad iniziare. Deve essere una scelta consapevole, personale, ognuno con i propri tempi, guai ad imporla, piuttosto confrontarsi e ragionare insieme, dare l'esempio, e avere tanta pazienza. Questi secondo me sono i requisiti fondamentali per aiutare gli altri. Vedere chi intorno a noi inizia a "star bene", mentre noi rimaniamo inermi e indifferenti non è semplice, anzi, ci fa sembrare stolti "per scelta". Si sa, l'orgoglio maschile a volte è persino più potente della mascolinità stessa. Oggi, e credo ormai per il resto dei miei giorni (anche se non glielo dico spesso), ringrazio con tutto il cuore la mia metà per il regalo che ha fatto a me e alla mia famiglia proponendo e testando questo regime alimentare, e sono abbastanza certo che un giorno anche le nostre figlie ce ne saranno grate.

Mamme, io posso solo ribadire quello che ha scritto Daniele:

Date l'esempio, fate il vostro percorso e lasciateli liberi di fare come credono, senza arrivare a litigare. Magari nel tempo, vedendovi stare meglio, si ricrederanno.
Cercate di parlare con lui/loro, fate capire con calma e senza usare toni di scontro che davvero per voi è una cosa importante e che sul

serio sarebbe un regalo grande se provassero a collaborare un po', o almeno a non ostacolarvi. Chiedetegli di essere aperti anche ad assaggiare cibi diversi. Non esiste una soluzione facile e valida per tutte purtroppo, ma solo tentativi. Dipenderà anche dalla sensibilità e dalle convinzioni dell'altra parte.
Alcune insistono, tengono duro ed ottengono il cambiamento graduale, altre, pur mettendocela tutta, trovano solo un muro e non riescono affatto. A loro resta il gruppo come valvola di sfogo, come luogo in cui trovare conforto, dove sentirsi meno sole, in attesa che qualcuno cambi idea.

Di certo è davvero dura non essere sostenute dagli affetti in questa scelta importante, ma posso dire che tra le mie mamme ci sono degli esempi incredibili di determinazione, eccone uno:

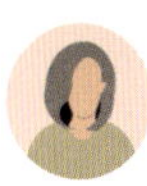

K. L.

In casa mia certe eliminazioni sono state "semplici", come glutine e latticini perchè c'erano intolleranze certificate dai medici. Per ottenerle, appena notate le prime avvisaglie, mi sono rivolta a uno specialista di tutto rispetto che ha approfondito con un ulteriore esame genetico, alcuni sintomi che non risultavano con i normali esami degli anticorpi per la celiachia. Il primo tassello era stato messo: dieta gluten free prescritta per entrambi, nonostante gli scivoloni dei nonni e del papà che han faticato ad entrare nell'ottica del cambiamento. Inoltre, dopo una cura antibiotica, anche il nonno ha iniziato ad avere seri problemi con il glutine. Così hanno iniziato anche i suoceri ad avere accorgimenti appropriati. Con i latticini invece è stata una lotta, perché la mentalità è quella che, nonostante il bimbo vomitasse il latte vaccino fin da piccolo, "il parmigiano è impossibile che possa fare danno". Con il passare del tempo la dieta dava i suoi effetti positivi: mio figlio andava ripulendosi i bronchi in maniera definitiva e i catarri improvvisi erano immediatamente riconducibili agli assaggi di parmigiano che gli rifilavano i nonni. Immediatamente iniziavo le mie indagini su cosa aveva mangiato quando era loro ospite.
A furia di fare il martello pneumatico, hanno iniziato a collegare i fatti. Io sono sempre stata disponibile a far prove perchè non volevo mostrarmi estrema. Non vi dico gli attriti iniziali: il fatto di vedermi dimagrita li preoccupava a tal punto da

passarmi articoli di giornali e consigli anche poco velati di trovare specialisti che mi aiutassero... Dentro mi saliva la rabbia ma esternamente ho sempre avuto un atteggiamento diplomatico, procedendo con accertamenti, esami, visite mediche mie e di mio figlio sapendo che era doveroso farlo per me e per lui. Tutto mi dava conferma sulle mie patologie e sulle sue fragilità. L'esito più soddisfacente è stata la mia curva da carico glicemico: il primario di endocrinologia che mi ha visitato mi ha fatto portare 10 giorni di diario alimentare e alla fine mi ha scritto nero su bianco di continuare a mangiare come stavo facendo per due mesi.
Che dire del papà? Con il passare del tempo, ha capito la validità della dieta, anche se resta dipendente dai "soliti noti". Se decide di mangiare cibi non salutari non lo fa davanti a nostro figlio. Io ho scelto la strada di spiegare a mio figlio, che ha già sei anni, che se papà ha degli acciacchi (e ne ha), potrebbe migliorare molto mangiando come noi, ma che non è facile perchè purtroppo ha mangiato così tutta la vita. Quindi meglio mangiare sano e bene fin da piccoli!!! Nostro figlio ha persino iniziato a riprenderlo o ricordargli cosa ha mangiato di sbagliato quando ha dei disturbi! La cosa positiva è che mio marito ha compreso che per nostro figlio va adottato questo stile alimentare. Ah, la cosa più bella è che quando ho iniziato a riacquistare peso (ero andata sottopeso con la dieta rigida per patologie autoimmuni), nonostante continuassi la dieta, anche la suocera ha iniziato a guardarmi con occhi diversi, a vedere che sto bene e ho una vita attiva, nonostante le patologie. Per perdere peso, anche lei si è fatta convincere a mangiare pasta di legumi ogni tanto invece del solito grano.

E quando i genitori sono separati?

Da figlia di divorziati ricordo bene che i regali e i vizi erano tasti su cui premere per i miei genitori per accattivarsi la mia preferenza. Eh sì, perché a volte dopo il divorzio, si innescano dinamiche assurde, talvolta infantili, in cui ciascun genitore tende ad accontentare il figlio pur di risultare il più buono, il preferito. Lo fanno in molti modi, quello del cibo è il più facile. Mamma ti fa mangiare cose sane ma poco appetitose, io invece ti lascio strafogare di ogni porcheria, che in fondo cosa vuoi che sia?! Con papà ci si diverte!!!

Per affrontare questo tema ho chiesto a una mamma di scrivere la sua esperienza che, per ovvi motivi, manterrò anonima:

> *"Quando segui con tanti benefici questa alimentazione, la regali con amore a tuo figlio; ma cosa succede se non vivi più (perché divorziati) con suo padre e perdi un po' il controllo della routine? E in più il figliolo ha quasi 12 anni e bussa forte alla porta la voglia di ribellione e lo spirito di contraddizione per identificarsi come grande e indipendente? Io sono fortunata perché, quando mio figlio va a casa di suo padre, trova ad accoglierlo una realtà molto simile a casa nostra. Già, perché poco importa se lo stile alimentare lo chiami "mozziano" o no; in realtà, i grandi mostri dell'alimentazione (i soliti noti, come li appella il Doc) sono praticamente rarissimi anche nella casa paterna, perché semplicemente mal tollerati, in più mi ci metto io che, con dimostrazioni lampanti, sono abbastanza persuasiva e un po' vengo ascoltata. Tutto il resto sono trasgressioni e licenze e, ahimé, devo lasciar correre per non ottenere un effetto controproducente. Il mio quasi dodicenne, del resto, è molto saggio. Lui ha una grande personalità, molto trascinante e io l'ho sempre sfruttata e potenziata al contempo, perché quando mio figlio porta a scuola un muffin di quinoa, un cracker con farine diverse dalle comuni o un panino che agli occhi dei compagni "panino non è", lui da sempre è abituatissimo a far valere la sua identità, la sua personalità che si è potenziata nel tempo mangiando e offrendo con disinvoltura queste cose, che spesso vengono derise (invece far merenda con delle caramelle gommose appare lecito e nessuno critica, guarda un po'...); a quel punto mio figlio manda a remare con garbo ma fermezza colui che ha invaso il suo diritto a portarsi la merenda che più gli aggrada.*
> *Morale: noi mamme siamo le allenatrici di questi figli e se siamo molto convinte e serene su qualcosa, gliela trasmetteremo in maniera naturale, rafforzando anche il carattere di questi figlioli, pur non potendo evitare variazioni sul tema perché sono ragazzi esposti a tante tentazioni. La chiave è vederla gioiosamente (se si ha la fortuna di non avere patologie, ovvio) come ad esempio: "Vabbè oggi si è sgarrato, domani facciamo i bravissimi e recuperiamo benessere. Coraggio!"*

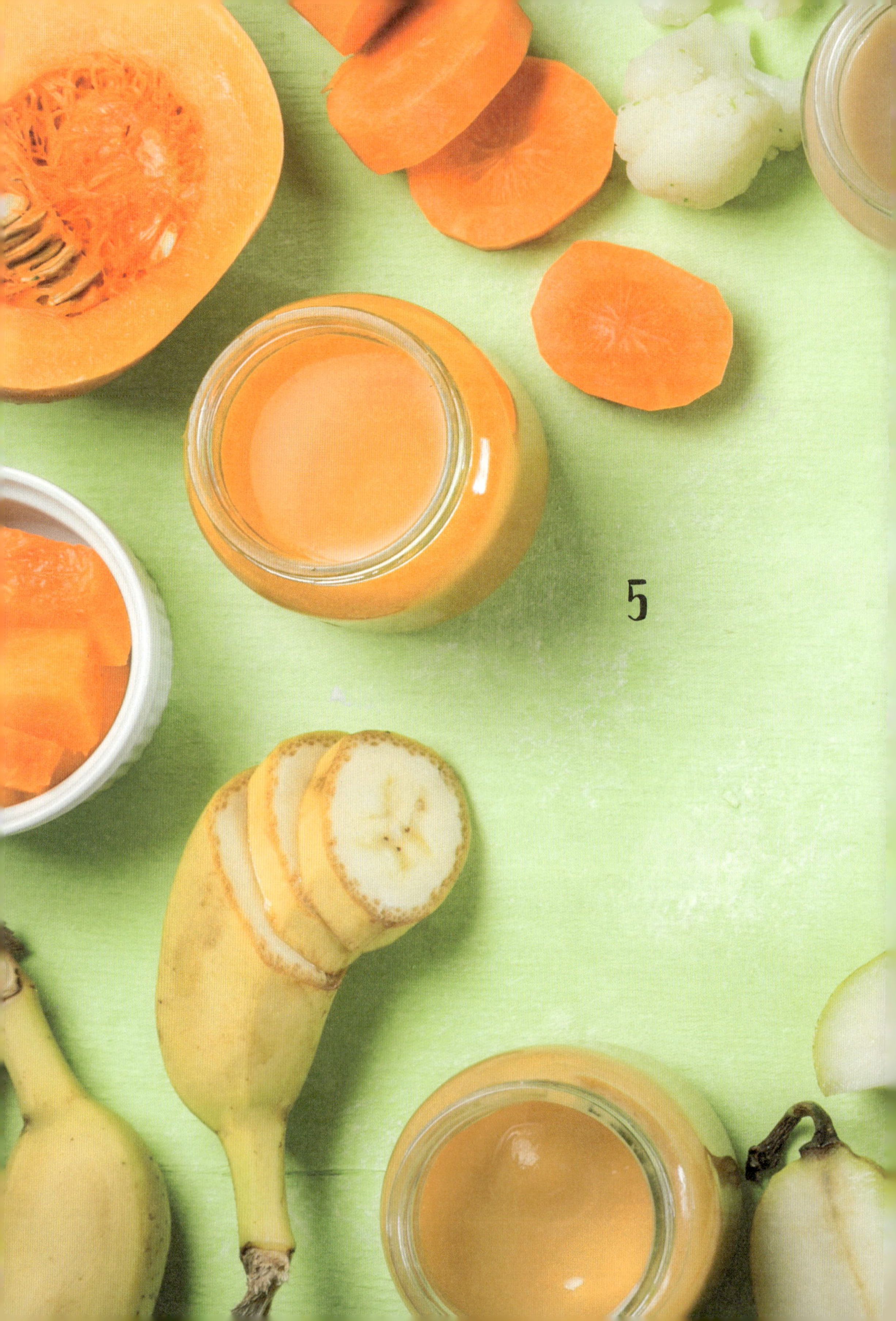

5

Occasioni speciali

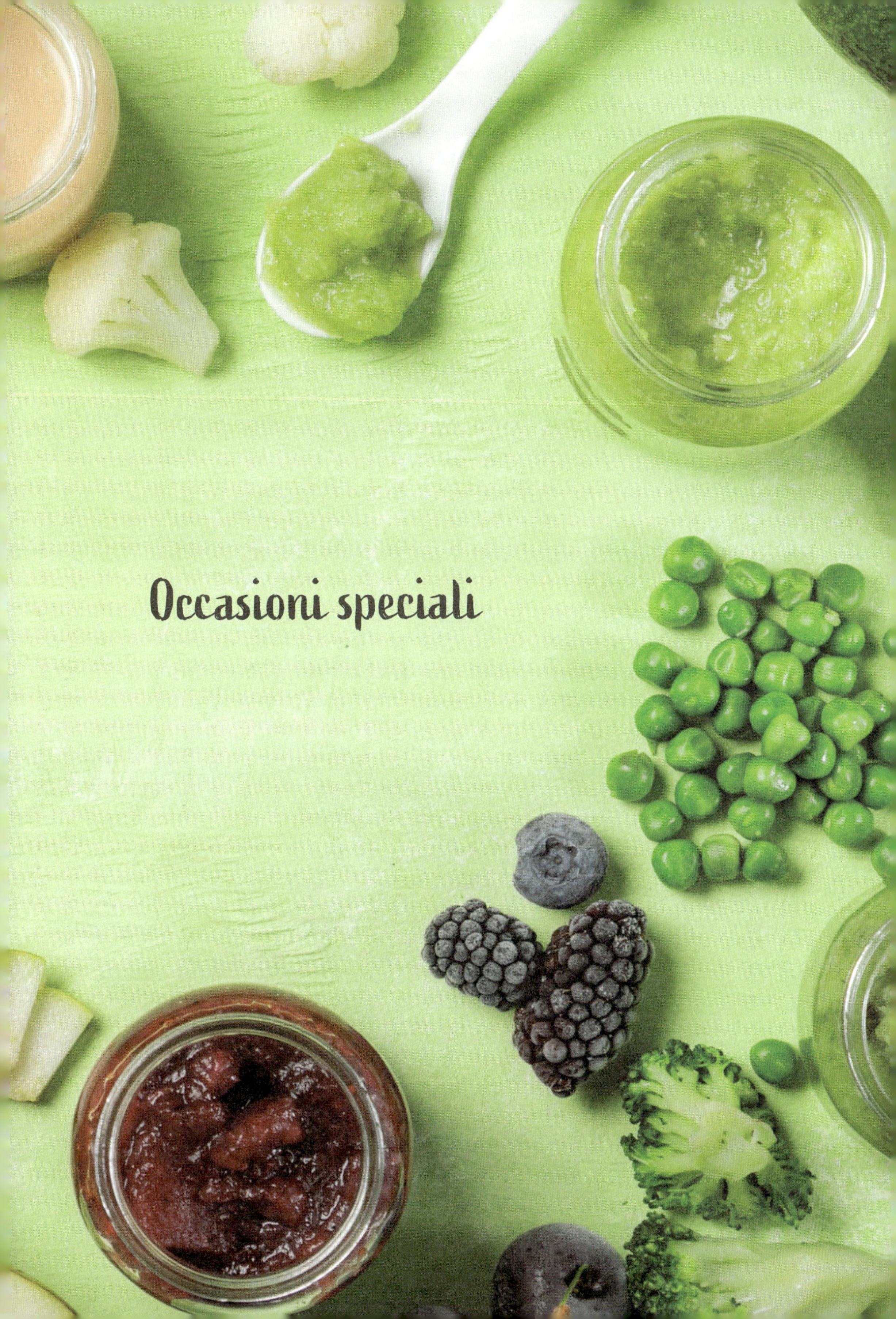

Al ristorante

È bello uscire a mangiare qualcosa con amici o parenti, è bello fare una gita tutti insieme, ma una mamma che segue la dieta ha un pensiero: e poi al ristorante cosa trovo di valido da mangiare?

Innanzitutto, mai rinunciare ad uscire o a viaggiare per il cibo!

Con qualche accortezza troveremo sempre qualcosa di valido:

- un risotto con verdure, ai funghi, allo zafferano, basterà dire che siamo intolleranti ai latticini e che non ci importa se non sarà perfettamente cremoso e mantecato;
- carne alla piastra o alla griglia;
- pesce;
- verdure cotte condite con olio e non ripassate nel burro;
- insalate che condiremo noi al tavolo;

Nel peggiore dei casi, in cui davvero non ci fosse niente di valido, chiedete una bella frittata!

Si può anche pensare di vivere il ristorante come momento di relax in cui concedersi uno sgarro, in quel caso magari pensiamo a scegliere un piatto che presenti un alimento scorretto e non quattro. Qualche esempio:
Un gruppo 0 potrà addentare una costata di manzo con patate al forno – lo sgarro è solo uno, le patate.

Un gruppo A o AB potrà scegliere tagliatelle ai funghi (senza panna) – lo sgarro è solo uno, il glutine della pasta.

Un gruppo B potrà concedersi un risotto allo zafferano con una grattatina di parmigiano.

Al bar

Al bar è un po' più complicato, non ci resta che scegliere il meno peggio:

- un succo di frutta 100%, senza zuccheri aggiunti
- una tisana
- un tè verde
- arachidi per un gr A e AB
- patatine per un gr B e AB
- brutti ma buoni o meringhe
- mandorle caramellate o nocciole glassate di cioccolato fondente
- un latte caldo di soia (di mandorla non lo hanno mai)
- granite o ghiaccioli
- sorbetti a base di acqua invece che gelati a base di latte

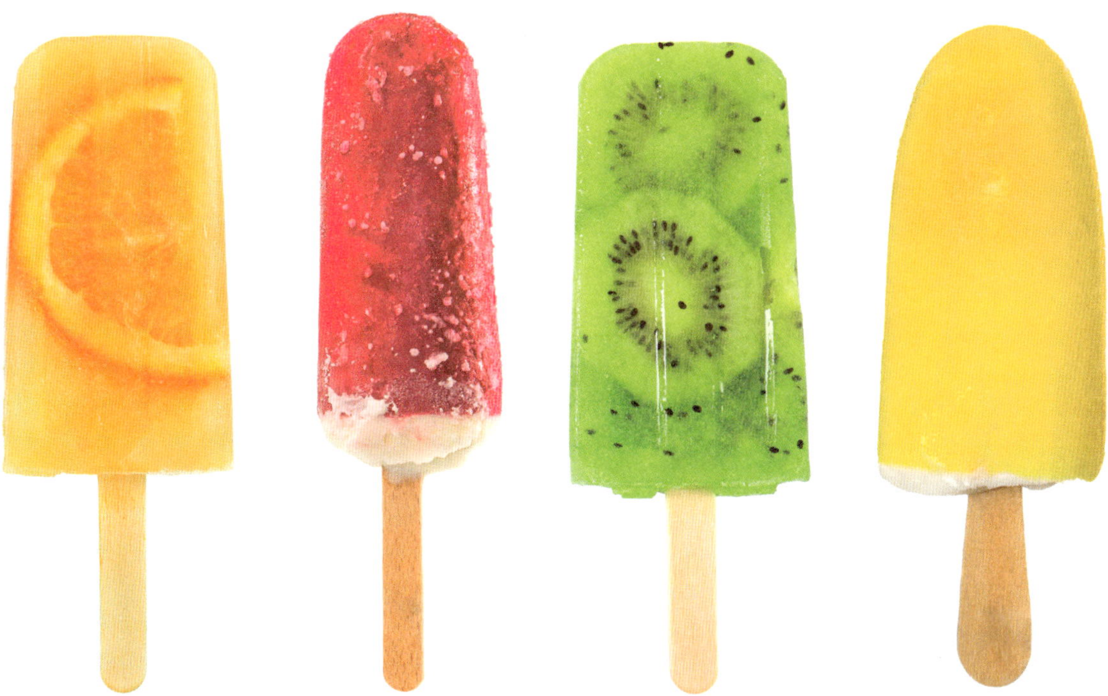

Nei giorni di festa

A volte basta cambiare la forma. Due anni fa andando a un mercatino del Doc notai una cosa: la solita torta di mandorle che lui ha sempre sul suo stand, sotto il periodo natalizio era stata fatta in stampi a tema, a forma di stella o albero. Allora pensai: "Ma certo! In fondo basta cambiare la forma e hai ottenuto un dolce di Natale!".

Quindi mettetevi alla ricerca di formine e stampi natalizi per fare biscotti dolci e salati.

Io lo scorso anno regalai sacchetti con cracker di fave al rosmarino, validi per tutti, al posto dei soliti biscotti burrosi che si usano qui. Alla "panettonata" del nido di Altea portai il mio solito pansoffice di saraceno e castagne ma in uno stampo a forma di abete... fu spazzolato da tutti i presenti!

Fu lo stesso mangiato da Babbo Natale la notte del 24, naturalmente piacque anche a lui!

Poi ci sono le ricette dedicate alle diverse festività sui vari blog e siti, con cui potrete sbizzarrirvi. Ma, si sa, nei giorni di festa siamo tutte tanto indaffarate e magari ci è più comodo ripetere ricette già ben collaudate, solo cambiando stampini. Insomma, presentarsi al pranzo o alla cena di festa o comunque vedersi con amici e portare con sè qualcosa di consentito non è così difficile, basta anche solo cambiare stampo al solito dolce, fosse pure una Camilla da frullatore (ricetta a pag. 267) in uno stampo a forma di stella. Farete un figurone! La solita lasagna che tutti si aspettano, potrà essere fatta con crêpes di quinoa o di fave e nessuno se ne accorgerà. Come sempre, basta organizzarsi e avere a portata di mano qualcosa di consentito che ci aiuterà a non cedere a dolci e primi tradizionali ricchi di burro e glutine.

In vacanza

Per il periodo che trascorro al mare, scelgo una soluzione autonoma, quindi una casetta in affitto, molto più semplice rispetto a un hotel per gestire i pasti.

Prima di partire chiamo il proprietario della casa per sapere quali strumenti trovo in cucina (pentolini, padelle, etc.): se c'è più o meno tutto l'indispensabile, mi porto solo la padellina per le crêpes, una frusta manuale e una spatola per girare le crêpes.
È importante che ci sia un frigo con scomparto freezer.

Quindi preparo una scatola con prodotti che sono certa non troverei sul posto: latte di mandorla, quinoa e miglio in chicchi, semi per le insalate (canapa, gomasio, zucca), lupini come snack e amaranto o quinoa soffiati, caffè di cicoria e tisane, farine di amaranto, quinoa e legumi.
A casa preparo un paio di torte Camilla, un paio di crostate, biscotti e poi cracker e grissini di legumi. Il sottovuoto aiuta a mantenere la croccantezza più a lungo.
Porto anche una borsa frigo capiente e 4 contenitori con coperchio.

Arrivata sul posto, vado a fare la spesa. È inutile portare da casa cose che troverei ovunque e avrei bisogno di un portabagagli esagerato. Noi andiamo sempre nella stessa località, quindi conosco già il supermercato più fornito della zona e presso i chioschi della Coldiretti o produttori locali trovo ottime verdure (w il km 0!!!).
Faccio quindi la spesa per alcuni giorni (ricordate il "Planning di spesa settimanale"?): barattoli di legumi, di tonno, sgombro e salmone al naturale, riso da insalata, yogurt di soia, bresaola o affettato di pollo o tacchino, bistecchine di carne e pesce idonei per le cene, un paio di frutti di stagione e tante verdure!!! Immancabili poi le uova!
Quando dispensa e frigo sono pieni, il più è fatto!

Per le colazioni, ho a disposizione i dolci portati da casa (che sporziono e congelo appena arrivo), le uova, le crêpes, il latte vegetale, tisane o caffè di cicoria.
Per pranzo porto con me una borsa frigo che ogni giorno contiene

una cosa diversa: insalata di riso (i migliori tipi per le insalate sono basmati, nero Venere e rosso Ermes), insalate di quinoa o di miglio, insalate di legumi (legume, tonno e verdure), mozzarella con verdure, frittate di verdure. Oppure i mitici burritos di legumi!

Per gli spuntini prediligo i bastoncini di verdure fresche (carote, sedano, cetriolo). Oppure snack di legumi portati da casa o lupini.

Torniamo in genere alla casetta a metà pomeriggio e prima del pisolino propongo alle bimbe yogurt di soia, latte di mandorla con pseudocereali soffiati, anguria (che adorano) o un frutto di stagione. Quindi a nanna!

Per cena, carne o pesce cotti nel modo più veloce possibile o semplicemente tonno con belle insalatone fresche e miste!

Se a cena capita di uscire, mi regolo con le proteine che trovo.

Quando la sera le metto a nanna e preparo il borsone coi costumi, penso già al pranzo del giorno successivo e anticipo qualcosa: scotto le verdure, lavo l'insalata, cuocio riso o miglio o quinoa, pulisco le verdure a bastoncini, così al mattino, tempo di fare colazione, in un attimo l'asporto è pronto!

Per me porto un piccolo thermos con il cicorino, perchè poi so che, a sentire intorno al mio ombrellone profumo di caffè, mi viene voglia...

Capita che le bimbe vedano in spiaggia girare un sacco di gelati. Allora propongo in alternativa (non si può dire sempre di no...) granita o ghiacciolo.

Così facendo, i giorni di vacanza li viviamo bene, mangiamo correttamente e sinceramente, se mi organizzo prima, non mi pesa, non passo poi tanto tempo in cucina.

In vacanza capita di sgarrare, ma quello che non sopporto dello sgarro è doverlo fare per forza, perchè non ho alternative e magari con qualcosa che non mi piace neanche... Insomma: sgarro, mi darà fastidio e neanche mi è piaciuto. Nooooo! Piuttosto uno sgarro lo faccio per scelta con qualcosa che mi piace tantissimo e che so che posso mangiare solo lì o che decido di concedermi solo in quella vacanza.

E chi ha bimbi piccini?
Se allatta, non avrà bisogno di altro, solo di curare la propria dieta; se è in pieno svezzamento, dovrà portarsi da casa il necessario per fare omogeneizzati o creme di riso o miglio, etc.

Anche in vacanza semplifichiamo
Quando i figli sono un po' più grandi, organizzarsi diventa più semplice. Ad esempio, prima di partire potete fare un patto: a colazione, per tutta la vacanza, un giorno uova strapazzate e latte di mandorla e un giorno una cosa che ai vostri bimbi piace di più (latte di mandorla e quinoa soffiata, yogurt di soia bianco e carruba, brutti ma buoni...), alternando.

Io preparo solo un pane di albumi (ricetta a pagina 238), parecchi brutti ma buoni e doppia dose di panini di ceci. Appena arrivata nella casa delle vacanze, metto in congelatore gran parte del cibo in sacchetti mono-porzione.

I brutti ma buoni, uno al giorno, fanno da spezzafame assieme a cetrioli o carote. Per gli spuntini va bene anche un frutto estivo, per i gruppi zero ogni tanto, per gli altri gruppi anche più spesso.
Se cercate una gelateria che fa granite calabresi o siciliane (solo acqua, zucchero e materia prima) di mandorla o sola frutta, potete anche evitare i gelati a base di latte.

Sotto il sole, occhio ai cereali!

Il dottor Mozzi consiglia di non esagerare con i cereali, anche quelli senza glutine consentiti, quando ci si espone al sole: possono predisporre alla comparsa di eritemi solari. Lo stesso vale anche per i bambini: se l'età lo consente, meglio dare pseudocereali, legumi o, per i gruppi che possono, patate o patate dolci.

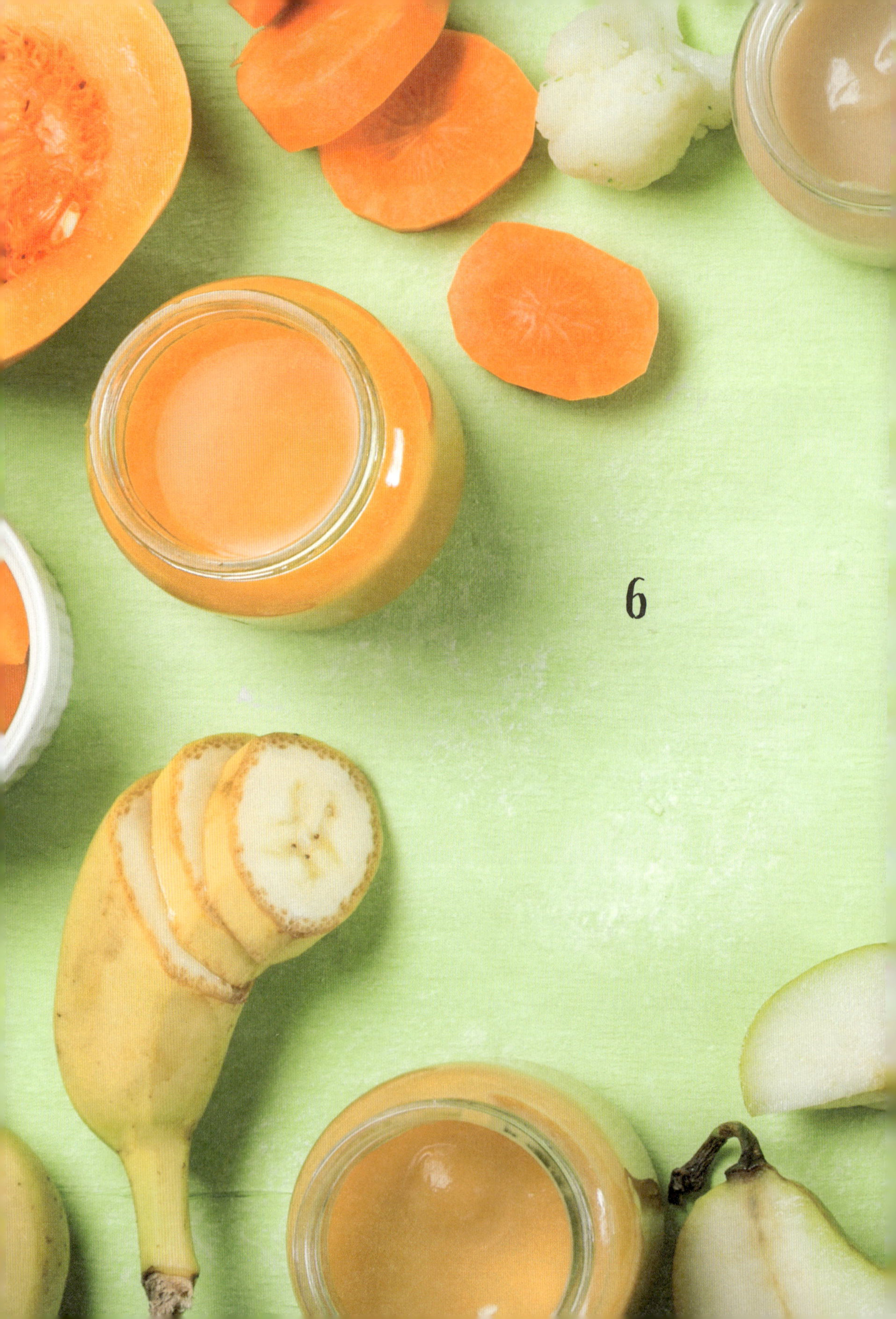

6

Dentro la dispensa

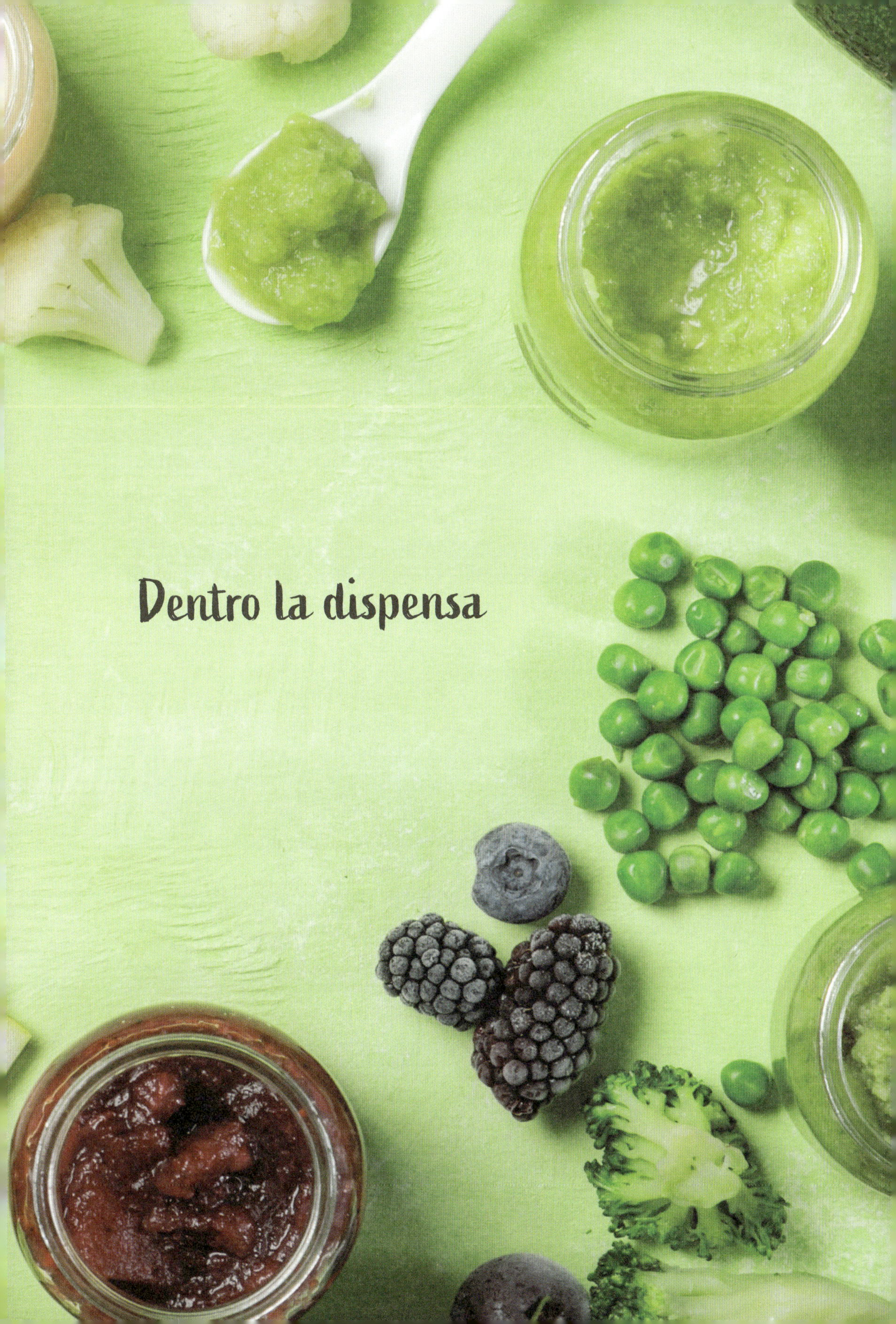

Legumi, istruzioni per l'uso

Secondo la FAO, i legumi sono il cibo del futuro, ma per noi sono il cibo del presente. Possono benissimo sostituire i cereali, ma a differenza dei cereali, richiedono poche risorse per essere coltivati (sono sostenibili), hanno un indice glicemico medio basso, non alzano la glicemia, né la pressione, né il colesterolo, non fanno trattenere liquidi e hanno un altissimo potere saziante.

Molte persone tuttavia lamentano di non digerirli, di avere problemi di gonfiore, etc.

Premesso che non è detto che tutti tollerino i legumi allo stesso modo, ognuno troverà sicuramente qualche legume adatto al suo sistema immunitario. Per capirlo, bisogna imparare come usarli, come abbinarli, come cuocerli e come trattarli per renderli più digeribili.
Nel libro viola, il dottor Mozzi dà queste indicazioni generali, valide per chi non soffre di patologie e vuole mantenersi in buona salute:

Un gruppo 0 può utilizzarli da 2 a 4 volte la settimana
Un gruppo A può utilizzarli da 2 a 5 volte la settimana
Un gruppo B può utilizzarli da 2 a 4 volte la settimana
Un gruppo AB può utilizzarli da 2 a 5 volte la settimana

Ovviamente bisogna sempre valutare la variabile individuale, ad esempio età, peso, attività fisica svolta durante la giornata, stato di salute e tolleranza di questi alimenti.
A cena è meglio non utilizzarli, a meno che non si faccia un po' di attività fisica dopo.

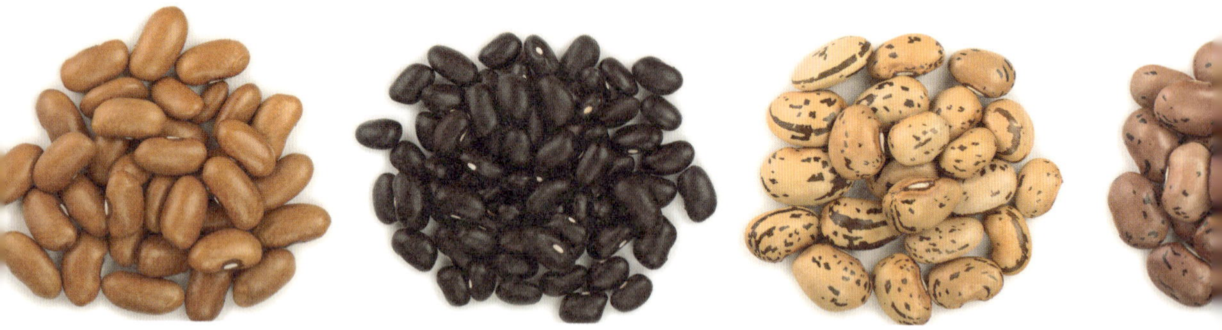

Ma cerchiamo di ricordare le dritte sui legumi valide per tutti:

- **L'ideale è consumarli nella prima parte della giornata**
- **Attenzione agli abbinamenti (combinazioni corrette a pag. 53)**
- **I legumi lessi semplici sono preferibili rispetto alle farine e alla pasta di legumi**
- **Se mangiate legumi due volte al giorno, usate lo stesso legume e non due tipi diversi**

Nel tempo, con la pratica e col diario alimentare, ho imparato che per stare bene e non avere problemi digestivi, posso concedermi i legumi 5 o 6 volte la settimana. Cerco di mangiarli in un solo pasto o comunque utilizzo lo stesso tipo di legume se li mangio a colazione e a pranzo.
Li uso più a colazione perché mi danno senso di sazietà ed energia, mentre a cena fatico molto a digerirli e mi mettono sete la notte, quindi li evito. I legumi lessi, soprattutto ceci e azuki, sono l'ideale per me, in particolare abbinati a proteine e verdure.
La pasta secca che per fortuna ora si trova in commercio non la tollero troppo spesso. Me la cavo meglio con la pasta fresca fatta in casa con farina denaturata (della denaturazione parlerò tra poco). Generalmente uso le farine al massimo 3 volte la settimana, se le uso più spesso ne risento.

Tuttavia, se sono abbinate a lievito di birra e psillio, devo ridurre la frequenza a una volta alla settimana, altrimenti fatico a digerirle. In gravidanza e allattamento li ho sempre usati senza mai fastidi nè coliche.
Mi raccomando, come sempre, non ci sono schemi rigidi o dogmi, ma la valutazione singola e soggettiva e soprattutto il diario alimentare, vi daranno sempre la risposta giusta!

Legumi freschi (o gelo) e legumi secchi
Sul gruppo ho pubblicato la ricetta di una zuppa di borlotti surgelati da freschi (ricetta a pagina 232).
Il gruppo zero non tollera molto bene i legumi secchi, e quindi neanche quelli in barattolo che vengono lavorati da secchi. Dopo i primi 20 minuti di cottura, ho cambiato l'acqua dei fagioli, piena di scarti delle bucce dei legumi, usando altra acqua calda e aggiungendo gli altri ingredienti. Ho eliminato la prima acqua di cottura perchè è piena di fitati, gli antinutrienti dei legumi, che possono dare fastidio durante la digestione. Ecco perchè i legumi lessati restano più digeribili e assimilabili rispetto alle farine che in genere sono ottenute da legumi interi con la buccia. Per questo motivo il dott. Mozzi tende a suggerire di usare più spesso legumi interi, un po' meno le farine e ancora meno la pasta di legumi. Ognuno poi, come sempre, fa le proprie valutazioni personali: molto spesso chi dice di non tollerare i legumi, riesce comunque a tollerare abbastanza bene i legumi freschi o congelati, soprattutto fave e piselli. Fate le vostre prove e scrivete sul diario!

Denaturare le farine di legumi
Denaturare la farina di legumi a casa significa porre in forno a 90 gradi per 3 ore fino a 4 teglie al massimo, con 1 kg l'una di farina di legume. Lasciar poi raffreddare completamente, quindi trasferire in barattolo di vetro e conservare al fresco.

La denaturazione serve per rendere meglio lavorabile la farina di legumi: i legami delle molecole si spezzano e si ricreano in maniera simile a quella del glutine, legandosi meglio all'acqua durante la lavorazione.
Si consiglia questo trattamento per fare pasta fresca o crackers e grissini, ma alcuni denaturano sempre per rendere la pietanza più digeribile.

A onor del vero, una farina denaturata risulta impoverita rispetto al legume intero cotto semplicemente, più digeribile insomma, ma meno nutriente.
Io non avevo voglia di denaturare i primi tempi, chissà poi perchè visto che fa tutto il forno, poi un giorno ho provato e ho fatto dei

crackers... Non mi sembrava vero! Non si appiccicavano! Sembrava di lavorare la farina di frumento! Anche quando faccio pasta o pastina uso farina precedentemente denaturata.
Non la preparo ogni singola volta, quando denaturo ne faccio 3 o 4 chili che tengo al fresco, non occorre mettere in frigo, in barattoli di vetro chiusi, si mantiene a lungo e ogni volta che ne ho bisogno me la trovo pronta all'uso. Denaturare non è indispensabile, ma migliora il risultato e per alcuni la digeribilità.

Zucchero, poco e poche volte

"Poco e poche volte", come dice sempre il dottor Mozzi. Perché faccio di tutto per ridurre o eliminare lo zucchero da ciò che preparo alle mie bimbe?

Perchè gli zuccheri mi portano via le energie. All'inizio pensavo di poter rinunciare a tutto ma non ai dolci e alla frutta. Poi ho provato a piccoli passi e, senza rendermene conto, riuscivo a centellinarli e stavo sempre meglio: sistema immunitario molto più resistente, non mi sentivo quasi mai stanca e avevo una grande energia rispetto a prima. Ci pensavo una sera, dopo un giornata in bici con tutta la famiglia. Quest'estate abbiamo passato così gran parte delle domeniche, sul lago di Lugano, pedalando per una quarantina di km con 15 kg di bambina sul seggiolino dietro e un mega zaino sul cestino... E chi ce l'avrebbe fatta prima? Mi sarei persa dei paesaggi fantastici. E poi, se faccio colazione dolce, già dopo un'ora ho fame... e così anche le mie bimbe! No, non vale la pena!
A ogni conferenza il Doc non fa che ripetere a chi ha una patologia di ridurre drasticamente o addirittura evitare completamente tutti gli zuccheri (cereali, dolci e frutta), quindi meglio prevenire riducendoli già da prima.
Un consiglio pratico ed efficace: ogni volta che fate una torta, riducete sempre un pochino le dosi di zucchero, sempre 20 grammi in meno. Questo servirà a far abituare voi e i vostri bambini al "meno dolce". E col tempo troveranno caramelle, cioccolati e dolciumi

confezionati o torte di pasticceria davvero troppo dolci, tanto da aver la nausea già al secondo morso.

A proposito di caramelle, vi racconto questo episodio: «Mamma, oggi una bimba grande della mia classe aveva in bocca una cicca, ha detto che si chiama così. Che roba è una cicca?! É una cosa che fa venire il raffreddore?». Sveva me l'ha raccontato una sera mentre stavamo giocando. Le ho spiegato che la cicca (chewing-gum) è una specie di caramella che si mastica a lungo e che ugualmente fa male ai denti e al pancino (lei dice "fa venire il raffreddore"). Credo non ne abbia mai mangiate, caramelle neanche. E non si è fidata di provarla, quando la bimba gliene ha offerta una.

Mamme, nella vostra borsa ci sono cicche e caramelle?

Sveva e Altea sanno che non voglio che frughino dentro la mia borsa, ma non troverebbero altro che sacchettini o scatoline con uva passa, mandorle, nocciole, noci, prugne secche, radici di liquirizia.
In commercio si trova anche frutta e, meglio ancora, verdura essiccata al naturale.

Cicche e caramelle non contengono solo tanto zucchero, ma anche amidi, coloranti e additivi chimici vari, spesso latte, nonchè le temute maltodestrine, ricavate generalmente dal mais. Abituiamoli a farne a meno. Un consumo frequente può avere più conseguenze negative di quanto possiamo immaginare.

Frutta sì, ma meglio la verdura

Come forse già sapete, le persone di gruppo 0 devono stare il più possibile alla larga dalla frutta, soprattutto in inverno, perché il fruttosio sembra avere sul nostro sistema immunitario un potere infiammatorio addirittura maggiore dello zucchero di barbabietola (il comune zucchero bianco).
A differenza del gruppo 0, gli altri gruppi con la frutta se la cavano abbastanza bene, può essere ottima a colazione con un uovo o a merenda, soprattutto in estate. Ricordatevi che la frutta non va mai mischiata, per cui niente macedonie.
È giusto sospenderla per tutti quando c'è un'infiammazione in corso e limitarla in inverno, ma una mela cotta o una pera cotta per un bimbo possono andare bene anche nelle stagioni fredde. Come dice il dottor Mozzi, "*fermo restando che la verdura è sempre meglio della frutta*".
È meglio evitare completamente i succhi di frutta, perchè sono un concentrato di zuccheri, sia fruttosio che saccarosio e generalmente contengono poca frutta. Attenzione anche ai succhi con la dicitura "senza zuccheri aggiunti" o "100% frutta", perché spesso (sempre) contengono zucchero d'uva o succo di mela.

Ma come si fa senza pane?

Soprattutto a cena, eravamo abituati a mangiare un po' di carne o pesce e verdure e poi finivamo di saziarci col pane.
Allora comincia la ricerca dei sostituti consentiti, ma scopri ben presto che non è poi così facile né economico trovare in commercio pane o simili, fatti con i giusti ingredienti.
I prodotti per celiaci non sono neanche da prendere in considerazione perché sono fatti con un mix di farine di cereali e contengono sempre farina o amido di mais o di patate.
Il pane per vegani è generalmente un tripudio di cereali col glutine, oltretutto messi insieme nello stesso impasto.
Gallette, croccantini di sesamo, amaretti, meringhe... e anche lì, se

leggi bene le etichette, c'è da stare attenti.
Allora l'unica possibilità è comprare le materie prime, le farine ad esempio, e infilare il grembiule, buttando all'aria anni di esperienza in cucina, per ricominciare da capo, come una principiante, che a volte si sente di non saper più fare manco un uovo al tegamino. Le prime volte il pane, le focacce e le pizze sono fallimentari, bocciate da tutti, noi incluse.
I figli e i mariti non ci pensano proprio a fare una dieta del genere se si mangia così male. Non hanno idea di quanto tempo e impegno abbiamo investito in quel pane amaro e non ben lievitato.
State facendo di sì con la testa mentre leggete?
Vi chiedete come faccio a saperlo?
Perchè ci sono passata pure io 4 anni fa, ho sperimentato e buttato tanta di quella roba... Non perchè mi dicevano che faceva schifo, ma perchè anche per me non è che fosse granchè buona. Ricordo di essermi anche fatta un paio di pianti per questo! Potevo starmene a guardare un film dopo cena con mio marito e invece mi ero chiusa in cucina per ore, con quale risultato? Per buttare tutto nella spazzatura! Con quello che costano certe farine che andrebbero invece centellinate!
Allora arrivi a un bivio: o smetti e torni a mangiare come prima perché è impossibile fare quella dieta, devi cucinare da mattina a sera e ci vogliono troppi soldi. Oppure tieni duro e semplifichi, fai meno ricette, una ogni tanto e ti concentri sui pasti principali, i risotti, le carni, i pesci, le uova, i minestroni, le insalate, le verdure, sapendo che, non avendo il pane a tavola, devi riempire i pancini, o pancioni che siano, con quelle cose lì, aumentando le quantità e cercando di capire come arrangiarti con la spesa per far quadrare i conti a fine mese. Ecco, chi segue la dieta da almeno un anno in maniera costante, fa sicuramente la seconda scelta: un pane, una focaccia, dei biscotti, una torta saranno piacevoli diversivi, ma non possono essere quotidiani, altrimenti dovremmo stare tutto il tempo in cucina. Concentriamoci sui pasti principali, i piatti della cena, quelli che ho invitato a raccontare e condividere sul gruppo. Rallentiamo un po' e poi riprenderemo con le varie ricettine sfiziose quando avremo modo e tempo, tornerà a essere piacevole e divertente.

Lo so, state pensando che ai bambini dovete per forza dare qualcosa di simile ai vecchi prodotti da forno, altrimenti non mangiano... E chi lo dice? Piano piano facciamo inversione di rotta anche con loro, per abituarli gradualmente a pasti diversi, a una colazione che sembra un pranzo a volte. In un video sui bambini il dottor Mozzi dice una valida colazione può essere un bel minestrone denso con un uovo rotto dentro e magari del riso integrale. Non lo mangerebbero mai? In Asia si fa, quindi è solo questione di abitudine. Certo non sarà semplice, ci vorrà tempo e pazienza ma si potrebbe provare, no? Osiamo e lasciamoci stupire dai nostri bambini che sono viziati a certe abitudini da meno anni rispetto a noi, che forse faremmo più fatica di loro.
Non vi scoraggiate, semplificate e se necessario, prendetevi una pausa dalla dieta Mozzi: ritornate a mangiare come prima e, a mente lucida, valuterete.

Ci sono sostituti del pane, magari semplici e veloci da fare?
Certo! Potrete mettere in tavola pancakes, crêpes, pansoffici a fette (che potrete anche tostare/biscottare), waffle o cracker.
Tra le ricette ho inserito alcune preparazioni di questo genere, ma ovviamente dovrete stare attente a come abbinarli in base alla farina con cui li preparerete e sarà meglio usarli a colazione o a pranzo e non a cena.
Ma posso darvi un consiglio? Non abituate i vostri familiari ad avere un surrogato di pane per forza! Questo vi costringerebbe a sfornare qualcosa OGNI giorno! Diventerebbe un lavoraccio per voi! Piuttosto tenete sempre in dispensa dei barattoli di legumi! Oppure cuocete due etti di quinoa in chicchi e tenetela per tre o quattro giorni in frigo, pronta da riscaldare. Sarà molto più pratico e veloce. Ma se i primi tempi avere uno pseudo-pane in tavola può essere utile a coinvolgere marito e figli, fate tesoro del freezer, sfornate in quantità e congelate in piccole porzioni.

Lieviti e addensanti

Non uso lieviti per dolci commerciali perché contengono tutti amido di mais.

Mi sono abituata a sostituirli con:

- **Cremor tartaro abbinato al bicarbonato**, non ne metto mai grosse quantità, 1 cucchiaino di ciascuno basta per fare ad esempio un plumcake o 12 muffin.

- **Bicarbonato** (1 cucchiaino, non di più, altrimenti si sente troppo il retrogusto) **assieme a 5 o 6 gocce di succo di limone** (ideale sarebbe spremere il limone direttamente sul bicarbonato).

- **Lievito di birra** (fresco oppure secco che è naturalmente senza glutine) solo per i panificati, pizze, pani, focacce.

- **Albumi montati a neve ben ferma:** in determinate ricette, montare a neve ben ferma gli albumi, potenzia la lievitazione affidata ad agenti deboli quali cremor tartaro o bicarbonato.

Poi ci sono gli **addensanti**: ad esempio la **cuticola di psillio** e la **farina di semi di carrube** che possono essere aggiunti a seconda dei casi per migliorare il risultato nei panificati dove viene usato il lievito di birra, ma non sono agenti lievitanti veri e propri. In particolare lo psillio viene usato per creare l'alveolatura in pani e focacce con farine di legumi o pseudocereali. L'**inulina** si può invece utilizzare per rendere più fragranti i biscotti.

Potete trovarli in farmacia o nei negozi bio specializzati, anche online.

Nelle ricette vedrete in che dosi vanno usati.

Il brodo e la sua tazza

«Bimbe, ho un regalo per voi... Una cosa speciale!!! Questa è una tazza speciale, si chiama "tazza da brodo"! In queste due bellissime tazze speciali berrete **solo** il vostro buon brodo.» Contentissime, ci hanno brindato più volte prima di cena, un super happy hour!
Noi mamme del gruppo, come tutte le mamme, conosciamo bene i nostri polli, e abbiamo la "**tazza speciale da brodo**"! Altro non è che una tazza grande col manico, tipo boccale da birra, che ha il suo tappo forato per far uscire la cannuccia. Le trovai al supermercato in quei cestoni di offerte con gli ultimi pezzi rimasti, li pagai una sciocchezza, ma hanno avuto grande successo! Tante volte, per vincere le resistenze, basta pensare un po' fuori dagli schemi.
Solo un anno fa se proponevo alle mie bimbe brodo di manzo quando stavano poco bene, non lo volevano. Ora me lo chiedono loro sia quando a scuola non mangiano bene e sentono il pancino imbarazzato, sia per scaldarsi, sia prima di dormire perchè, dice Sveva: «Sento che mi fa tanto bene, mamma!». Ecco, ragazze, credetemi, i bambini si abituano ai sapori, non vi stancate di proporre loro certi alimenti altamente benefici, come il brodo giusto per il loro gruppo. Sin dal biberon!!!

Tradizionalmente, il brodo si fa quando c'è freddo e il rischio di ammalarsi aumenta. Bene, noi mamme mozziane ridurremo gli zuccheri e la frutta, cercheremo di pensare a pasti il più possibile corretti, anche per tamponare i pasti della mensa, e daremo un buon brodo ai nostri bimbi. Il dottor Mozzi nel libro viola dà indicazioni precise sul brodo da utilizzare a seconda del gruppo sanguigno: nella tazza dei gruppi 0 ci sarà un brodo di manzo, vitello, pollo o cappone; nella tazza dei gruppi A, brodo pollo o cappone; nella tazza dei gruppi B ci sarà brodo di manzo, vitello o coniglio; nella tazza dei gruppi AB, che devono evitare brodi di carne, ci sarà invece un brodo vegetale.Mi raccomando, che sia un brodo vero, non di dado. Nel mio primo libro ho descritto il procedimento per fare il dado in casa con il Bimby.

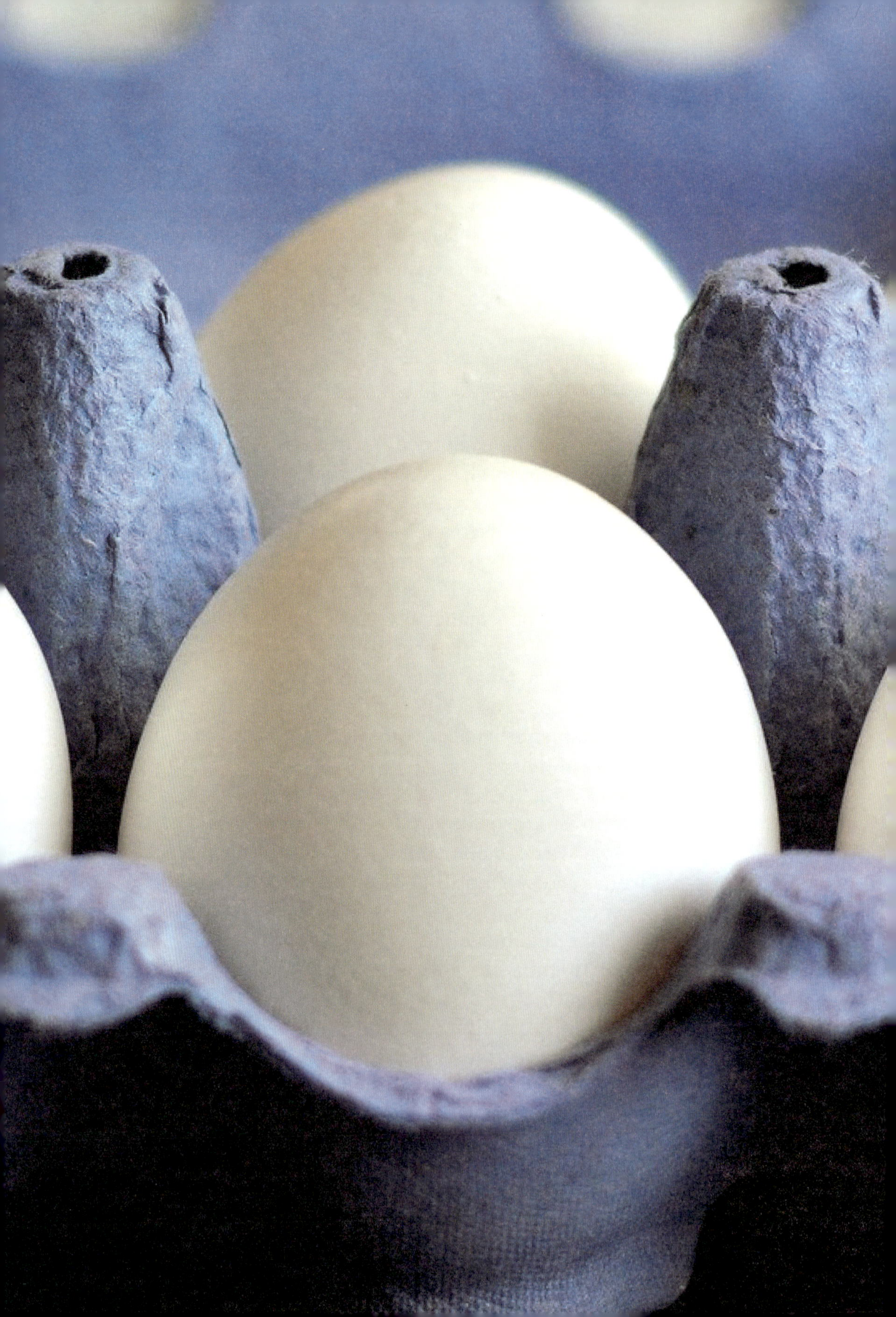

Le uova

Le uova sono un alimento straordinario, ricco di nutrienti importanti come le proteine a più alto valore biologico che si possono trovare in natura, saziante, che costa poco e sano (ecco perché forse ci sono così tanti falsi miti che le riguardano).
Conosco tantissime persone che seguono con cura la dieta Mozzi, che mangiano 25/30 uova la settimana eppure hanno il colesterolo perfetto! Come dice il Doc, l'uovo contiene colesterolo ma non lo fa produrre se lo mangiamo, sono invece i cereali a causare un innalzamento dei valori del colesterolo nel sangue.

Uno studio[1] pubblicato nel 2017 sulla rivista Pediatrics ha dato risultati incredibili sui bimbi: dei neonati tra 6 e 9 mesi sono stati casualmente assegnati a 2 gruppi. Uno di questi gruppi ha consumato 1 uovo al giorno per sei mesi. L'altro gruppo ha seguito la sua dieta solita.
Il gruppo "un uovo al giorno" ha avuto:
- il 47% in meno della prevalenza dell'arresto di crescita
- un aumento di peso e di altezza costante e superiore all'altro gruppo
- naturalmente si sono alimentati di meno cibi zuccherati e cibi "spazzatura"
- una netta riduzione (74% in meno) della possibilità di essere sottopeso

I risultati hanno sostenuto l'ipotesi che l'introduzione precoce delle uova migliori significativamente la crescita nei neonati. Facili da trovare ed economiche, le uova hanno il potenziale di contribuire agli obiettivi globali per ridurre la prevalenza dell'arresto di crescita. Molte mamme hanno paura delle uova, purtroppo. Vero è che qualcuno è allergico ma sono davvero pochi casi; la stragrande maggioranza dei bambini ci va a nozze invece, come dice il Doc! E possono rappresentare una grandiosa colazione prima della scuola!

1Lora L. Iannotti, Chessa K. Lutter, et al. Eggs in Early Complementary Feeding and Child Growth: A Randomized Controlled Trial - Pediatrics Jun 2017, e20163459; DOI: 10.1542/peds.2016-3459

Ecco un post che ripropongo spesso alle mamme:

"**UOVA, grandi alleate per la COLAZIONE**.
Dallo zabaione alle omelette farcite di marmellata, per passare poi a uova alla coque o strapazzate (non fritte), a crêpes o pancakes con farina di legumi o pseudocereali farcite a piacere.
Ricordo che le crêpes possono essere abbinate al dolce solo se fatte con farina di saraceno, quinoa, amaranto e castagne.
Solo salate invece quelle di legumi, riso, miglio.
Voi usate le uova? Riuscite a fare colazione salata? E con voi i vostri ragazzi o bambini? Fate colazione assieme?
Promemoria per chi ha paura a mangiare tante uova...
Abbiate piuttosto paura a esagerare coi dolci, la frutta e i cereali! E per chi ancora non è passato alla colazione salata, le uova sono un bel trampolino di lancio!"

È meglio un uovo oggi o una gallina domani? Le nonne di un tempo avevano già capito la validità delle uova quando per la merenda pomeridiana inseguivano i loro nipotini con una tazza piena di zabaione. Di certo non occorre fare come Rocky e ingurgitarne tre crude a colazione, ciò che conta è inserirle nella propria alimentazione e in modo particolare in quella dei più piccoli. Le uova, infatti, contribuiscono a ottimizzare lo sviluppo cerebrale dei bambini. È la rivista American Journal of Clinical Nutrition a dare la buona notizia a tutte le mamme del mondo, pubblicando lo studio[2] della Brown School della Washington University di Saint Louis. Secondo quanto emerge da questa ricerca i bambini a cui vengono, a partire dai sei mesi di età, somministrate le uova, mostrano negli esami ematici una presenza più alta di colina e di acido docosaesaenoico. La prima sostanza agisce come la vitamina B, il secondo è un acido ricco di Omega 3 ed entrambi hanno il merito di contribuire in modo sostanziale allo sviluppo delle funzionalità cerebrali.

---

2 Iannotti LL, Lutter CK et al - Eggs early in complementary feeding increase choline pathway biomarkers and DHA: a randomized controlled trial in Ecuador. - Am J Clin Nutr. 2017 Dec;106(6):1482-1489. doi: 10.3945/ajcn.117.160515. Epub 2017 Nov 1.

Le uova vanno bene in molti modi fuorchè fritte, quindi alla coque, strapazzate, in camicia, all'occhio di bue e infine sode.

Generalmente le persone di gruppo 0 hanno qualche difficoltà a digerire le uova sode: potete comunque testarle mangiandole però ben calde. Meglio a colazione o a pranzo, mentre a cena possono risultare pesantucce. Il modo migliore per trarne benefici è farle con tuorlo fondente e albume ben cotto, sono molto più digeribili, nutrienti e valide, persino ricche di acido folico per chi è in gravidanza.

Uovo cotto correttamente

Usate un padellino antiaderente e ungetelo con un goccio d'olio utlizzando carta da cucina in modo da lasciare la padella unta ma apparentemente asciutta (io faccio lo stesso con la piastra per waffle e per il padellino da crêpes). Fate scaldare bene la padella, quindi rompete le uova, mettete un pizzico di sale e coprite subito col coperchio, un minuto e girate con la spatola, un minuto dall'altra parte e impiattate. Oppure lessatele per 6 minuti se volete le uova alla coque. In gravidanza è meglio che le uova siano ben cotte. Tante volte il Doc ha suggerito di consumare le uova a colazione o a pranzo, mente la sera tendono a restare difficili da digerire. Se le persone di gruppo A, B e AB possono permettersi fino a 2 uova al giorno, i gruppi 0 devono andarci più cauti: come ha detto il dottor Mozzi recentemente "ci sono proteine più valide per i gruppi 0".

Detto questo, valutate voi quante uova alla settimana tollerano i componenti della vostra famiglia. Certo può essere un salva-cena dell'ultim'ora, ma è meglio non proporle a cena se già le hanno mangiate al mattino. Insomma usate buon senso e non esagerate!

Ingredienti furbi

Per ingredienti furbi intendo quelli che sono naturalmente dolci e ci aiutano a simulare la presenza di zucchero.

Farina di carrube
Dolcificante naturale adatto a tutti i gruppi sanguigni, sostituisce egregiamente il cacao amaro nella preparazione di dolci o bevande calde, col vantaggio che, essendo già dolce di natura, permette di evitare l'uso dello zucchero.
Spolveratela su latte vegetale o yogurt di soia; mettetela al posto del cacao negli impasti dolci e vi stupirà! Il cacao tende ad infiammare, non abusatene mai!

La polvere di carruba di colore marrone non va confusa con la farina di semi di carruba che è invece bianca e si usa come addensante.

Barbabietole
A casa mia piacciono molto. In svezzamento usavo quelle precotte fe le frullavo con un cucchiaino di farina di mandorle. Un omogeneizzato dolce e coloratissimo per colazione o per merenda. Meglio della frutta!
Quella precotta si può usare in insalata e si può anche aggiungere nei panificati o nelle focacce di legumi.
Crude grattugiate sono squisite! Io le condisco con sale, olio e semi di canapa o gomasio e limone, buonissime! Crude si mantengono anche tanto, il Doc dice di tenerle in cantina al fresco.
Le barbabietole sono furbe perché sono verdure tanto dolci da sembrare quasi un frutto! E rendono benissimo nei dolci! Se avete ascoltato il video del doc sui mali di stagione invernale, consiglia tra le altre verdure tutte le rape.

Zucca, batata o patata dolce e carota
Verdure naturalmente dolci che in genere piacciono molto ai bambini. Ricordo che la zucca è sconsigliata al gruppo B.

Le patate dolci sono sconsigliate al gruppo A.
Le carote vanno bene per tutti.
Con le carote cotte, la zucca e la batata si potranno fare ottimi dolci senza zucchero, basterà stare attenti agli abbinamenti, come sempre. Non a caso queste stesse verdure sono le prime ad essere usate nello svezzamento, proprio perché dolcine e particolarmente gradite.

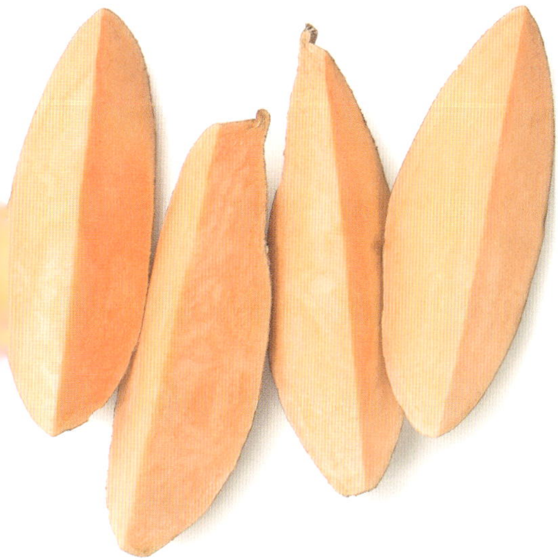

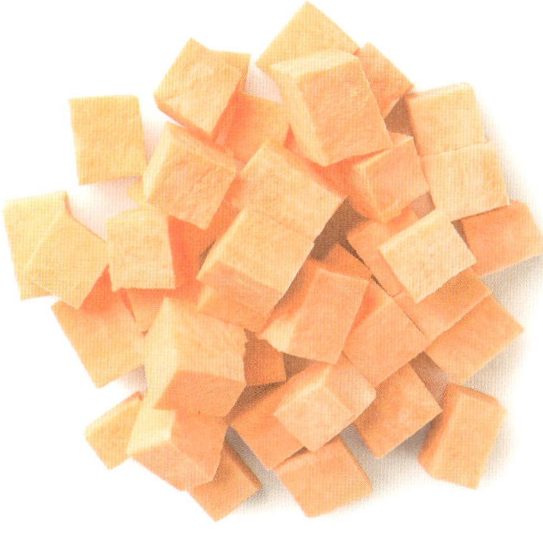

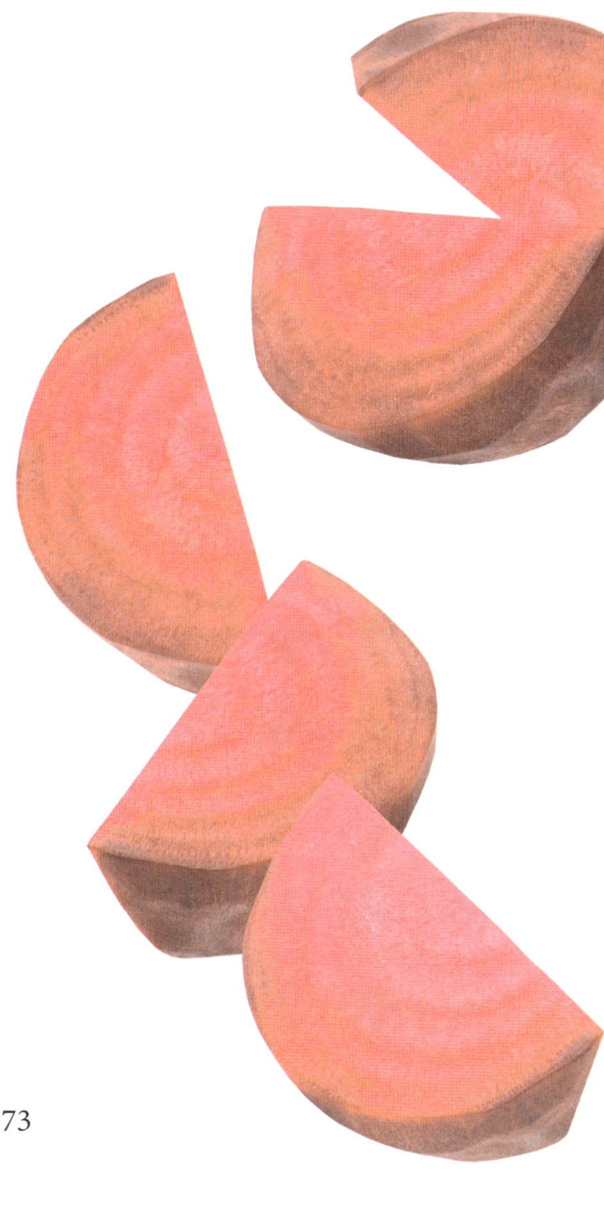

Barbatrucchi

Chiamo così quei piccoli attrezzi da cucina che fanno tanto comodo.

Montalatte
È uno strumento furbo, molto economico e pratico, in pochi secondi rende qualsiasi latte vegetale, freddo e meglio ancora caldo, bello schiumoso. Le mie bimbe adorano il latte di soia o di mandorla pieno di schiuma con sopra una spolverata di carruba. Un piccolo attrezzo per fare cappuccini come al bar.

Grattugia per spätzle
Tipico dell'Alto Adige, si trova anche in Austria e Svizzera, è uno strumento furbo perchè permette di fare in un attimo tanti gnocchetti morbidi e gustosi. Si prepara una pastella non troppo liquida, consistente e si fa scendere tramite la grattugia direttamente sull'acqua bollente salata. La uso spesso con impasti a base di farine di legumi o di pseudocereali. Cotti gli spätzle, li ripasso in padella un attimo et voilà: gnocchi per tutti!

Grattugia elettrica per verdure
Un piccolo elettrodomestico in grado di tagliare gli ortaggi in forme diverse, che renderanno più invitanti le verdure ai nostri bambini.

Spiralizzatore per verdure
Serve a ridurre in spaghetti verdure quali carote, zucchine, daikon.

Piastra per waffle
Economica e di facile utilizzo. Per far sì che l'impasto non resti attaccato alla piastra, è molto importante la temperatura della piastra.
Fate così: con piastra spenta e fredda, ungete per bene con un goccio d'olio tutta la piastra, potete farlo con la carta o con un pennello in silicone; quindi togliete con della carta assorbente l'eccesso di olio, in modo che resti solo appena unta; chiudete la piastra e accendetela, mettendola alla massima potenza.
Dopo 5 minuti, aprite e se è rimasto un po' di olio, lo vedrete evaporare;

richiudete e lasciate di nuovo scaldare benissimo per un paio di minuti; a quel punto la piastra è pronta! Iniziate a mettere la pastella in ogni stampino, chiudete e lasciate cuocere per almeno 3/4 minuti **senza aprire!**
Successivamente aprite, staccate un angolino del waffle con la punta di un coltello e verrà via da sé.
Nel caso doveste riscaldarli, può essere utile rimetterli un attimo nella piastra calda per farli tornare croccanti.
Quando avete terminato di usare la piastra, staccate la spina e lasciatela raffreddare prima di pulirla con una pezza umida, ma in genere resta pulita.

Mulino per farine e robot da cucina
Premesso che nè il robot nè il mulino sono "necessari", ma sono beni di lusso casalinghi, mi rendo conto che moltissime mamme ne hanno almeno uno. Capita spesso che mi chiedano quale preferisco per fare le farine in casa.
Vi dico la mia personale e disinteressata opinione.
Il robot (Bimby o Monsieur Cousine o Kenwood che sia) fa un sacco di cose, tra cui le farine.
Invece il mulino fa solo le farine, ma è immediato ed efficacissimo nel farle. Con una sola passata, otterrete subito una farina fine e pronta all'uso. Vi consiglio però di tritare grossolanamente i legumi più grandi prima di metterli nel mulino: mentre lenticchie, piselli e fave spezzate si possono macinare direttamente, ceci e cannellini vanno tritati un pochino prima di passarli nel mulino. Quinoa, amaranto, riso e miglio si mettono nell'imboccatura del mulino e in un attimo si ottiene una farina perfetta.
Spesso col robot è necessario passare più volte i grani, ma con un pochino di pazienza in più, si ottiene comunque un buon risultato.
Quindi cos'è meglio per fare le farine? Direi il mulino. Ma se già avete un robot, basterà quello. Perchè allora, pur avendo un robot, ho preso anche un mulino? In realtà non li ho presi io, me li ha regalati mio marito in due diverse occasioni importanti, sapendo che gradisco quel tipo di regali più di ogni altra cosa. Da quando ho il mulino lo uso spesso, faccio sempre le farine al momento, ci

vuole un attimo. Ora ho smesso di comprare le farine e invito le mie amiche e vicine di casa a macinare da me.
Io credo che seguirò questa dieta per tutta la vita e un mulino non si rovina facilmente, al massimo negli anni potrai sostituire la macina in pietra, ma dubito si romperà. Non è troppo ingombrante e tutto sommato carino da tenere in cucina. Quindi, perchè no?
Col robot invece faccio tante altre cose. Sostituisce un sacco di altri elettrodomestici perchè impasta, frulla, cuoce, omogeneizza, fa gelati, trita il ghiaccio, etc.

È molto utile per fare il latte di mandorle, il dado fatto in casa, la maionese pastorizzata, le vellutate e le marmellate. Posso dire di aver ammortizzato la spesa.

E chi non ha nè uno nè l'altro come può fare? Basteranno un macinacaffè e un frullatore a immersione per ottenere quasi lo stesso risultato. Sicuramente avere un robot e un mulino rende la vita in cucina più semplice e più divertente.

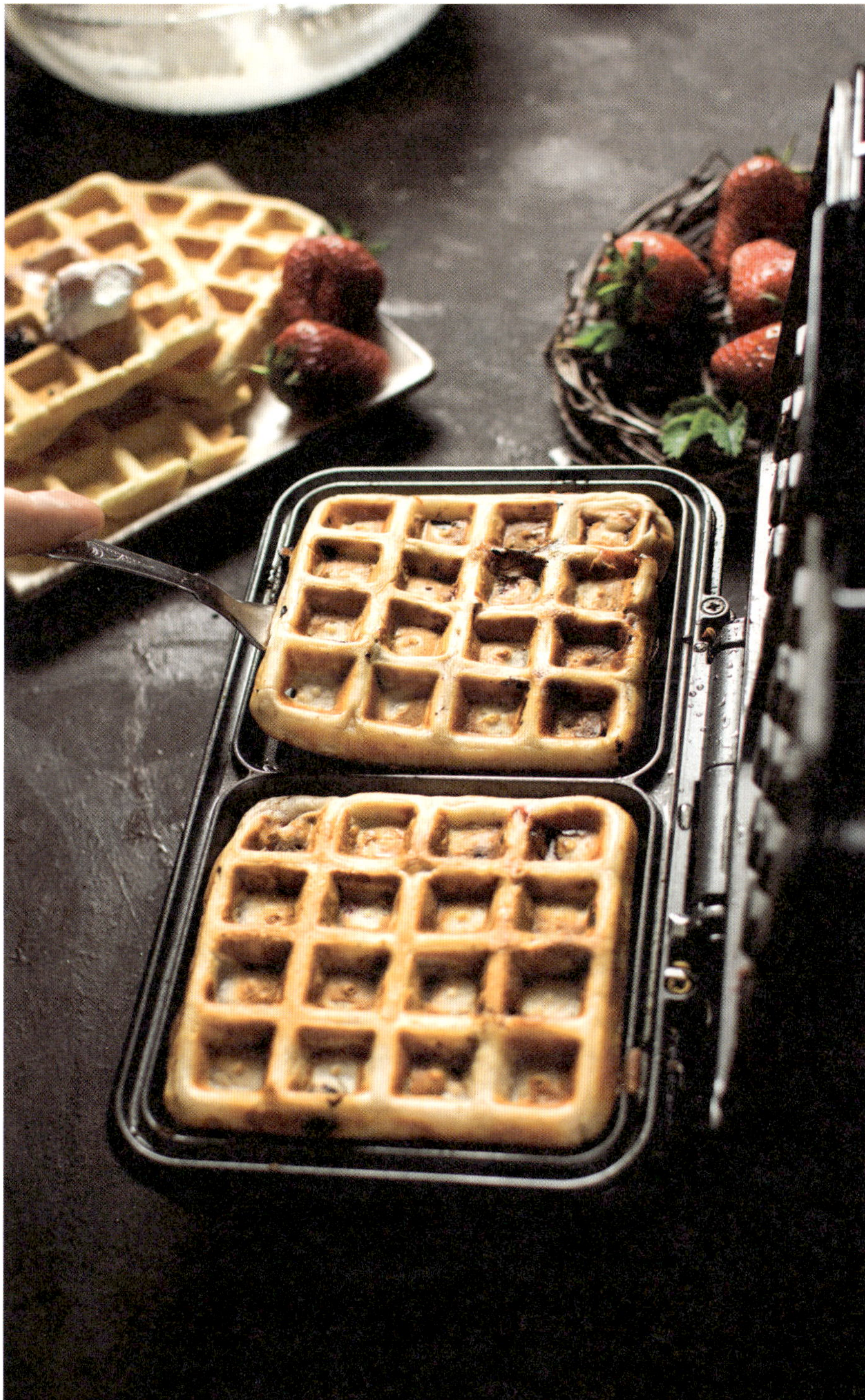

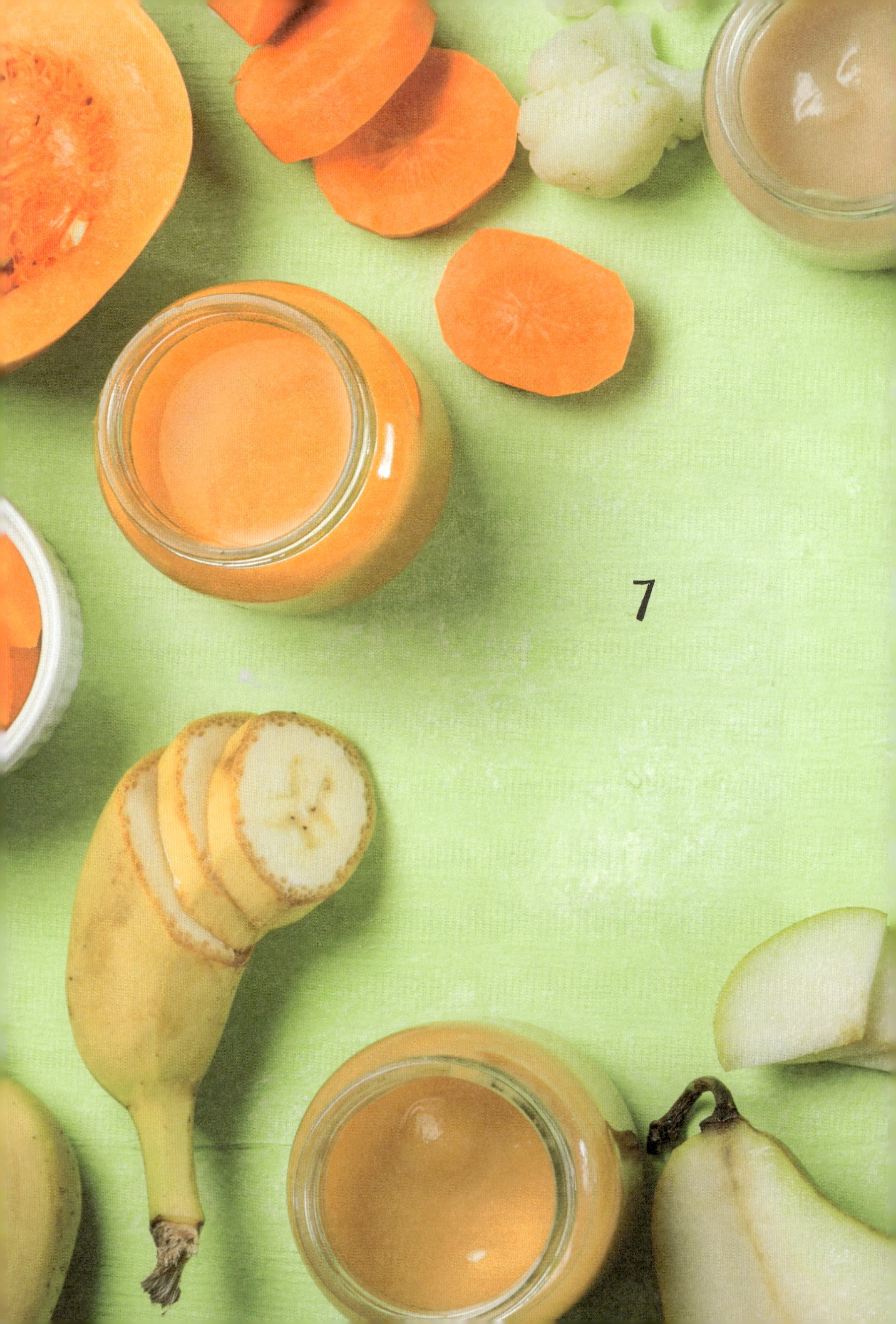

7

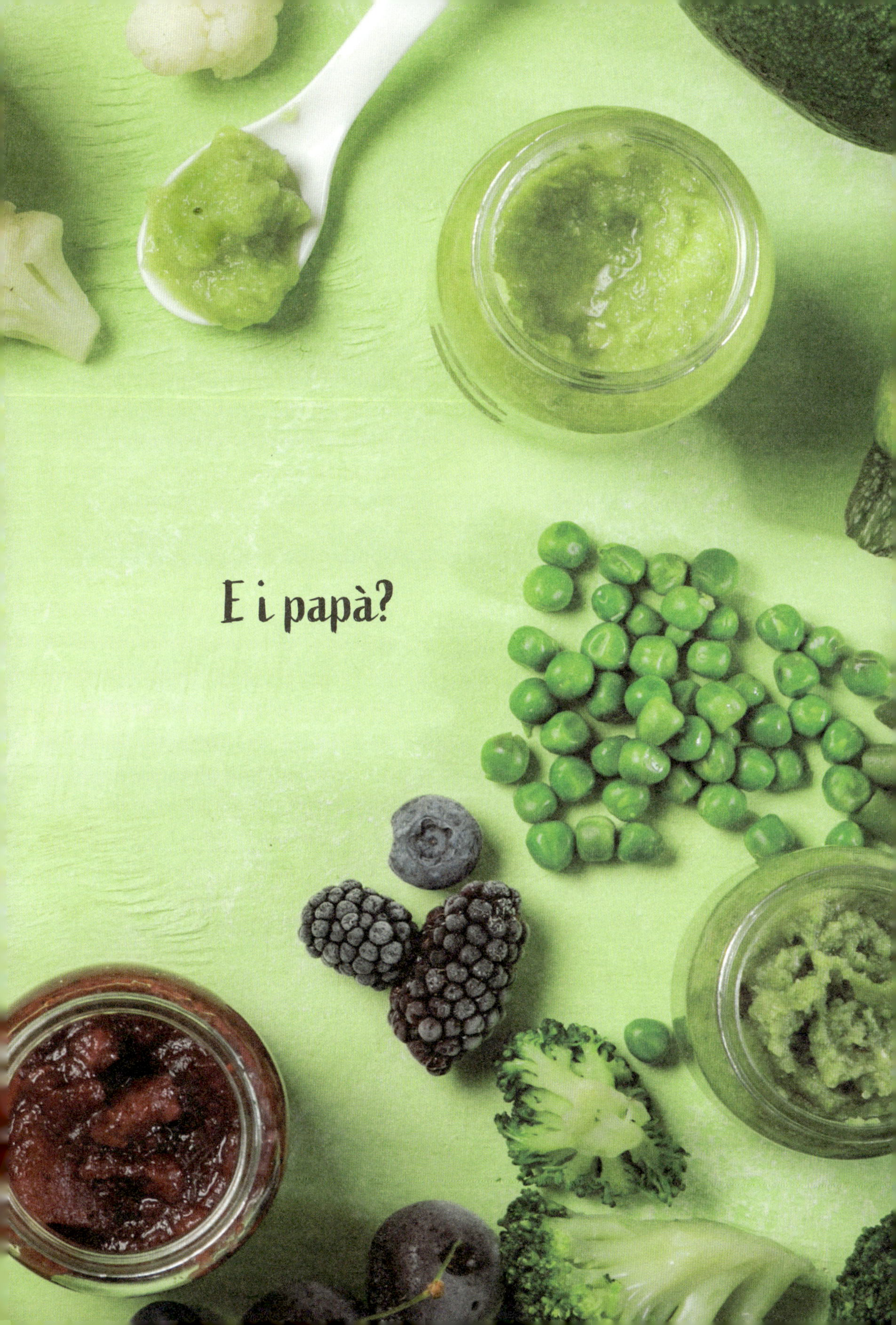

E i papà?

Cosa può fare un papà

«Amore, mi aiuti? Fare in modo che i bambini scelgano un'alimentazione sana e che capiscano e apprezzino i benefici più che le rinunce è un lavoro impegnativo. Sono convinta che la salute dei nostri figli dipenda in gran parte dal cibo che mangiano, ma ho davvero bisogno che tu mi dia una mano. Fare in modo che i nostri ragazzi crescano sani e senza incappare in patologie non è un capriccio, e nemmeno una trovata del momento, io ci tengo molto. E ho assolutamente bisogno che tu sia dalla mia parte. Anche se non ti senti di abbracciare questa dieta con me, vorrei almeno che non mi ostacolassi.
Io sono anche disposta a cucinare doppio, mi costa fatica ma posso farlo per venirti incontro. Però cerca di capire che non può essere una lotta ogni volta e che non voglio affrontare una battaglia con te e con loro ad ogni pasto».

Ecco, io partirei così, con un sincero e sentito appello al proprio compagno. Perché si sa, con le maniere dolci si ottiene di più che con quelle forti. Non è detto che funzioni subito, ma almeno va fatto un tentativo, anzi molti tentativi.
Sapete qual è in assoluto il motivo per cui mi scrivono di più in privato le mamme? Sono disperate perché i loro compagni ostacolano la loro scelta, mettendo a tavola pane, pizza, dolci sotto il naso dei figli, che ovviamente preferiscono quello che mangia papà a quelle cose strane e meno saporite che invece mangia mamma. Una lotta che sfinisce, demoralizza e porta le mamme stesse a mollare. Si sentono incomprese, derise e arrabbiate. Anche di fronte a risultati evidenti - come guarigioni da problemi dermatologici o respiratori solo cambiando alimentazione - certi papà si ostinano a non voler cambiare abitudini, perché non riescono a rinunciare al cibo. Ammetto che rispondere a quelle mamme è difficile per me. In genere suggerisco di spiegare con calma quanto è importante, di parlarne a cuore aperto e di chiedere il loro sostegno. A volte funziona, altre volte purtroppo no.

Cosa può fare un papà per aiutare una mamma mozziana?
Innanzitutto non ostacolare e non deridere questo percorso.
E invece dare valore a ciò che dice e cucina la mamma. All'atto pratico si può studiare insieme la dieta, imparare a fare la spesa leggendo le etichette e ricordare cosa compra la mamma quando va lui a fare la spesa. Apprezzare gli sforzi di chi passa tempo in cucina dovrebbe essere scontato sempre, e ancora di più in questo caso.

Care mamme, datevi tempo e datene a loro.
Abbiate pazienza, siate flessibili, non abbiate troppe pretese e non siate intransigenti. Apprezzate i piccoli sforzi che faranno per venirvi incontro. Gli uomini, si sa, sono golosi almeno quanto noi, ma piano piano, la goccia scava la pietra.

La coppia

Voglio anche condividere una riflessione da mamma, ma anzitutto da donna.
Tra donne è facile guardare gli errori degli uomini, criticarli. Che ne sanno loro, non possono capire! Quante volte lo diciamo fra di noi? Proviamo però un attimo a metterci nei loro panni. Un giorno metti al mondo una creatura e proprio in quell'istante quella nuova responsabilità ti sconvolge la vita. Tutto cambia, vedi ogni cosa con occhi diversi. Sai che ora quel bimbo conta su di te 24 ore su 24. Per i primi mesi sarete in simbiosi e non avrai un momento per te. Il bebè ha bisogno di te per mangiare, essere accudito, rincuorato, tenuto asciutto e stare bene! Che responsabilità enorme!
Inoltre il tuo corpo è cambiato. Se da una parte quel seno prosperoso e gonfio di latte ti dà maggiore femminilità, tutto il resto è modificato... in peggio. Pancia flaccida e rilassata, chiletti ancora da perdere, pelle secca e capelli che cadono. No, non ti vedi proprio bene! Non sei più quella di prima. Hai sonno, sei stanca, hai mille paure che ti affollano la mente, tanto che non hai tempo nemmeno di lavarti i capelli o i denti. Insomma tutto ti passa per la testa, meno che essere carina col tuo uomo!
Lui dorme meno probabilmente, sente la responsabilità della famiglia, di lavorare per mantenerla, di dare una mano in casa... ma è ancora lo stesso di 10 mesi prima. E si sente trascurato, accantonato, messo da parte, quasi un terzo incomodo. Un intralcio, anche nel lettone.

Prova a metterti nei suoi panni, prova a capirlo, a non pensare che tu sei l'unica che ora va capita. Prova a pensare che gli piaci ancora, anche se al momento non sei in perfetta forma. Cerca le sue coccole, dagli coccole.
A volte la distanza prolungata crea imbarazzo e silenzi.
Come riprendere il discorso allora? Mi viene in mente una poesia di Alda Merini, scrivigliela o leggetela insieme. Mi sembra un modo delicato per rompere il ghiaccio, un bel messaggio, perché dalla coppia tutto nasce. E la coppia va protetta, tutelata e alimentata ogni giorno.

E poi fate l'amore

E poi fate l'amore.
Niente sesso, solo amore.
E con questo intendo
i baci lenti sulla bocca,
sul collo,
sulla pancia,
sulla schiena,
i morsi sulle labbra,
le mani intrecciate,
e occhi dentro occhi.
Intendo abbracci talmente stretti
da diventare una cosa sola,
corpi incastrati e anime in collisione,
carezze sui graffi,
vestiti tolti insieme alle paure,
baci sulle debolezze,
sui segni di una vita
che fino a quel momento
era stata un po' sbiadita.
Intendo dita sui corpi,
creare costellazioni,
inalare profumi,
cuori che battono insieme,
respiri che viaggiano
allo stesso ritmo.
E poi sorrisi,
sinceri dopo un po'
che non lo erano più.
Ecco,
fate l'amore e non vergognatevi,
perché l'amore è arte,
e voi i capolavori.

Alda Merini

Papà Emanuele

Ho la fortuna di conoscere il dottor Piero Mozzi da diversi anni, e io e la mia compagna Cristiana abbiamo scelto da tempo di seguire lo stile di vita da lui proposto, perché semplicemente ci fa stare bene, perché ci fa vivere le nostre giornate con tanta energia, lucidità, buon umore, e perché la nostra salute, come ci insegna il dottore, è il bene più prezioso che abbiamo.

Per questo motivo siamo anche dei genitori mozziani, e nostro figlio, nato pochi mesi fa, è stato quindi mozziano fin dal suo concepimento.

Tutto il periodo della gravidanza è stato sia per me sia per la madre il più bel periodo di tutta la nostra vita come coppia. Assistere allo sviluppo di quella nuova vita nel ventre della donna amata è già di per sé straordinario. Ma il fatto di aver vissuto la gravidanza nella serenità più totale ha fatto di questa attesa un periodo idilliaco, di scoperta, di meraviglia, di emozione e di amore. Questa serenità veniva senza dubbio dal constatare che tutto andava bene, e naturalmente io sono stato sempre vicino alla mia compagna durante ogni controllo ecografico e alle visite di routine con l'ostetrica. Il feto cresceva e si sviluppava senza anomalie, Cristiana è stata sempre bene e non ha sofferto mai le nausee. Io seguivo in maniera scientifica con grafici e modelli la curva di crescita del suo peso (anche se non era necessario, ma essere un astrofisico porta anche questo tipo di deformazioni), e in più io la vedevo diventare sempre più bella con quel suo pancione che cresceva di settimana in settimana.
La nascita di nostro figlio Niccolò è arrivata leggermente in anticipo rispetto al termine, e cioè al compimento della 39ª settimana. Il parto si è svolto in maniera esemplare, con un travaglio di sole due ore, quindi cortissimo se paragonato alla media delle donne al loro primo parto. I motivi che hanno portato a un parto così perfetto (naturale, in posizione fisiologica, con lacerazioni minime) nessuno li può sapere con certezza. Però possiamo affermare con relativa convinzione che la dieta fatta bene, soprattutto negli ultimi due mesi di gravidanza, abbia giocato un ruolo fondamentale.

Il momento più impegnativo della nostra avventura di neogenitori è stata la prima fase dell'allattamento al seno, che all'inizio è stato lento e faticoso, come del resto succede a tante mamme. Anche in questo caso, nell'intento di seguire la strada più naturale possibile, volevamo fare in modo che il nostro bambino fosse allattato esclusivamente al seno, e malgrado le difficoltà, non ci saremmo arresi facilmente.
In aggiunta alle difficoltà dei primissimi giorni, in cui il bambino faticava ad attaccarsi al seno, un calo di peso fisiologico quasi al

limite, al terzo giorno di vita, ci ha costretto ad accettare il consiglio di integrare le poppate con delle aggiunte di latte artificiale per aiutare la ripresa ponderale. Cristiana fu un po' scoraggiata da questo evento, perché lo viveva come una mezza sconfitta. Tuttavia io restai sereno e cercai di sostenerla sotto tutti i punti di vista, sia stando il più possibile con lei in ospedale, sia portando il cibo giusto da casa, compreso il riso integrale stracotto come consiglia il dottor Mozzi. Soprattutto ho cercato di darle coraggio e fiducia perché la battaglia non era ancora persa. C'erano infatti ancora da perfezionare le posizioni di allatamento, e il bambino col passare dei giorni sarebbe diventato sempre più forte per fare delle poppate via via più lunghe ed efficaci.

Capisco che può essere molto avvilente per le mamme non riuscire ad attaccare al seno il proprio bambino. Potrebbero viverlo come un non sentirsi in grado, oppure come una non accettazione da parte del bambino. Per questo è importantissimo il ruolo dei padri, i quali, dalla loro posizione meno coinvolta, devono essere sempre al fianco delle loro compagna ed essere la spalla su cui possono sfogarsi ed essere il braccio che le risolleva durante e dopo i momenti più duri.
Io sono rimasto sempre sereno perché in coscienza sapevo che stavamo facendo del nostro meglio e che ci saremmo impegnati sempre al massimo. In più, benché il latte materno resti il miglior alimento in assoluto per un neonato, ero consapevole del fatto che tanti altri bambini ce la fanno e stanno bene anche se non sono allattati al seno. È comunque importante continuare a provarci senza farsi avvilire dalle prime inevitabili difficoltà.
E ho avuto ragione. Il fatto di insistere e impegnarsi insieme, lo starle sempre accanto, avere e infondere in lei fiducia, investire il più possibile le nostre energie in quella direzione, cercare varie strade ed esperti in materia, ci ha permesso di raggiungere il nostro obiettivo.
Questa perseveranza ci ha portato, anche grazie al consiglio della nostra ostetrica, a prendere un appuntamento con una consulente dell'allattamento che si è rivelata una bravissima professionista e ci ha guidato letteralmente fuori dalla crisi. Da quel momento in poi Cristiana ha preso fiducia in sé stessa e il nostro bambino ha recuperato peso, impararato a poppare in modo efficace, e gradualmente abbiamo detto addio alle aggiunte e ai paracapezzoli.

Per tutte queste ragioni, non credo di essermi mai sentito escluso, neanche al momento del parto, quando il padre può stare accanto alla mamma solo stringendole forte la mano. Io non mi sono accontetato però e ho fatto una cosa per noi molto importante: complice Sabrina, la bravissima ostetrica che ha fatto nascere Niccolò, sono riuscito ad avere un po' del sangue del cordone e a conoscere il gruppo sanguigno di nostro figlio a pochi minuti dal parto, facendo il test due volte con i kit acquistabili on line.

È vero che apparentemente la gravidanza, il parto, e l'allattamento sono a completo appannaggio della madre, ma è anche vero che con tutto il sostegno materiale e morale di cui lei ha bisogno, un padre può svolgere un ruolo più che attivo e, in particoale nel nostro caso di coppia isolata residente all'estero, assolutamente indispensabile... Cucinare e fare le pulizie a casa, darle il cambio per cullare il nostro bambino, metterlo a letto mentre lei, esausta, dorme già...

Papà Daniele
(mio marito)

La pizza che fa mia moglie è imbattibile.
Non parlo della simil-pizza fatta con farina di ceci (buonissima, per carità), né tantomeno quella di fave o piselli. No, mi riferisco alla pizza "originale". Le mie bimbe la chiamano "la pizza di babbo" e non nascondo che ogni volta che glielo sento dire mi suona strano, dal retrogusto agrodolce (per rimanere in tema culinario).
Sono combattuto riguardo al glutine, soprattutto ora che ho maggiore consapevolezza e senso critico. Talvolta purtroppo non riesco a essere abbastanza "forte" da rinunciarci. E così, insieme alla mia dolce metà, siamo arrivati a un compromesso familiare, uno dei tanti: "prepareremo a casa la pizza originale, ma non più di una volta al mese".

Ho conosciuto l'alimentazione dei gruppi sanguigni circa 6 anni fa ed ero molto scettico. Sono sempre stato un "osso duro", mia mamma direbbe "una rottura di scatole" (ho abbellito un po'): il mio palato è sempre stato molto esigente, sin da piccino, e sembra avere una memoria tutta sua. Vi lascio quindi immaginare la mia doppia, tripla fatica ad accettare che il cibo avesse una correlazione diretta con la salute: una lotta continua tra me stesso e il mio palato, che gode di piena autonomia critica dal cervello.
Io sono gruppo "0" ed eliminando dalla mia alimentazione pasta, pane, patate, frutta, maiale e latticini (per me soprattutto sottoforma di formaggi stagionati), nel giro di un mese ho risolto alcuni dei fastidi che mi accompagnavano ormai come "amici" d'infanzia: reflusso gastrico, colite, frequenti mal di testa e persino 3-4 Kg in eccesso! Cavolo, pensai, e adesso come faccio? Sarò costretto a scegliere tra salute e gola. Il vero problema per me fu che, se la teoria era esatta, mangiando nel pieno rispetto del mio sistema immunitario, non solo avrei potuto risolvere i piccoli fastidi quotidiani ma per lo stesso motivo avrei potuto ottenere giovamenti molto più importanti. Cominciai a comprendere che mangiando in modo corretto, avrei potuto evitare i malanni facilmente. Questa consapevolezza fu tragicamente emozionante e fui completamente spiazzato, in crisi, perché arrivò proprio mentre il mondo stava conoscendo la mia prima piccola creatura, indifesa e totalmente dipendente da mamma e babbo.
Fu allora che sentii ancora più forte il peso della responsabilità, perché capii che le nostre scelte avrebbero potuto cambiare completamente l'esistenza delle mie figlie. Decidemmo quindi con mia moglie che avremmo intrapreso e provato questa esperienza insieme, anche se di tanto in tanto lei avrebbe dovuto assecondare le mie debolezze, senza farmelo pesare!

In realtà fu di parola solo in parte, cioè durante i primi mesi perchè più andavamo avanti, più i risultati positivi la motivavano a eliminare dalla tavola ciò che non era contemplato nel "santo graal" (libro viola). Mi faceva puntualmente notare e "pesare" ogni sgarro, ogni deviazione "dalla retta via". Questo negli anni fu una fonte di svariate discussioni, a volte anche serie, che hanno portato a un maggiore equilibrio. Silvia ha potuto capire meglio i miei limiti, rispettando di più la mia voglia di "sgarrare".

Per quanto riguarda le bimbe, abbiamo stabilito nel tempo alcune eccezioni perché non vogliamo che il cibo e le nostre scelte diventino un problema.
Sveva e Altea partecipano come tutti alle feste e ai compleanni. In queste occasioni speciali scelgono dal buffet ciò che vogliono, senza che le nostre ansie siano trasferite su di loro, rovinando il piacere di momenti così importanti per la loro crescita. Possono scegliere la torta di compleanno e gli stuzzichini che preferiscono: lasciare i figli liberi di decidere in alcune occasioni regala risultati stupefacenti. Durante le festività, al ristorante, in vacanza o con amici, possono scegliere in autonomia se assaggiare pietanze della tradizione, con cui noi e i nostri genitori siamo cresciuti e che accompagnano molti nostri ricordi.
Sono convinto che i bambini devono poter scoprire il mondo del cibo, creando con esso un rapporto positivo, consapevoli di ciò che gli fa bene e ciò che gli fa male.

Per un genitore trovare il giusto equilibrio in tutto questo è un lavoro quotidiano che richiede costanza e a volte può essere sfiancante, altre è molto gratificante, ma a mio avviso non abbiamo scelta.
In questo momento la nostra scelta ci sta premiando, le nostre bimbe sono bravissime. I loro capricci legati al cibo sono pochi e di breve durata, anche perché sanno che non otterrebbero risultati e così mangiano praticamente tutto quello che trovano nel piatto. Naturalmente hanno le loro preferenze, ci sono cibi che proprio non sopportano, ma questo fa parte della soggettività di ognuno, va capito e rispettato. Il percorso non è stato facile, tutt'ora non lo è affatto, ma i risultati attuali ci stanno ripagando degli sforzi.

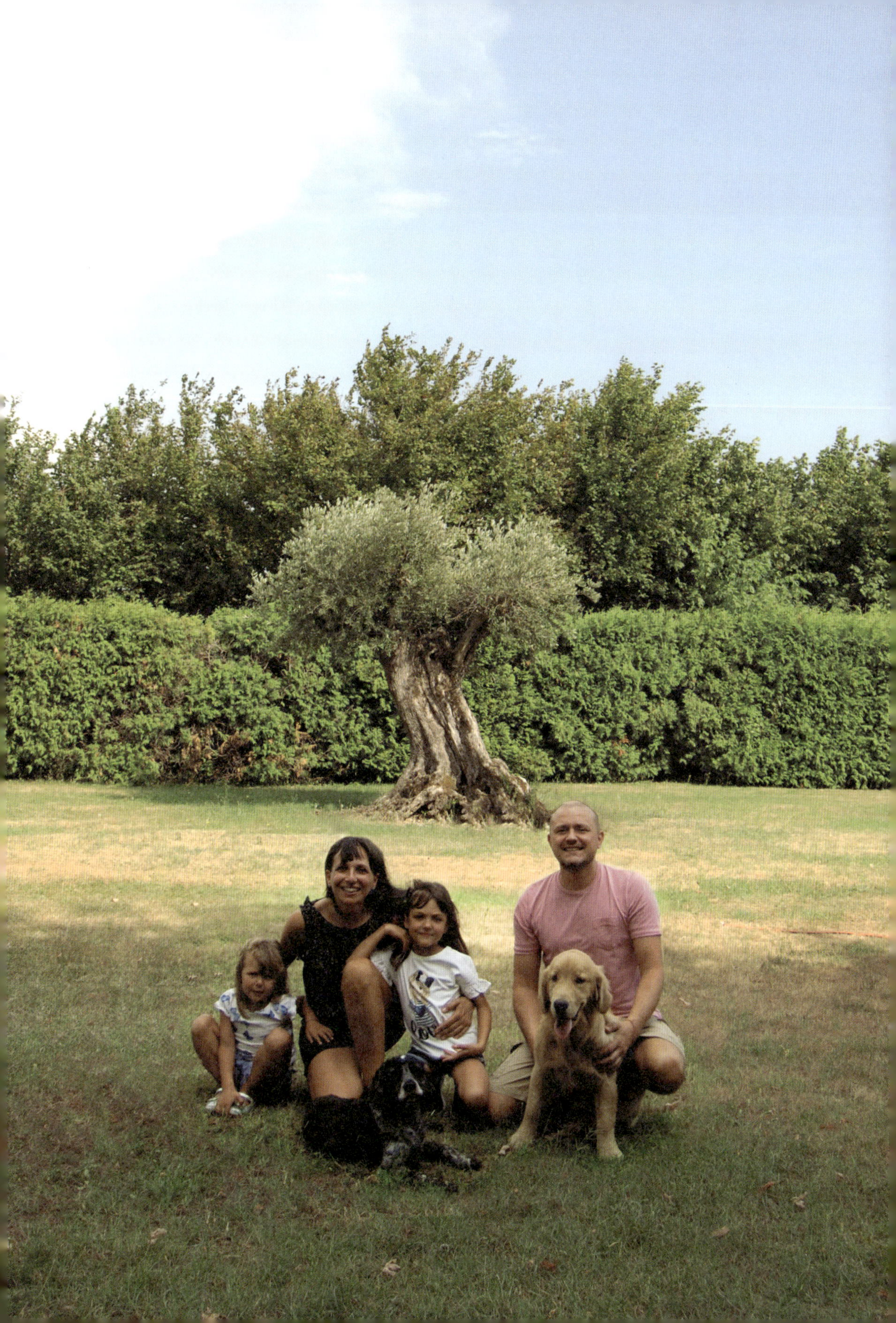

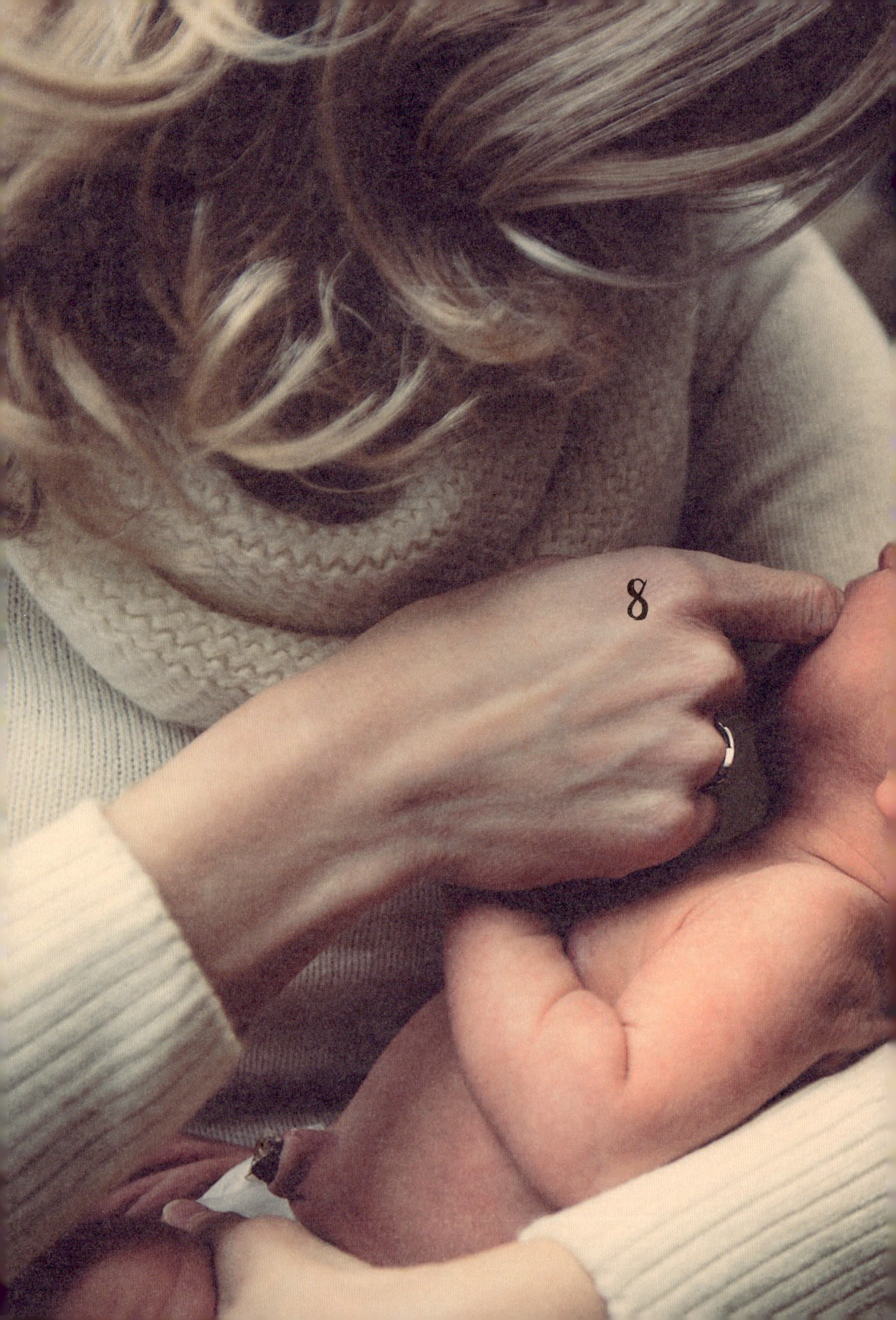

8

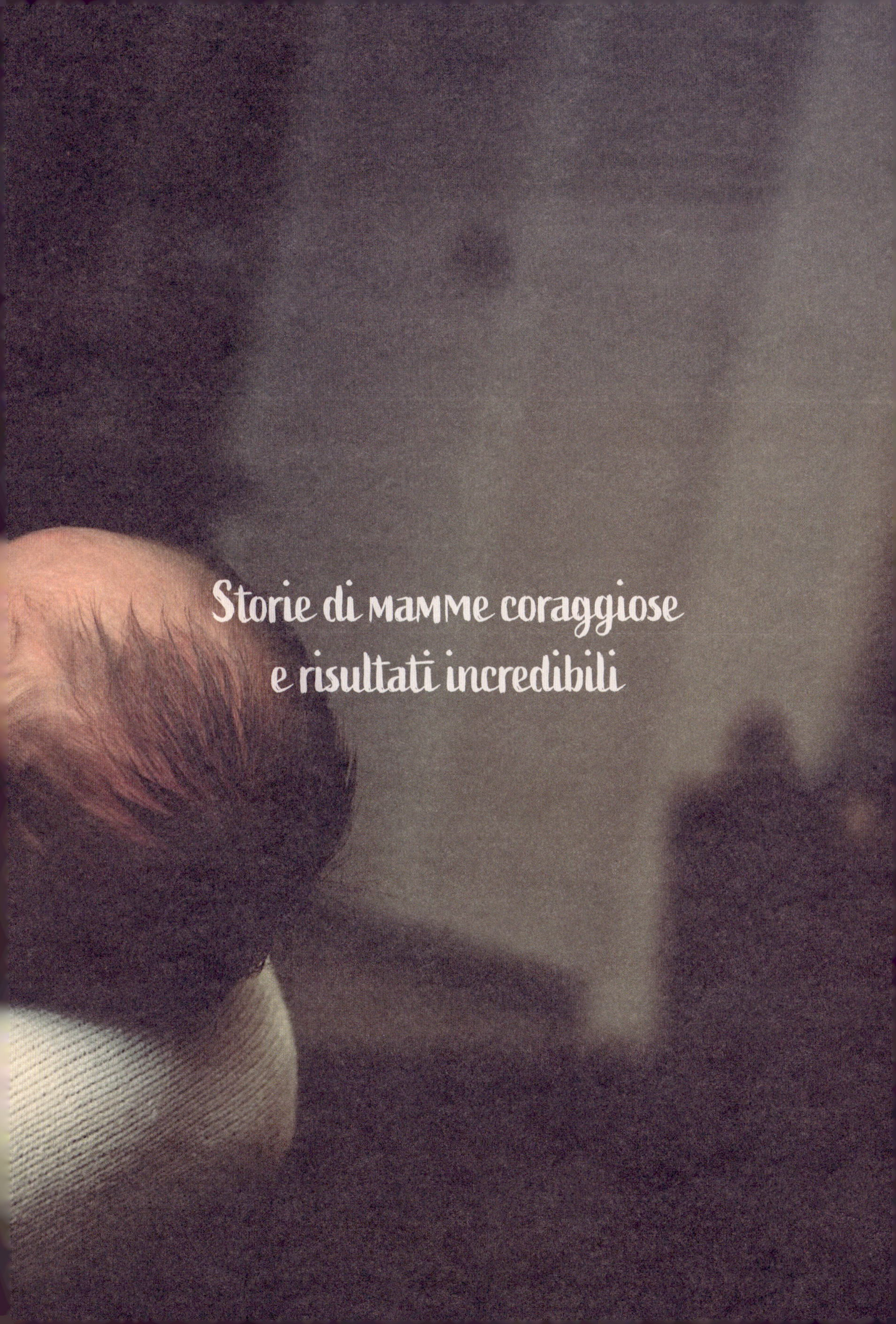

Storie di MAMME coraggiose e risultati incredibili

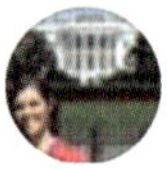

Marta Cappato
16 ottobre 2019 ·

Quante testimonianze meravigliose in questi giorni!
Grazie Silvia Zeno per aver creato questo gruppo e grazie a tutte le moderatrici (più il moderatore con la D maiuscola 😁) per rendere possibile tutto ciò!
Ti conosco, dirai "grazie al Doc", "grazie alla dieta", "grazie a queste mamme coraggiose"... vero, verissimo. Ma quante di noi, senza gli esempi e gli incoraggiamenti ricevuti dal gruppo, avrebbero avuto la forza e la costanza di andare avanti tra critiche e sguardi di sufficienza ed ottenere quei risultati strabilianti di cui stiamo leggendo in questi giorni???

Semplicemente... Grazie!

"Brainstorming. Così lo chiamano nelle aziende quel flusso di idee, letteralmente "tempesta di cervelli", che prevede che ognuno dica la sua e che lo scambio dia vita a nuove idee.

Sempre più spesso in questo nostro gruppo sta avvenendo qualcosa di simile e ne sono felice.

Oltre alle tante mamme, si stanno avvicinando anche figure professionali a noi care, come ostetriche, pedagogiste, naturopati, nutrizionisti. Qualcosa inizia a muoversi: mi sembra un bellissimo segno. E ringrazio ognuna di voi per il contributo che ha dato a I Segreti di Silvia.

Non ho creato questo gruppo perchè sono molto competente sulla dieta, e nemmeno sui bambini. Il mio intento era quello di creare un punto di incontro dove trovarci tra mamme un po' speciali, che tante volte, nella mischia, si sentono pesci fuor d'acqua. Da responsabile del gruppo mi permetto solo di mettere due paletti: il presupposto che a livello di dieta e di rimedi naturali ci ispiriamo ai preziosi insegnamenti del dott. Mozzi, anche per non creare confusione, e poi che ogni intervento sia fatto nel pieno rispetto delle opinioni altrui, senza offendere o attaccare (abbiamo tutte poco tempo nel via vai quotidiano, inutile perderlo litigando). Ogni esperienza può essere utile.

Dunque eccoci qui, in questa grande stanza colorata, sedute sui nostri cuscinoni a chiacchierare dei nostri bimbi e di come li nutriamo in base al loro gruppo sanguigno.

Consapevole di quanto sia importante leggere storie di mamme che hanno ottenuto grandi risultati solo cambiando l'alimentazione, ho chiesto ad alcune di loro di scrivere qualcosa per me. Ecco di seguito alcune esperienze.

Eczema

Quando la mia piccola compì un mese di vita, cominciarono i problemi alla pelle. Rash cutanei, prurito, bolle, crosticine, una crosta lattea spessa qualche millimetro che le ricopriva tutta la testa: un incubo. Di notte non si dormiva per il prurito costante e vederla contorcersi mi spezzava il cuore. Decisi di prendere in mano la questione alimentazione perché sapevo che, se non proprio tutto, molto dipende da ciò che mangiamo, perché letteralmente il cibo è ciò che il nostro corpo utilizza per "costruirsi". Non potevo contare su creme al cortisone e antistaminici: sono solo strumenti per mettere a tacere i sintomi, non cure vere e proprie. Così, dopo tanti tentativi e ricerche, finalmente io e mio marito c'imbattemmo in un video del dottor Mozzi su YouTube: ci rendemmo subito conto che era qualcosa di diverso, qualcosa che davvero aveva senso e, come dire, ci diede subito la sensazione di aver trovato la risposta, la cosa giusta! Ordinammo il famoso libro viola del dottore e iniziammo a seguire le dieta utilizzando solo gli alimenti comuni a tutti i gruppi: ancora non conoscevamo il gruppo sanguigno della piccola. Presto facemmo il test e scoprimmo che era gruppo A proprio come me, così sia io che lei (allattandola dovevo seguire anche io la dieta in modo stretto) cominciammo a mangiare gli alimenti benefici, evitando quelli sconsigliati, stando molto attenti agli abbinamenti dei cibi, che sono altrettanto importanti. In questo ci aiutarono tantissimo anche Silvia e il suo gruppo su Facebook, senza di lei non so se ce l'avrei fatta! Comunque, per concludere, ci furono dei netti miglioramenti in appena due settimane. Mia figlia passò dall'essere completamente ricoperta di eczema dalla testa ai piedi, ad avere solo qualche bollicina qua e là; il prurito costante si è ridotto ad un paio di ore la notte. Oggi sono due mesi e mezzo circa che seguiamo la dieta e la piccola sta meglio che mai, la sua pelle è di nuovo liscia e morbida, non più spessa e grinzosa. Non ha più episodi di prurito intenso, occhi gonfi, etc etc. Ogni giorno, quando la guardo, dentro di me ringrazio il dottor Mozzi e tutti coloro che stanno divulgando, come possono, questa incredibile conoscenza.

Karen e Evoleht

Tetraplegia, reflusso ed Escherichia coli

Ciao, sicuramente ricordate il mio post su cosa poter dare da mangiare a mia figlia per combattere le infezioni urinarie. Qualche giorno dopo avevo anche scritto a Silvia per chiederle aiuto per "aria nel pancino". In quest'ultima occasione ho anche accennato al fatto che mia figlia è disabile, soffre dalla nascita di tetraplegia.

Bene, oggi torno da voi per ringraziarvi, siete state in tante a scrivermi e mi sono sentita accolta e ascoltata, ma anche per raccontarvi come va.

Avevo iniziato da una ventina di giorni la dieta di Mozzi, sotto consiglio di una terapista di mia figlia, ma ancora la bambina non stava benissimo. Allora provai a scrivere a Silvia. È stata la mia salvezza!!!

Da quel giorno abbiamo rivisto il suo diario alimentare e aggiustato il tiro. Ho capito che commettevo ancora tanti errori, soprattutto nelle combinazioni.

Adesso sono trascorsi 10 giorni. Dieta super corretta e semplice, niente glutine, dolci, frutta, solo alimenti concessi al suo gruppo (B) e cose rigorosamente fatte in casa, niente più prodotti senza glutine che si trovano in commercio. Ho capito che gli ingredienti che contengono a mia figlia fanno male.

I risultati sono stati fantastici, ancora non ci credo ma finalmente dormo, dopo 6 anni! Lei ha sempre avuto problemi col sonno e il neuropsichiatra diceva dipendesse dalla sua disabilità. Ora posso dire con sicurezza che tutto ciò dipendeva da cosa mangiava, infatti la bambina adesso digerisce bene la sera e anche il reflusso è sparito...

Inoltre ho iniziato contemporaneamente a fare i clisteri e finalmente si libera senza sofferenze. E pensare che prima non le bastavano due microclismi comprati in farmacia che le avevano fatto venire anche le emorroidi.

Che dire, oltre a chiedervi scusa se mi sono dilungata, che continuerò con questa dieta, che sono strafelice e ringrazio Dio ogni giorno per aver fatto entrare nella mia vita questi "angeli", come la mia amica mozziana e terapista Guia e la nostra Silvia, che ci aiutano e ci incoraggiano ogni giorno per star bene con cose semplici e naturali! E prima di tutto il Dottor Mozzi!!! Spero con questo post di aver aiutato anche qualche altra mamma che come me affronta e combatte questa difficile vita dei nostri figli disabili.

Qualche mese dopo, Annalisa ci ha dato una bellissima notizia:

Mi sembra ancora come fosse ieri che scrissi per la prima volta in questo meraviglioso gruppo per chiedervi aiuto per la mia piccola-grande Teresa... In quanto disabile porta sempre il pannolino e quindi è spesso soggetta a infezioni alle vie urinarie, in particolare Escherichia coli!!!
Silvia prese a cuore la mia storia e non scorderò mai le sue parole: "Per adesso comincia a farla mangiare bene e poi chissà, forse sarà l'ultima infezione che avrà Teresa".
Mi sono impegnata a mille, ho modificato il nostro modo di mangiare, studiato le combinazioni, imparato a leggere le etichette di ciò che compravo, a farmi amico il macellaio e la verduraia...

Col passare della prima settimama, vedevo già i primi risultati: Teresa cominciava a stare più serena e riposare la notte (non dormiva da 5 anni circa) e il reflusso spariva, ma a ogni esame delle urine l'E. coli era presente!!!
Io non ho mollato, anzi, ho cominciato a fare la dieta anch'io più seriamente e ciò mi ha permesso di allattare il mio piccolo che nel frattempo era arrivato a far compagnia alla sua sorellona. Adesso ha 11 mesi, cresce bene, si è ammalato un solo giorno con febbre a 38.5 risolta con peretta!!! Adesso lo sto svezzando ed è un mozziano anche lui.
Ritornando all'E.coli di Teresa, due settimane fa ho rifatto il controllo di routine.
Bene, ritiro il referto e leggo: NEGATIVO.
Rileggo: NEGATIVO.
Leggo ancora una volta: NEGATIVO!!!

Chiamo la dottoressa che ci segue da tempo e le chiedo se avessero sbagliato referto e lei a sua volta mi dice di esser sbalordita e che, conoscendo il trascorso di Teresa, ha tenuto le urine sotto controllo per più giorni per esser sicura, ma non ha riscontrato nulla! Teresa è NEGATIVA ALL'ESCHERICHIA COLI!!!

Beh, che dire... dopo un anno circa di alimentazione corretta abbiamo sconfitto quest'altro mostro...

Per tanto la mia stima, il mio affetto va a te Silvia che, senza chiederci nulla in cambio, ti sei messa a completa disposizione e con pazienza hai risposto a tutti i miei messaggi e dubbi anche nei fine settimana. Per Teresa ci sei sempre stata...
Grazie Silvia e Grazie Guia per avermi fatto conoscere questo gruppo...

Grazie anche e soprattutto al Doc. Mozzi e alla sua dieta!

Annalisa e Teresa

Gravidanza difficile e depressione post-partum

Mi scuso già in anticipo per la lunghezza del post ma purtroppo non ho il dono della sintesi. Era tanto che volevo raccontare la mia storia. Soprattutto per quelle persone che si sentono disperate per problemi di salute come lo ero io anni fa. E dare loro una speranza. Premetto che sono sempre stata una bimba cagionevole di salute. Febbri altissime che duravano settimane. Tonsille infiammate. Mal di gola e mal di pancia. Nell'adolescenza ho sofferto di bulimia e binge eating. 6 anni fa sono rimasta incinta del mio secondo bimbo. E lì è cominciato il calvario. Sono stata allettata praticamente 9 mesi. Dolori allucinanti al bacino. Tosse che mi uccideva. Stomaco che non mi dava tregua. Cervicalgia. Ho partorito un bel bimbo sano ma di 4.5 kg, ho avuto un'emorragia importante. Flebo di ferro che nel frattempo era sceso sotto i piedi. Svenimenti. Una tromboflebite.

Depressione post parto soprattutto perché, oltre al dolore, non riuscivo ad occuparmi dei miei bimbi. E il piccolo non riuscivo nemmeno a tenerlo in braccio per i dolori. In quel periodo ero più al pronto soccorso che a casa mia. Ho speso veramente migliaia di euro per capire cosa avessi. Mi sono ritrovata a prendere 11 pasticche al giorno date dai vari medici. Che non facevano nulla, anzi. Sentivo di stare sempre peggio. Ero praticamente uno zombie. Non mangiavo più perchè ogni cosa mi faceva star male. Ho perso 20 kg in 5 mesi. Un medico mi diagnosticò sclerosi multipla. Mi cascò il mondo addosso! In realtà mi si erano solo infiammati i trapezi. E anche lì spesi soldi e soldi per fisio e tecar terapia. Inutilmente.

Un giorno guardando su internet trovai alcune testimonianze di guarigioni attribuite a questo dottore con la barba bianca. Io sono sempre stata favorevole alla medicina ufficiale. E pensavo, guarda sto cialtrone che si prende gioco dei mali delle persone! All'ennesimo svenimento, a casa da sola con i bimbi che si spaventarono a morte, dissi basta!

Pazzamente buttai tutte le medicine e cercai di applicare alla bell'e meglio la dieta Mozzi. Sbagliando tutte le combinazioni. Dopo una settimana il mal di testa mi uccideva. Credevo di avere qualcosa di

brutto. E decisi di lasciar perdere.
Il mattino dopo mi alzai dal letto e andai in bagno. Solo dopo dieci minuti buoni mi resi conto che mi ero alzata e avevo raggiunto il bagno in pochi secondi (di solito avevo bisogno di almeno dieci minuti per riuscire ad alzarmi, muovere le gambe e trascinarmi), allora continuai con la dieta.
Dopo un mese mi muovevo normalmente.
Spariti mal di testa e mal di schiena!
Muovevo nuovamente il collo e riuscivo ad alzare le braccia sopra la testa. Aggiustai la dieta ancor meglio comprando il libro del Doc e studiando.
Mano a mano sparivano altri sintomi che io magari neppure notavo prima (occhi e mani gonfie al mattino, prurito, allergie primaverili, affanno).
Esattamente due anni fa, grazie alla dieta, ho evitato l'operazione di asportazione parziale della tiroide causa nodulo. Per chi è arrivato a leggere fin qui, aggiungo per prima cosa che ho sbagliato assolutamente a smettere di prendere le medicine di punto in bianco. Voi non fatelo!!!
Seconda cosa in questi anni ho sospeso, ripreso, sgarrato ma con la convinzione che questa sia la strada giusta per stare bene. E ho voluto scrivere tutto ciò proprio oggi. Perchè sono felice! I miei piccoli hanno preso febbre e virus e, a differenza dei lori compagni che purtroppo sono stati male per molti giorni, alcuni addirittura finiti in ospedale, loro, da domenica che sono stati male, oggi si sono svegliati freschi come rose e per questo devo ringraziare il dottor Mozzi che ci ha cambiato la vita!

Annalisa

Problemi respiratori

Ciao, mi chiamo Laura, ho 38 anni.

Seguire la dieta dei gruppi sanguigni è stata finora la scelta che più di ogni altra mi ha aiutata a prendermi cura di me, del mio benessere e della mia salute.

Dall'età di 18 anni soffro di sinusite acuta. Ho inziato ad avere problemi all'apparato respiratorio con un'allergia alle graminacee che poi è peggiorata nell'indifferenza totale dei medici, che hanno sempre sminuito il fatto che avessi rinite e raffreddore 365 giorni l'anno. Nel 2009 sono stata operata di sinusite e ai turbinati. Nel 2011 avevo già ripreso a stare male. Nel 2015 ho avuto il mio secondo bimbo e ho dovuto smettere di allattarlo all'età di 9 mesi: le mie condizioni erano infatti peggiorate e iniziava da lì un anno in cui avrei avuto ben 9 episodi di polmonite!

Ho consultato cinque pneumologi, vari otorini, e ho preso farmaci come se piovesse, ho subito cicli ripetuti di antibiotici, ma continuavo ad avere una tosse orribile e febbre costante a 37.5.

Non riuscivo a giocare coi miei figli o a fare le scale perché al minimo sforzo, le conseguenze erano forti crisi asmatiche.
L'ultimo pneumologo mi ha etichettata come soggetto asmatico e mi ha dato il cartellino per l'esenzione sui farmaci in ambito.
Una delle tante notti in cui non riuscivo a dormire per la tosse, mi imbatto in un video di Mozzi che diceva che la causa della tosse notturna poteva essere quello che si era mangiato per cena. Non avevo niente da perdere. La sera successiva digiunai e per la prima volta dopo mesi non ci fu nessuna tosse notturna! Da quel momento ho avuto la consapevolezza di aver trovato il punto di svolta.

Non chiamai mai più nessun dottore, e giorno dopo giorno ascoltai solo Mozzi. Eliminai prima latticini, glutine e maiale, poi tolsi gli alimenti nocivi al mio gruppo sanguigno e infine studiai le combinazioni alimentari.
Sono passati quattro anni da allora e non ho mai più avuto problemi

respiratori, neanche un banalissimo raffreddore. Non ho mai più preso farmaci, nemmeno una tachipirina e anche in montagna corro dietro ai miei figli assolutamente senza asma!

È migliorata la mia energia e la mia capacità di concentrazione.

I bambini, che mangiano come me, non si sono mai ammalati in questi 4 anni. Faccio una vita frenetica, sono fuori casa per lavoro 12 ore al giorno e non ho altri aiuti nella gestione dei miei figli. Non è facile ma questa dieta non la abbandono! Nel frattempo mio marito si è convinto della sua validità, quindi mi aiuta con le preparazioni e devo dire che il suo appoggio in questo percorso mi aiuta moltissimo.

Laura, Leonardo e Jacopo

Crosta lattea, coliche e dermatite

Ciao mamme! Volevo raccontarvi la nostra storia, mia e della mia piccola principessa.
Perché c'è stato un periodo in questa nostra disavventura in cui mi sono sentita veramente sola, non capita, amareggiata e sconfitta nell'animo e avrei tanto voluto confrontarmi con altre mamme, conoscere realtà uguali alla nostra per avere un punto di riferimento da cui partire a riflettere. Mia mamma conosceva già la dieta Mozzi, me ne aveva parlato, ma un po' per pigrizia di rinunciare a certe abitudini, un po', lo ammetto, per scetticismo, non ne avevo tenuto conto. In gravidanza quindi ho mangiato di tutto, ovviamente nel limite della "sana alimentazione" consigliata dal mio ginecologo e medico.
Lo scorso autunno è nata la nostra piccina, una luce nella nostra vita! Appena tornata a casa, un'infezione post parto mi mise KO, ma tra antibiotico e i piatti cucinati dalla mia super mamma, mi ripresi! Quanto brodo di cappone mi diede!!!! Il latte mi era partito bene e la bimba mangiava di gusto. Ahimè tornai ben presto alle mie vecchie abitudini, nutella, caffè, latticini, biscotti industriali, che in fin dei conti erano un pasto veloce ed io ero una mamma stanca e sempre di corsa.

La mia piccola cresceva in salute ma dopo un mese iniziò a manifestare crosta lattea e coliche fortissime!! Mi veniva da piangere, non sapevo cosa fare, assistevo impotente alla scena, mi erano stati consigliati solo fermenti e massaggini...
A due mesi iniziarono i primi segni di dermatite, a tre/quattro mesi il culmine! Quanti pianti silenziosi! Quale mamma vuole vedere la propria bimba in queste condizioni?! Era inverno, nel cappuccio, quando uscivamo di casa, dovevo metterle dei fazzoletti di cotone per asciugare il pus che usciva dalle guancette, il lenzuolo del letto, pigiama e guantini antigraffio cambiati tutti i giorni perché sporchi di sangue, impacchi, bagnetti, creme, tanto cortisone e ammetto che cercavo di applicarglielo anche poco e solo se necessario. Sapevo che ogni volta che lo usavo stavo assottigliando la pelle della bimba, la

rendevo momentaneamente cicatrizzata ma sempre più vulnerabile agli agenti esterni, non avevo alternative in quella situazione. Dopo una settimana dall'applicazione del cortisone, la pelle tornava comunque com'era... un incubo! Fu allora che, distrutta dalla frustrazione di quella situazione e amareggiata, dissi: «Mamma... spiegami come funziona la dieta Mozzi!».
Ammetto che lei aveva provato più volte a piantare il germe del cambiamento ma non germogliava nulla in me. Immaginate la sua felicità ora!

Iniziai a togliere dalla mia alimentazione (allattavo ancora in modo esclusivo) glutine e latticini, seguivo più o meno la dieta, ma tutte e due non avevamo ancora tutte le informazioni riguardanti le combinazioni alimentari e ammetto che qualcosa di extra (coniglio, banana, manzo) me lo mangiavo ogni tanto per golosità (noi siamo di gruppo A). La bambina iniziò a migliorare comunque seppur facessi ancora errori a tavola. Mi chiedo spesso se mettendomi subito in riga, avrei evitato tutto questo...
Migliorò anche quando iniziò lo svezzamento ai 6 mesi. Dovetti però andarci cauta. Da allora inserisco un alimento a settimana e lo testiamo per bene tutte e due! Praticamente ho fatto uno svezzamento anch'io. La pelle del viso si stava cicatrizzando alla grande ma rimaneva ben aggressiva sul resto del corpo. I medici continuavano a dirmi che il cibo non c'entrava e che, prima o poi, la dermatite sarebbe passata da sola! Dentro di me non mi convincevano quelle parole e sinceramente ero stufa di aspettare! Mi sentivo presa in giro! All'ultima visita, il pediatra, vedendo un miglioramento, mi disse: «Signora la bambina prima o poi doveva migliorare! No?». Un giorno mia mamma mi disse che esisteva un gruppo di mamme mozziane e così vi conobbi!

Grazie a Silvia, Michela, Donatella e le altre ragazze ho corretto la nostra alimentazione e ci siamo rimesse in carreggiata senza sgarri! Dalla nostra alimentazione ho escluso glutine, latticini, zuccheri, frutta, caffè e cioccolato. Utilizzo poco i cereali e li sostituisco con gli pseudocereali. Un grande aiuto me lo sta dando il diario alimentare dove segno ogni singolo alimento e spezia inserita nella nostra bocca!

Mi è d'aiuto per individuare a quali alimenti la bimba è più sensibile e quindi evitarli prontamente senza aggravare la situazione.
Che dire? Abbiamo iniziato la dieta ferrea solo un mese fa e guardando ora mia figlia, come posso dire che il cibo non c'entra!? Ora la situazione è più vivibile, la dermatite è sotto pelle ma non infiammata e permane solo attorno all'occhio e nelle pieghe di braccia e gambe. Un gran risultato! Ora so che siamo sulla giusta strada!!

Alle mamme che si trovano nella nostra stessa situazione, dico: fatevi coraggio, non siete sole! Questa alimentazione è certamente un cambiamento radicale, ma perché non fare un tentativo? È un sacrificio che vale la pena fare! Capisco inoltre le difficoltà di sentirsi sole in famiglia nel fare questa scelta. Mio marito non segue questa dieta anche se ne vede i benefici, quindi cucino anche per lui con le tentazioni costantemente sotto gli occhi. Magari un giorno si ricrederà. Nonostante ciò non mollo! Per lei, per vedere ogni suo singolo centimetro di pelle liscia e cicatrizzata!

Ecco, questa è la nostra testimonianza! Spero che sia d'aiuto a trovare il giusto slancio di inizio per chi ancora ha timori o non si sente ancora convinta o è timorosa. Vi assicuro che in questo gruppo troverete il giusto supporto e comprensione. Basta buona volontà ed esserne convinte per dare il massimo!

Una mamma

Iperattività

Sono la mamma di un bimbo iperattivo di 8 anni (diagnosticato da 4 anni, praticamente dalla materna). Abbiamo frequentato molti percorsi consigliati dai vari docenti, alcuni pure privatamente, ma ahimè senza grossi risultati; ha avuto episodi aggressivi a scuola verso altri bambini l'anno scorso.

Nonostante i vari percorsi e i miei cambiamenti nei suoi confronti, peggiorava. I bambini lo temevano e lo temono. Aveva ed ha episodi di isolamento. Da due settimane frequentiamo un corso di autocontrollo di gruppo. Da 4 mesi abbiamo cambiato alimentazione e stile di vita con la dieta Mozzi. Beh, a settembre, dopo 10 giorni di scuola, ha ricevuto la prima nota di merito! Per noi un grosso trionfo e dopo due mesi di scuola un'altra nota con scritto: "Non so cosa sia cambiato ma continuate così!".
Io ho le lacrime agli occhi, nonostante venga giudicata e criticata da tutte le mamme. Pure io all'uscita da scuola sono osservata e isolata, ma sono felice, perchè le mie amiche sono altre...

In questi mesi abbiamo tolto molti zuccheri, glutine, latticini e frutta (mio figlio è gruppo 0) sia a casa che alla mensa scolastica; al mattino solo colazione salata, niente dolci o glutine alla sera, tanta verdura di stagione del nostro orto (lo abbiamo fatto assieme a fine agosto). Così facendo ha iniziato a mangiare anche verdure che rifiutava di assaggiare. Poi abbiamo adottato un gatto abbandonato (dicono siano antistress e che sentano molto le emozioni). Inoltre, seguendo i consigli del nostro pediatra, abbiamo tolto i videogame e limitato molto la tv, perchè pare che per i bimbi iperattivi sia troppo stimolante! Sì a giochi all'aria aperta e pure in piccoli gruppi. Ecco la mia esperienza. Mi piacerebbe conoscere altre mamme del gruppo con bimbi iperattivi per sostenerci a vicenda; non nego che ho passato notti insonni a piangere. Ora finalmente vedo una piccola luce in fondo al tunnel ma so che la strada da fare è ancora tanta.

Jessica

Otomastoidite

Vorrei ringraziare Silvia per tutto ciò che ho potuto imparare da lei, è una mamma e una donna stupenda che mette tanto sacrificio in ciò che fa quotidianamente e la stimo davvero tanto. Io mi sono avvicinata alla dieta dei gruppi sanguigni da quando mia figlia, all'età di un anno e mezzo, è stata ricoverata d'urgenza per un'otomastoidite (n.d.r. l'otomastoidite è una complicanza di un'otite media acuta, malattia caratterizzata dalla formazione di pus all'interno dell'orecchio medio, che causa forte dolore pulsante, febbre e scolo di secrezioni dal condotto uditivo. Il bambino sta molto male, la febbre è elevata ed i dolori sono fortissimi. L'orecchio si sposta lateralmente assumendo l'aspetto di "orecchio a sventola", per via del pus che preme).
Ho rischiato davvero di perderla... Così, mio fratello, che abita a Carpaneto Piacentino, mi disse: «Non è possibile che tua figlia stia sempre male con placche alla gola, otiti, febbre. Prova a valutare la dieta del dott Mozzi». Anche se pensavo di avere già uno stile alimentare sano, seguii il suo consiglio. La bimba è cambiata completamente: dopo il cambio di alimentazione, supera l'inverno senza febbre e, come vedo che sta per arrivare qualche malanno, divento ancora più rigida sull'alimentazione e tutto passa. In più, nel mio quotidiano mi occupo come infermiera di patologie tumorali, in passato per tumori polmonari, ora tumori della mammella... e vi assicuro che le persone colpite da queste patologie hanno sempre un'alimentazione caratterizzata da un largo uso di latticini e zuccheri in tutte le loro forme...

Cerco nel mio piccolo di aiutare queste persone con un cambio dello stile alimentare, cosa che oggi molti oncologi comunque avallano e consigliano e devo testimoniare che molti pazienti hanno riscontrato un netto miglioramento nelle forze fisiche, una stabilizzazione della patologia e a volte addirittura una regressione.

P.s. Con me ho sempre e consiglio i libri del dott Mozzi, padre e figlio, e quello di Silvia per gli ottimi spunti culinari.

dolore ai polsi e in particolare al polso destro per cui spesso andavo di corsa dall'osteopata non c'è più, non ho più infiammazioni agli occhi, né herpes. Da quando ho eliminato gli zuccheri semplici (frutta, miele, eccetera) le mie mestruazioni sono molto meno dolorose. Mio figlio ha ancora un po' di crosta lattea ma, senza prendere alcun farmaco neanche omeopatico, la sua dermatite è assolutamente sotto controllo. Mio marito non ha più la colite, dolore alla spalla e tosse al mattino. Questi sono solo alcuni dei benefici che abbiamo avuto, ovviamente siamo ancora in cammino e con non poche difficoltà cerchiamo di adattarci ogni giorno a questo stile di vita. Non molliamo! Di tornare a mangiare come prima non se ne parla proprio! Il mio consiglio è di provare, di non scoraggiarsi, di fare mille tentativi come li abbiamo fatti noi (e ne facciamo ancora) fino a trovare un modo per riuscire a seguire questa dieta che, se fatta bene, porta con sé risultati straordinari.

Claudia e Sofia

Endometriosi e piastrinopenia

Ho 42 anni e sono mamma di due bimbi: Andrea di 5 anni e l'ultima arrivata, Mya, di 8 mesi. Ho due malattie autoimmuni, l'endometriosi e una piastrinopenia in forma abbastanza grave. I medici mi dicevano che le probabilità di una gravidanza erano davvero poche. Mya è arrivata con mia grande sorpresa (e non solo la mia). Seguo questo regime dal 2017 e con molta determinazione ho avuto la mia rinascita: ho tolto latticini e cereali e ho seguito l'alimentazione consigliata per le mie patologie, con l'aiuto di Claudia e Barbara, amministratrici del gruppo Facebook "Tiroide - Dieta del gruppo sanguigno (dott. Mozzi)".

Dopo la nascita di Mya, ho avuto anche parecchi problemi con la pediatra, che voleva farmi inserire nello svezzamento di mia figlia i soliti latticini e le pastine, ma io le ho detto con convinzione che avrei comunque seguito la mia strada e le ho consigliato di leggere il libro di Silvia Simonetti, una bibbia per l'alimentazione dei miei bimbi. Alle fine con la pediatra, l'ho avuta vinta io: è ancora scettica, ma almeno cerca di comprendere la mia scelta.

Manuela, Andrea e Mya

Adenoidi

Scrivo con immenso piacere e senso di gratitudine verso il Dott. Piero Mozzi questa testimonianza relativa all'esperienza vissuta con mia figlia Matilde ormai 6 anni fa.

All'età di un anno e mezzo, dopo pochi mesi di nido, Matilde iniziò a soffrire di otiti ricorrenti. Tra dicembre 2011 e giugno 2012 si ammalò per ben tre volte. Tutto iniziava con un banale raffreddore che sfociava in otite media curata con antibiotico. All'età di due anni Matilde aveva già fatto 3 cicli di antibiotici. Durante l'estate del 2012 tutto filò liscio, ma non appena riprese l'asilo, incappò nel solito circolo vizioso, raffreddore, otite, antibiotico. A questo si aggiunsero dei disturbi del respiro nel sonno, dovuti ad un forte russare e ad apnee. Il pediatra ci consigliò una visita specialistica da un otorinolaringoiatra.

A novembre 2012 a Matilde fu diagnosticato un ingrossamento adenoideo per il quale ci furono prescritti, oltre agli antibiotici da assumere in caso di otite, una cura cortisonica per 15 giorni da ripetere incrementando le dosi nel caso in cui non ci fossero stati miglioramenti delle apnee notturne. Feci il primo ciclo di cura cortisonica, ma nulla cambiò, anzi. Matilde prese un altro raffreddore all'asilo, seguito da una conseguente otite. Provai quasi tutte le terapie alternative senza grandi risultati. Nell'aprile 2013 consultai un altro otorino, il quale fece la stessa diagnosi e ci prescrisse antibiotici e cortisonici all'occorrenza, e ci disse di tornare per un controllo dopo sei mesi. Tornammo a novembre dello stesso anno, Matilde non si era più ammalata ma continuava a respirare molto male e le apnee notturne erano sempre più prolungate. Le adenoidi erano passate da grado 3 a grado 4 e l'otorino ci consigliò di metterci in lista di attesa per l'asportazione chirurgica. Quella fu per me la goccia che fece traboccare il vaso e generó il cambiamento. Non accettai questo responso, non capivo come fosse possibile che queste adenoidi fossero sempre ingrossate, avevo paura dell'operazione e avevo paura delle conseguenze che le continue apnee notture avrebbero potuto provocare, io volevo trovare la causa e iniziai a cercare.

Era febbraio 2014, mi trovavo a casa dei miei genitori che mi stavano aiutando a tenere Matilde poiché mi ero presa una brutta broncopolmonite. Ogni giorno un'infermiera del posto veniva a farmi delle punture di penicillina e un giorno si mise a parlarmi della dieta del Dott. Mozzi che lei seguiva da tempo. Ne avevo già sentito parlare altre volte e mi aveva sempre incuriosita. Quello che però mi colpì non furono tanto le parole ma i modi di quella donna. Parlava di questa dieta con un entusiasmo tale e infondeva così tanta fiducia che sembrava fosse possibile, solamente seguendo la dieta, guarire da tutti i mali. In quel momento mi si aprì il cuore e ritrovai la speranza. Non appena se ne andò, cercai su internet i contatti del Dott. Mozzi per prenotare una visita e chiamai. Mi rispose una signora dai toni gentili e mi disse che per una visita c'era una lista d'attesa di almeno 7 mesi e per il momento non avrebbero preso altri appuntamenti, ma mi chiese quale tipo di problema avessi. Le parlai di Matilde, lei mi chiese il suo gruppo sanguigno (0) e mi disse: "Signora, tenga sua figlia lontana dai cereali, con e senza glutine e per un po' anche dagli pseudocereali, tutto per almeno 10 giorni e sua figlia guarirà. Se sarà brava vedrà che le basterà molto meno per vedere gli effetti, i bimbi piccoli reagiscono in fretta, e poi sua figlia è uno 0!!!".

Non capiii, ma mi fidai. Non avevo nulla perdere e provai. Dal giorno stesso tolsi tutti i cereali, tutti. Mi resi conto di quanto l'alimentazione di Matilde fosse basata proprio sui cereali: colazione, pranzo, cena e merende.

La terza notte, non potei credere ai miei occhi e neanche alle mie orecchie. Dopo soli tre giorni di assoluta astensione da tutti i tipi di cereali, Matilde smise di russare e andare in apnea. Ero stupita.

Il giorno seguente prenotai privatamente una visita da un otorinolaringoiatra dove la portai dopo circa una decina di giorni. Ero curiosa di sapere se questo miglioramento fosse visibile e misurabile in termini clinici.

Mi presentai alla visita molto eccitata e curiosa di sapere. Le immagini di quel giorno sono ancora vivide nei miei ricordi, così come le parole del medico alla fine della visita:

- Signora, sua figlia ha un ingrossamento adenoideo di secondo

grado, nulla di grave. Tenga pulito il naso con frequenti lavaggi in modo che l'eventuale muco non ristagni nel condotto uditivo creando infezioni.
- Quindi non sono da operare?
- Assolutamente no, la tenga controllata e vedrà che crescendo migliorerà.
- E c'è qualche cosa che posso fare per evitare che peggiorino? Non so, forse stare attenta a certi alimenti...
- No signora, stia tranquilla, l'alimentazione non c'entra nulla.

Da allora anche io ho iniziato a seguire questo regime alimentare, non perché avessi problemi di salute, ma in segno di solidarietà verso Matilde alla quale ho chiesto e chiedo tutt'ora tanti sacrifici e anche se so che è per il suo bene, e lo sa anche lei, a volte diventa difficile. Abbiamo evitato un'asportazione chirurgica in anestesia locale all'età di 4 anni, e questo è importantissimo, ma abbiamo anche capito quanto sia importante ascoltare i segnali del nostro corpo e imparato a interpretarli.
Ora Matilde ha quasi 10 anni e diventa difficile seguire la dieta in modo ferreo, soprattutto fuori casa, ma abbiamo imparato ad accontentarci anche dei piccoli successi e soprattutto sappiamo, al primo segnale di allarme, come correre ai ripari.

Katia e Matilde

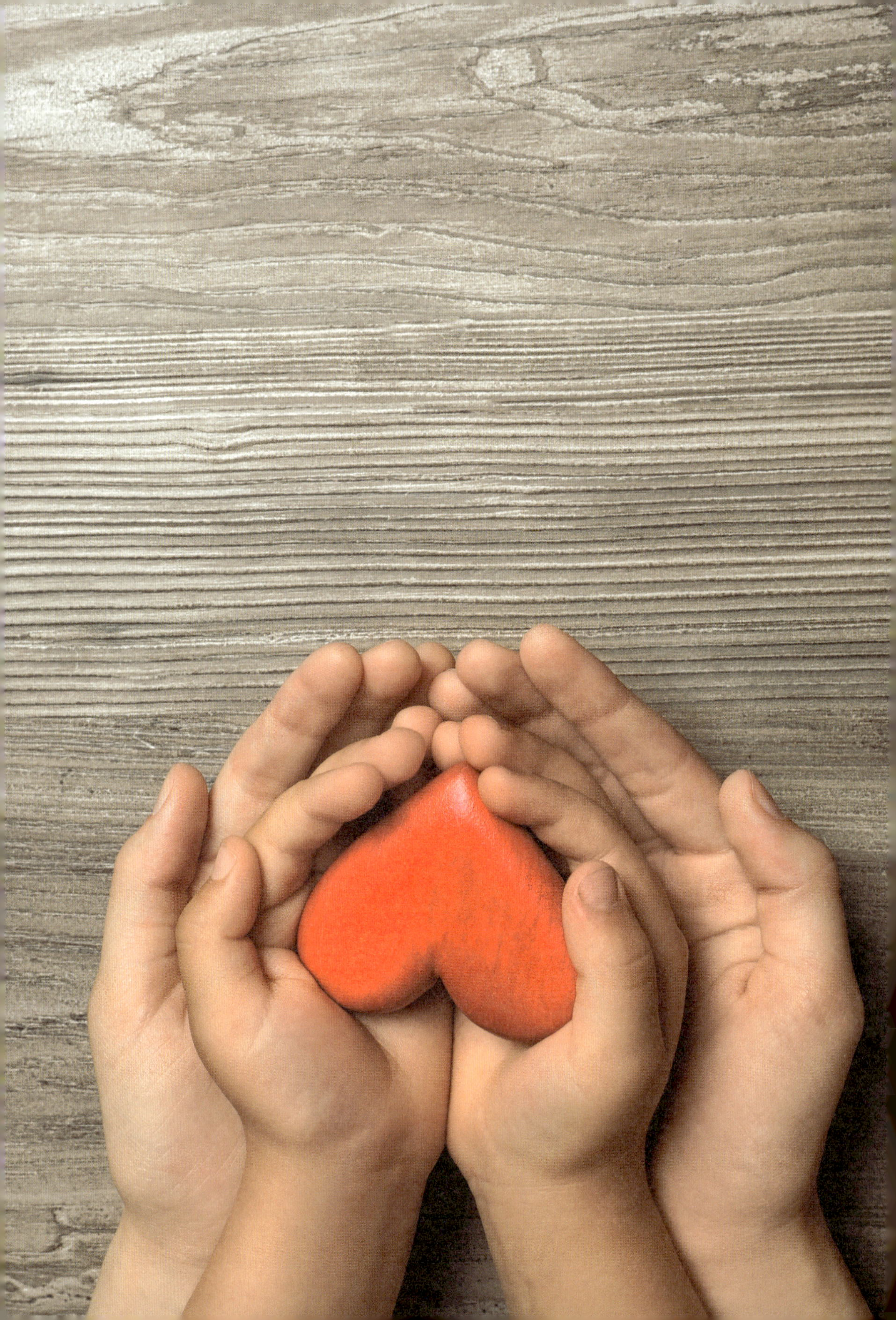

Tre generazioni

Sono Marina, ho 59 anni, mamma di Elena (Elena Bovolenta – admin del gruppo) e nonna di Sofia di 2 anni e di Anita che nascerà a giorni.

Ho conosciuto lo stile alimentare proposto dal dottor Mozzi circa 5 anni fa, dopo aver scoperto di essere affetta da una malattia autoimmune.

Da quel momento ho iniziato a leggere, studiare e approfondire la dieta e pian piano ho coinvolto mio marito e mia figlia (con non poche difficoltà a dire il vero!!). Quanti litigi e scontri ricordo all'inizio... Elena non mi voleva proprio ascoltare. Poi ha iniziato ad informarsi per conto proprio, a provare e sperimentare. La svolta è arrivata con la prima gravidanza di Sofia, l'amore materno fa miracoli, si sa!

Da lì le nostre difficoltà sono terminate e come per magia siamo diventate una squadra, Sofia è stata allattata al seno fino a 15 mesi e svezzata completamente secondo il suo gruppo sanguigno. Fino ai 12 mesi compiuti non ha fatto nessun assaggio né di glutine né di formaggi, né di altri cibi considerati non idonei per il suo gruppo sanguigno, questo senza nessuna ripercussione quando poi ha dovuto introdurli forzatamente con la mensa scolastica. È sempre stata una buona forchetta e continua a darci grandi soddisfazioni. Le poche febbri e raffreddori sono state curate con clisteri e lavaggi nasali senza bisogno di ricorrere a medicinali. Questo fino ad oggi, nonostante da 5 mesi frequenti l'asilo nido a tempo pieno e di conseguenza una mensa scolastica veramente disastrosa. Tosse, raffreddore, qualche febbre, un virus intestinale e arrossamenti della pelle non sono mancati in questi ultimi mesi, ma grazie a una corretta alimentazione a casa possiamo dire di aver limitato notevolmente i danni e fortunatamente ancora senza farmaci per permettere al suo sistema immunitario di "lavorare e rinforzarsi".

Elena sa che quando Sofia viene dalla nonna di sicuro mangia correttamente. Per snack nella credenza può trovare noci o mandorle o qualche patatina di mais (lei è gruppo A) o una torta senza zucchero, al posto di merendine confezionate e dolciumi vari. Nonostante a scuola mangi tutto (pane, pasta, formaggio, maiale, ecc) a casa è abituata a mangiare quello che trova e non è per nulla attirata dai dolci neppure nelle occasioni come le feste di compleanno. Con mia grande gioia, Sofia non è "drogata" dallo zucchero come invece era mia figlia da piccola, alla quale dovevo letteralmente nascondere brioches e biscotti confezionati perché non ne mangiasse di continuo fino a terminarli. Come tutti i bambini, in compagnia è curiosa e assaggia quello che vede a tavola senza essere privata dei momenti di condivisione come è giusto che sia per mantenere un buon rapporto con il cibo.

Sono molto orgogliosa dei risultati che ho raggiunto con mia figlia e mia nipote, lei soprattutto avrà la fortuna di crescere fin da piccola forte e in salute!!

Marina, Elena e Sofia

Svezzamento

Tutto è cominciato quando ho deciso, dopo anni che ne sentivo parlare e circa sei mesi di informazioni prese da video e gruppi su Facebook, di cominciare a provare su me stessa quest'alimentazione. Parlando assiduamente di ciò che imparavo a mio marito, misi la pulce nell'orecchio anche a lui, che soffriva di piccoli disturbi come crampi notturni e dolori articolari alle spalle. Così, senza dirmi nulla, cominciò a eliminare anche nei pasti fuori casa i cibi più dannosi secondo questo stile alimentare (cereali col glutine, latticini, carne di maiale) e con grande sorpresa i suoi disturbi cessarono del tutto!
A questo punto volli informarmi su che tipo di svezzamento consigliava il dottore per i più piccoli e, partendo da un altro gruppo Facebook inerente alla dieta del dottor Mozzi, arrivai a "I segreti di Silvia".
Con tanta paura e difficoltà, iniziai a seguire uno svezzamento completamente diverso da quello che avevo seguito per le altre tre figlie ormai grandi. Le abitudini non sono facili da eliminare e i dubbi sono tanti... Farà bene alla sua salute e alla sua crescita? E se faccio qualcosa che non va? Alla pediatra lo dico o non lo dico? Per non parlare della paura dei giudizi... Tuttavia, con grandissima gioia e soddisfazione, devo dire che la mia piccola India sta bene: non si è mai ammalata di nulla di più grave di un nasino che cola, curato solo con alimentazione corretta e senza nemmeno una Tachipirina. Con le altre figlie non mi era mai accaduto!!! È ancora presto, lo so, ma credo fortemente in ciò che sto facendo e mi impegnerò a migliorare sempre di più, visti i molteplici benefici raggiunti, sia per noi grandi che ci stiamo sforzando di seguire un'alimentazione più sana, che per lo svezzamento di India e la sua crescita.

Grazie dottor Mozzi, grazie a te Silvia e al tuo gruppo formidabile, pieno di risorse ed esperienze da cui attingere e trarre forza e conforto!!

Tatiana e India

Miomi e svezzamento a 4 mesi

Sono Marina, una neo-mamma laureanda in medicina e chirurgia. Ho iniziato la dieta Mozzi quando ho scoperto di avere dei miomi (fibromi) all'utero per i quali ho subito un intervento e, pur essendo una patologia recidivante, se ne è ripresentato solo uno di pochi millimetri, ma che non dava fastidio. Non mi sono più dovuta operare! Ricordo ancora il collega chirurgo che alcuni giorni prima dell'intervento mi disse: noi vediamo due miomi (di cui uno di 4 cm), ma ce ne sono tanti che non vediamo e che sicuramente verranno fuori sotto l'influenza ormonale della gravidanza. Durante la gravidanza non è venuto fuori nessun mioma e se c'erano non hanno dato nessun fastidio. Prima e durante la gravidanza ho rispettato le regole dell'alimentazione Mozzi, praticamente senza mai sgarrare, soprattutto con i latticini, che sono la principale causa delle patologie all'utero.

Grazie a un'alimentazione a base di proteine, in particolare uova, salmone crudo e legumi, e povera di zuccheri, ero piena di energia, senza problemi di piedi e gambe gonfie. Gli esami sempre perfetti, solo verso la fine della gravidanza c'è stata una riduzione delle piastrine, ma semplicemente aumentando il consumo di rapa, i valori sono rientrati. La gravidanza è stata splendida, ho preso 10 kg nei 9 mesi, solo al terzo mese ho avuto astenia e sono stata un po' a letto. Nove mesi erano passati e io, grazie ai consigli del libro di Silvia, ero pronta ad affrontare quei pochi giorni in ospedale con la valigia piena di alimenti in scatola e sul frigo il menù con i piatti da farmi portare in ospedale.

Per l'allattamento ero tranquilla perchè ero fiduciosa che non avrei avuto problemi, ma così non è stato. Maria è nata 50 cm e 2,95 kg, si è attaccata subito al seno, ma in poco tempo sono arrivate le ragadi quindi ho dovuto usare i paracapezzoli, a causa dei quali Maria non cresceva abbastanza perchè il seno era poco stimolato. Ho quindi tolto i paracapezzoli, ma la situazione non cambiò. Pensai quindi che il problema fosse mio, che non producevo abbastanza latte oltre al fatto che, per problemi familiari, non ero abbastanza serena da poter permettere all'ossitocina di far il suo dovere.

A questo punto chiesi aiuto a Silvia e al gruppo Facebook e mi fu consigliato di integrare l'alimentazione della bimba con il latte di mandorla già dalla fine del terzo mese, ma Maria era ancora al secondo mese e quindi dovevamo attendere e trovare una soluzione. Al corso pre-parto avevo conosciuto una pediatra e consulente per l'allattamento che mi colpì per una slide che aveva proiettato dove c'era una zebra che allattava il suo cucciolo e sotto una frase che recitava "Il latte è specie specifico". Leggendo quella frase capii che era la persona giusta e quindi mi rivolsi a lei sicura che mi avrebbe aiutato senza dovere ricorrere al latte di altre specie animali.

La pediatra confermò che il problema non ero io, ma la bambina che non stimolava bene e si addormentava per stanchezza mentre ciucciava. Allora mi consigliò di usare il tiralatte su un seno per volta, prima di ogni poppata e di somministrare il latte tirato nella poppata successiva tramite un sondino, in modo che la bambina ricevesse abbastanza latte. Dovevo fare in modo che non si addormentasse, così che il seno fosse maggiormente stimolato. Inoltre ho constatato che il latte di mandorle che bevevo, aumentava la produzione di latte. Maria cresceva lentamente, ma aveva compiuto i tre mesi, quindi abbiamo potuto integrare anche la sua alimentazione con il latte di mandorle. Dal quarto mese abbiamo iniziato lo svezzamento con omogeneizzati fatti in casa con le carote. Successivamente abbiamo introdotto le barbabietole e le zucchine. Dal quinto mese abbiamo introdotto le proteine iniziando da merluzzo e spigola, poi salmone, tacchino e pollo. Pian piano Maria cresceva e siamo passati da 400 gr al mese ad 1 kg al mese. Adesso Maria ha 13 mesi pesa 11 Kg, ha già 12 dentini, cammina da sola ed è proprio "il ritratto della salute".

Dalla mia esperienza e dallo studio di medicina, mi rendo sempre più conto di come la salute dell'uomo e gli interessi economici non vadano d'accordo e di come questi portino le persone a scegliere soluzioni più comode che a lungo andare si possono rilevare dannose per la salute stessa.

Marina e Maria

Zuppa di cannellini e felicità

"Mamme oggi sono strafelice! Il primo motivo è che in questi giorni mi raccontate tante cose belle, svezzamenti che decollano, controlli dal pediatra super positivi, nuovi assaggi graditi finalmente ai vostri figli. Che meraviglia!
Il secondo è un inaspettato pranzo. Stamattina molto presto ho fatto una zuppa di cannellini e scarola. In casa c'era un profumino... Le bimbe erano curiose di cosa stessi cucinando. A pranzo propongo piselli col ragù di tonno. Loro mi dicono: "No, ma c'è la zuppa di stamattina, mamma!!!". Allora gliene ho fatta assaggiare un cucchiaio a testa. Erano euforiche! Hanno messo rapidamente in tavola piattini e cucchiai di plastica ed erano già sedute! Io pensavo tra me e me: "Non è possibile! Non hanno mai voluto i legumi interi, ho sempre dovuto fare di tutto con la farina di legumi per farglieli mangiare, figurati se mangiano una zuppa brodosa e per di più coi pezzi di scarola...!"
Non solo hanno spazzolato il piatto, ma mi hanno chiesto altri cannellini! Le guardavo mangiare allibita! E mentre finivo di mangiare la mia zuppa, continuavo a sorridere!
Che sciocca, mi sono talmente convinta dopo alcuni tentativi, che non avrebbero voluto legumi interi, che mi sono sempre trovata o a frullarli o ad usare la farina.
Mi sono creata un preconcetto e mi ci sono legata le mani da sola! Imparerò dal mio errore!
Mentre sparecchiavamo, ho chiesto: "Domani vi faccio una colazione speciale, cannellini e tonno! Che ne dite?". "Sì, mamma, ma pure l'ovetto strapazzato, vero?".
Se mi facessi ora un selfie, vedreste una mamma felice!"

Silvia, Sveva e Altea

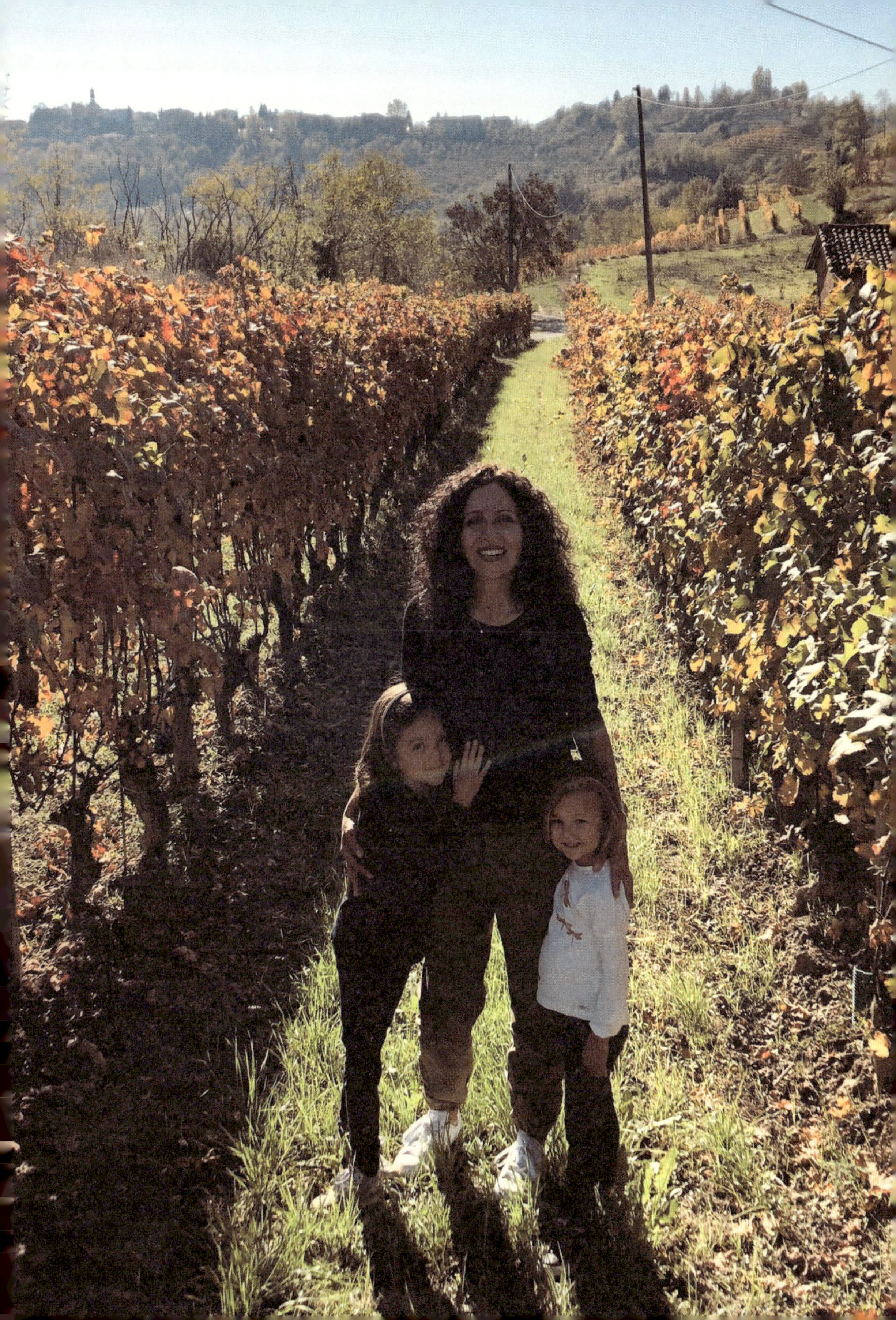

Conclusioni

Siamo arrivati alla fine di questo resoconto di esperienze.
Avrete capito che non è facilissimo, d'accordo, ma non è impossibile!
Spero tanto con queste pagine di essere riuscita a incoraggiarvi a provare, di avervi lasciato qualche idea, un po' di spunti da cui partire nel vostro percorso per coinvolgere i figli.
"Perché lo fai?" mi chiedono in tanti. Gestire un gruppo richiede tempo, dedizione costante, impegno e cura. Ma come potrei non farlo? Come può non farlo chi ha provato e sperimentato la differenza tutti i giorni mangiando certi cibi e non altri?
La domanda che invece mi pongo io è: "Perché hanno tutti paura di provare coi loro figli?"
Forse perché ci sono pochi precedenti, perché in pochi hanno raccontato di averlo fatto e come ci sono riusciti. Ma se tu, adulto, hai sperimentato su te stesso e ti sei reso conto del cambiamento e dei benefici, come puoi non pensare di fare lo stesso regalo a tuo figlio, sin da piccino, sin dal pancione addirittura? Come puoi credere che una dieta secondo il proprio gruppo sanguigno per il tuo bambino possa rappresentare un pericolo e non invece una grande risorsa?
Non vi resta che provare, mamme! Resterete davvero stupite.
Se siete arrivate a leggere sin qui, forse sarete curiose di provare anche coi vostri figli. Magari sarete piene di entusiasmo e partirete in quarta come feci io cinque anni fa. Lo spero tanto, in fondo era il mio intento sin dalla prima riga...
La difficoltà più grande che dovrete affrontare sarà trovare il modo di insegnare la dieta ai figli, coinvolgerli, contagiarli col vostro entusiasmo. Questo me lo ha insegnato mio marito, un uomo riflessivo e saggio, che ha percepito quanto tenessi alla dieta. Mi ha sempre sostenuto come meglio poteva e ha sempre fatto in modo che la cosa non pesasse eccessivamente alle nostre figlie. Il rapporto col cibo per bambini e adolescenti è già di per sé un argomento delicato, lo sappiamo bene. Chi di noi non ha sperimentato un rapporto anomalo col cibo, anche solo per un breve periodo della vita? Il cibo può essere consolazione, rifugio, droga, mentre dovrebbe essere prima di tutto una necessità e poi gioia, condivisione, convivialità

e famiglia. Chi di noi non associa un profumo, un sapore a un momento della propria infanzia?
Le tagliatelle della nonna sono insuperabili, che importa se sono di frumento? Le fa la nonna con le sue mani, le fa con amore: quello sarà il sapore delle tagliatelle per sempre.
Il sapore di quel cannolo siciliano mangiato in quella bella vacanza piena di risate e bagni al mare, in cui mamma e papà non erano presi dal lavoro finalmente, chi se lo scorda più?
Capite cosa voglio dire? Sappiate far trovare in casa cibi giusti, svuotate gli scaffali dalle porcherie confezionate, curate i pasti che preparate, fate trovare a tavola quel che fa bene davvero. Vivete con gioia i piccoli successi, non pretendete di cambiare tutto e subito. Fate attenzione a come la vivono, imparate a mediare, a scendere a compromessi. Ad esempio, noi abbiamo la serata pizza-cinema, un'idea di mio marito che ormai è entrata nelle tradizioni di famiglia: un sabato al mese in cui preparo in casa la classica pizza, quella di semola di grano duro e la condisco a piacere. È quando molli un po' la presa, quando non pretendi troppo e concedi qualcosa, è allora che tutti ti vengono incontro e, trovandoti meno rigida, ti seguono più volentieri. Il patto è che io faccio la pizza normale e loro se la condiscono come vogliono, io chiudo un occhio, anzi due, e in cambio loro non protestano se io scelgo di non mangiarla, ma di far compagnia con una bistecca. Tanto quel che conta è stare insieme in allegria, guardando un film per tutta la famiglia. Una serata tanto attesa che ci vede tutti alla fine accoccolati sul divano.
Compromessi, venirsi incontro... Sapete bene di che parlo, vero? Il segreto dei matrimoni, che funzionano solo se entrambe le parti si vengono incontro. Fare i genitori è il mestiere più difficile al mondo, ma se ci si prende per mano tutto sembra più facile.
Ci tenevo a salutarvi con questa riflessione, quella di una mamma e un papà che hanno preso una decisione importante per sè e per i propri figli, una scelta alimentare ben precisa, e che si confrontano spesso per cercare di inserirla nelle dinamiche familiari serenamente. Questa è una ricetta che ancora non ho, ogni mamma e papà dovranno cercare quella giusta per loro. È un percorso che richiederà costanza, impegno e tenacia, ma ne varrà la pena. Un dono per il futuro.

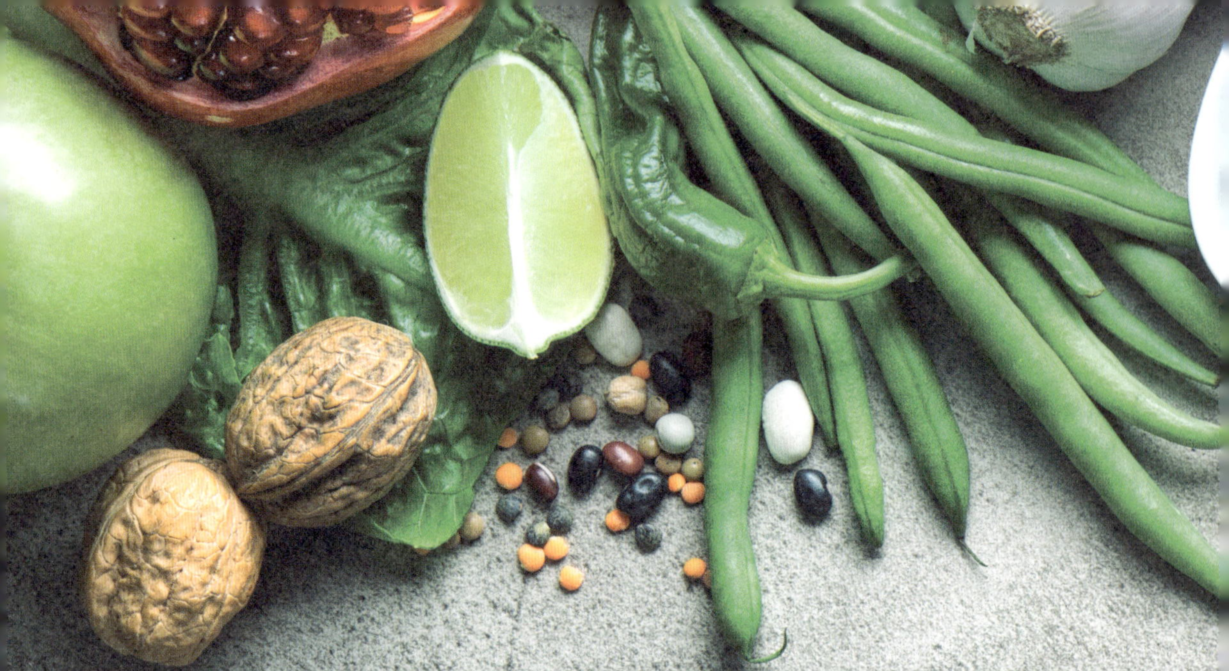

9 Ricette

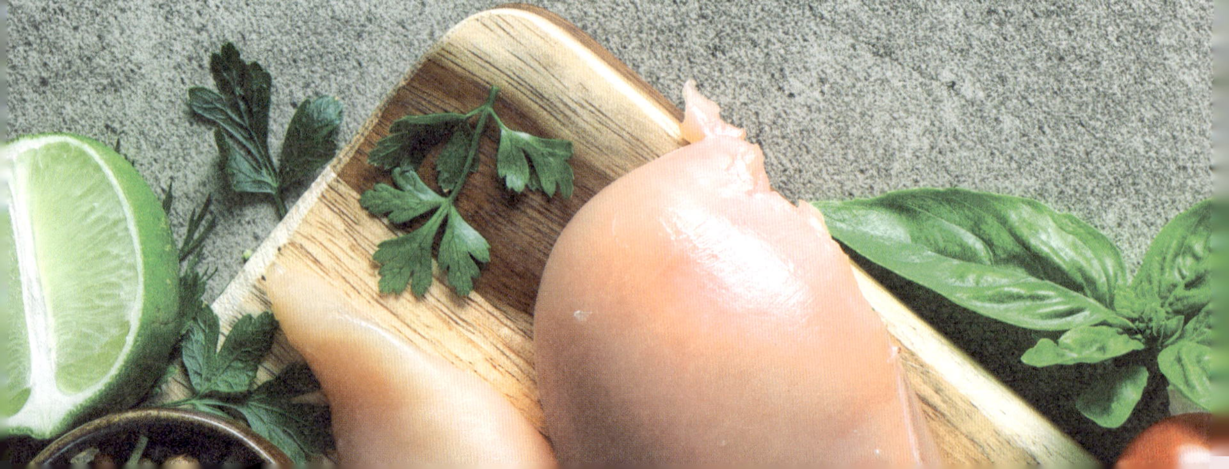

Ecco alcune ricette che ho sperimentato con successo in casa mia. Sono tutte semplici, molto veloci e pratiche. Le ho pensate per mamme che hanno sempre poco tempo, ma che si vedono arrivare a tavola ogni volta una truppa affamata.

Le regole generali sono:
- colazione da re
- pranzo da principe
- cena da povero

Iniziamo la giornata con una tazza d'acqua calda col limone per i gruppi A, B, AB, senza limone per i gruppi 0. Dopo circa mezz'ora si può fare colazione.
La cena ideale è a base di proteine e verdure. Ogni tanto si possono introdurre anche legumi e pseudocereali. Evitate però di farlo troppo spesso.
I cereali invece è meglio non utilizzarli a cena. Utilizzate la frutta e i dolci saltuariamente. È meglio mangiarli solo a colazione, magari abbinati a una proteina.

Fate riferimento al libro viola "La dieta del dottor Mozzi" per tutte le regole di base, gruppo per gruppo.

Per bambini e ragazzi per la cena: in base all'attività fisica, all'età, al peso e alla fame, valutare se e quanto spesso accompagnare i piatti di carne e pesce con riso bianco o integrale, riso nero Venere o rosso Ermes, quinoa, saraceno, amaranto oppure con minestre o gnocchetti di cereali o legumi o semplici legumi lessi).

Perchè ci sono molte più ricette salate che dolci?
È comune pensare che per convincere dei bambini a seguirci, sia necessario accontentarli con i dolci. Per quanto attento e limitato dovrebbe essere l'uso dei dolci nell'alimentazione dei giovani, credo che sia già stata pubblicata un'infinità di ricette di torte, merendine e biscotti. Quindi darò molto più spazio al salato, perfetto non solo a pranzo e cena, ma anche a colazione e merenda! I miei dolci contengono poco zucchero o ingredienti naturalmente dolci. Abituiamo i nostri figli a "dolci sempre meno dolci", togliendo ogni volta 20 grammi di zucchero; finiranno per trovare i prodotti in commercio eccessivamente dolci e nauseanti. Fatevi furbe!

Ricette Salate

Polpettone di merluzzo
0 A B AB

Una mattina dal pescivendolo di fiducia avevo trovato in offerta del merluzzo carbonaro e ne avevo preso 1 kg. Tornata a casa pensavo a come cucinarlo... Allora ho cercato la parola chiave "polpettone" nel gruppo e ho trovato la ricetta del polpettone di salmone di mamma Elena Bovolenta, la mia moderatrice. Ho seguito la sua ricetta con qualche modifica e il risultato è stato ottimo, un gran piatto per tutta la famiglia spendendo davvero poco!

Ingredienti per 6 persone (10/12 fette)

1 kg di filetti di merluzzo (o persico o salmone)
2 uova
2 cucchiai di farina di mandorle
1 cucchiaino di sale
1 cucchiaino di aneto secco o di finocchietto selvatico fresco
1 porro precedentemente stufato

Procedimento

Mettere tutti gli ingredienti nel robot o frullatore e sminuzzare e amalgamare per qualche minuto. Appoggiare l'impasto ottenuto su un foglio di carta forno e dargli la forma di un cilindo, poi chiudere la carta a mo' di caramella da entrambe le estremità. Si può anche mettere incartato dentro allo stampo da plumcake. Cucocere in forno ventilato a 200° per 45 minuti.

Affettare da tiepido.

Le mie bimbe, golose, spalmano sopra a ogni fetta un velo di maionese fatta in casa.

Si mantiene in frigo 2 o 3 giorni. Potete anche tagliarlo a cubetti per arricchire insalate miste o di quinoa. Potete usare le stesse dosi per fare delle polpettine da cuocere in padella, al forno o in brodo.

Quadrucci di piselli
0 A B AB

Ricordo come fosse ieri la mattera di nonna Lina. La mattera era il nome usato per chiamare la madia, il mobile utilizzato anni fa in cucina, su cui venivano impastati il pane e la pasta per poi riporli per la lievitazione. Mia nonna ci passava le ore a stendere la pasta, a tagliare tagliatelle, a impastare gnocchi. Così, per tenermi occupata e per insegnarmi, mise accanto alla sua mattera un piccolo tavolo dove lavoravo il pezzetto di impasto che mi dava. Così, guardandola e provando, imparai a 5/6 anni a fare la pasta. Se chiudo gli occhi sento ancora l'odore di farina sul grembiulino bianco che avevo.

Ingredienti per 4 persone

250 gr di farina denaturata di piselli (o altro legume)
4 uova intere
1 cucchiaio di olio di vinacciolo.
*Niente sale (si aggiunge dopo nell'acqua)

Procedimento

Mettere in una terrina la farina, fare un buco al centro in cui versare le uova e l'olio. Mescolare con la forchetta e successivamente impastare con le mani. Trasferire l'impasto su un piano di lavoro infarinato, continuare a lavorare con le mani sino a ottenere una palla omogenea. Tagliare un pezzetto di impasto e stendenderlo col mattarello fino a ottenere una sfoglia sottile. Arrotolare la sfoglia senza schiacciarla e tagliarla a strisce larghe 1-2 cm che poi andranno srotolate, messe in fila una accanto all'altra e tagliate a quadratini. Si possono cuocere subito o lasciar asciugare all'aria per qualche ora o in alternativa congelare. L'impasto si può stendere o con mattarello o con la macchina per fare la pasta fresca. Cuocere al massimo 3 o 4 minuti, scolare e condire. Oppure si può cuocere in brodo per preparare una minestra.

Con queste stesse dosi io faccio tutta la pasta fresca, lasagne, tagliatelle, maltagliati... Per fare la pasta fresca di legumi, la farina va sempre denaturata, cioè passata in forno a 90 gradi per 3 ore. Risulterà molto più semplice lavorarla con mani e mattarello, assomiglierà a un impasto classico, altrimenti sarà davvero appiccicosa e tenderà a spezzarsi o incollarsi durante la cottura.

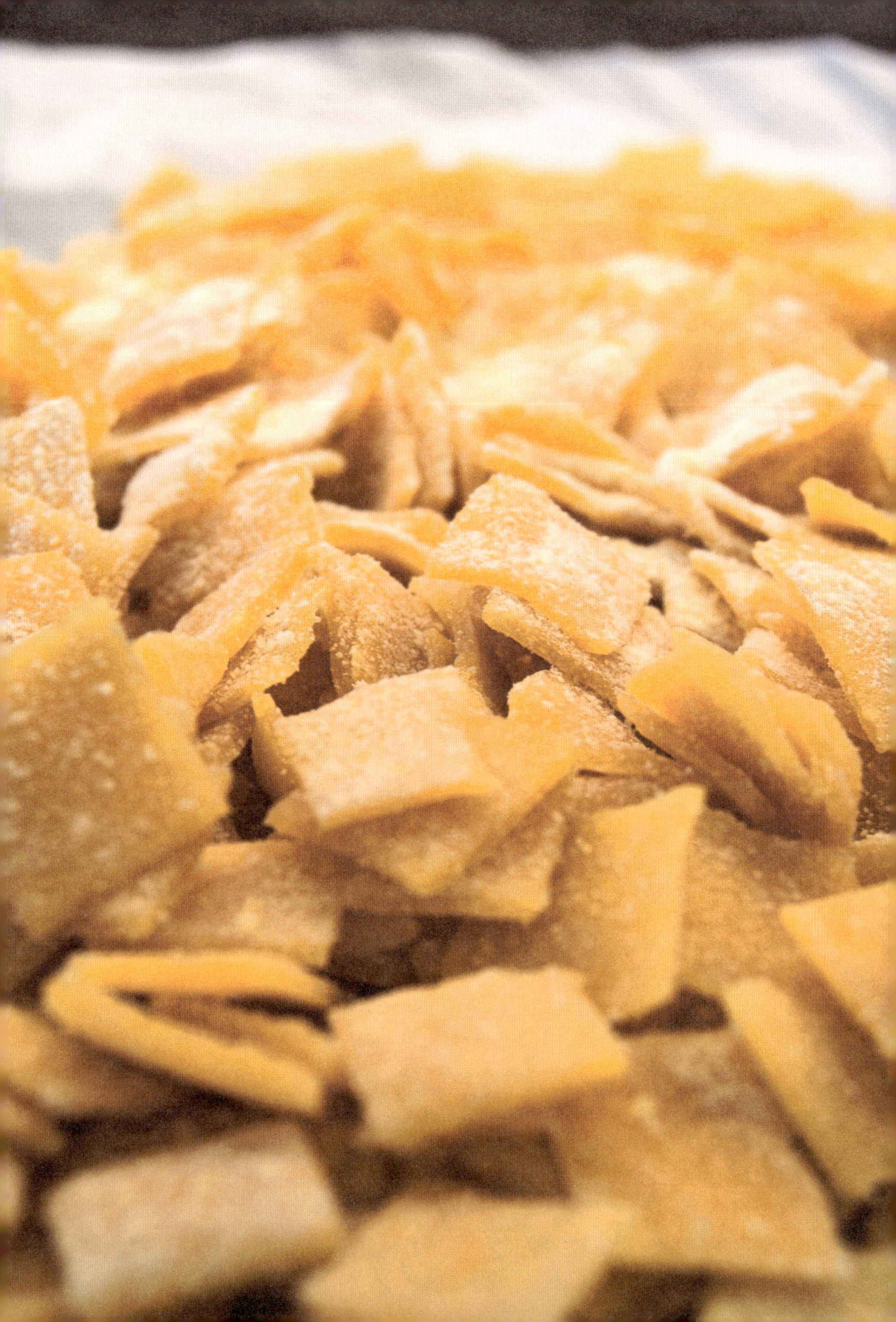

Muffin di fave, tonno e olive
0 A AB

Questa è una delle primissime ricette che sperimentai tre anni fa. Ho fatto questi muffin anche con farina di piselli, di cicerchie e di ceci, sempre gustosi. Si possono congelare. Ideali da mettere nello zaino della scuola come snack! Perfetti come colazione o pranzo da viaggio o d'asporto, sono un pasto completo (legumi, uova, pesce e verdure), un pieno di energie! Le mie bimbe li adorano appena scaldati.

Ingredienti per 12 muffin

250 gr di farina di fave (o altro legume)
3 tuorli
3 albumi
150 ml di olio di vinacciolo
300 ml di latte di mandorla (o soia)
un pizzico di sale
1 cucchiaino di cremor tartaro e 1 di bicarbonato
1 vasetto di tonno al naturale sbriciolato e strizzato
1 manciata di olive verdi denocciolate e tritate

Procedimento

Montare a neve gli albumi col sale e metterli da parte. Mescolare tutti gli altri ingredienti e aggiungere alla fine gli albumi precedentemente montati a neve. Otterrete un impasto morbido. Mettere i pirottini di carta in uno stampo per muffin. Versare l'impasto nei pirottini e spolverare in superficie con rosmarino o semi di zucca o canapa o girasole a piacere. Cuocere in forno statico a 170° per 30-35 minuti. Sfornare e lasciar freddare prima di consumare.

Con queste stesse dosi si può fare un plumcake. Il tempo di cottura sarà più lungo, circa 45-50 minuti, affinchè asciughi bene al centro.

I gr B possono sostituire le olive verdi con carote grattugiate.

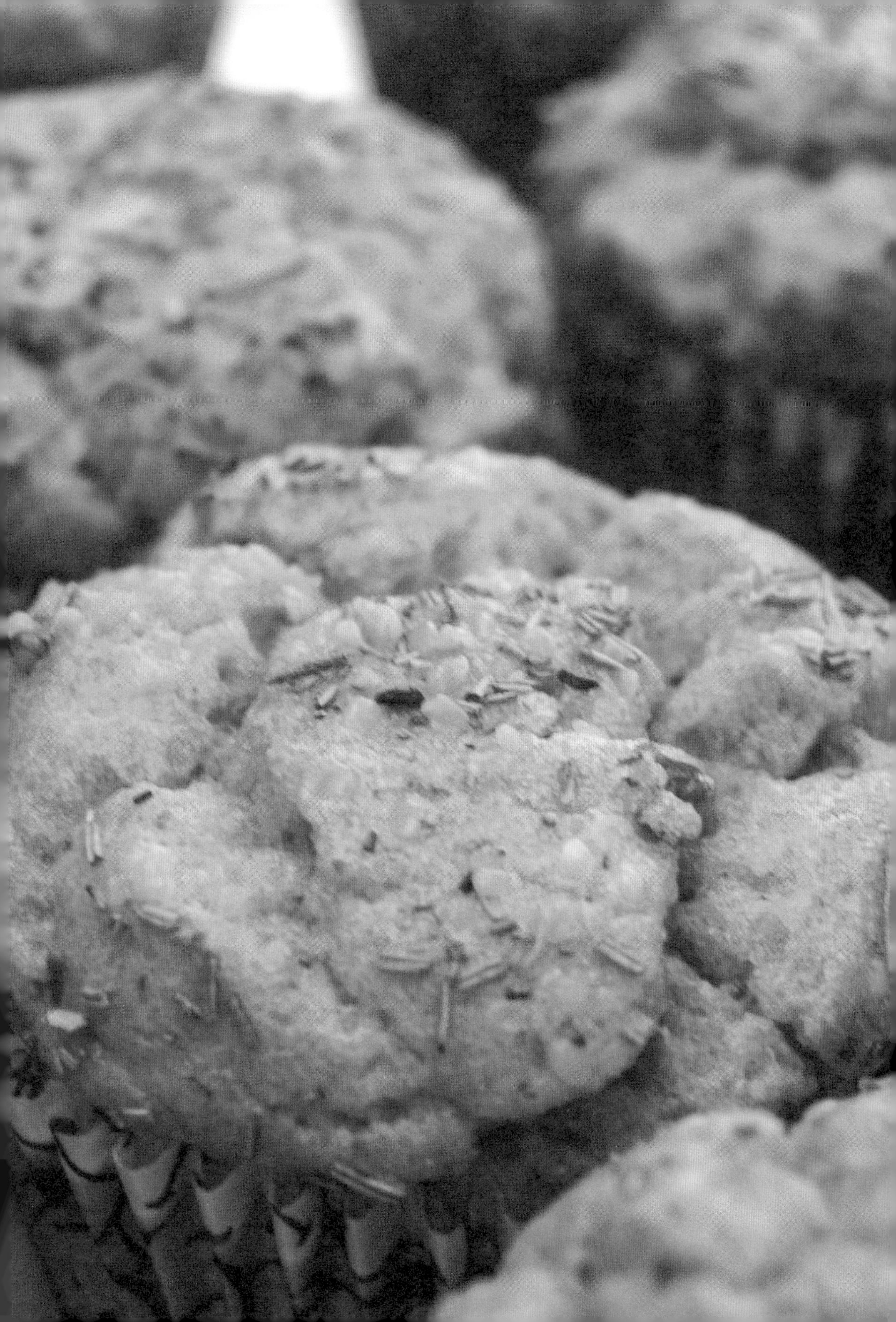

Grattini di fave
0 A B AB

Trovare in commercio pastina da minestra fatta con farina di legumi è difficile e quando si trova, costa parecchio. Questi invece sono rapidissimi, economici e squisiti! Ottimi sia in brodo che asciutti con un sughetto. Validi sin dai 9 mesi. Si possono usare subito o far asciugare all'aria per qualche ora seccandoli oppure congelare. Ottimi cotti in brodo di carne, di pesce o vegetale.

Ingredienti per 2 persone

200 gr di farina denaturata di fave o altro legume
2 uova
1 pizzico sale
1 cucchiaino di curcuma

Procedimento

Rompere le uova in una terrina, aggiungere sale e curcuma e iniziare a sbattere con una forchetta, aggiungere via via la farina, fino a quando l'impasto si sbriciola. L'impasto deve risultare piuttosto "duro", cosicchè si possa sbriciolare facilmente.
Rovesciare l'impasto sul piano di lavoro infarinato, prendere un pugno di pasta tra le mani e sfregare per sbriciolarla. Spolverare con della farina se necessario.
Per la cottura in brodo basteranno 4-5 minuti.
Oppure lessare 4-5 minuti in acqua, scolare e condire come fosse pasta.

Procedimento col robot da cucina

Mettere tutti gli ingredienti nel boccale, frullare 1 minuto con funzione che impasta (spiga), poi tritare per 10 secondi a velocità 6. Frullare in base alla grandezza desiderata. Se i grattini fossero ancora troppo grandi, frullare ancora per 6 secondi.

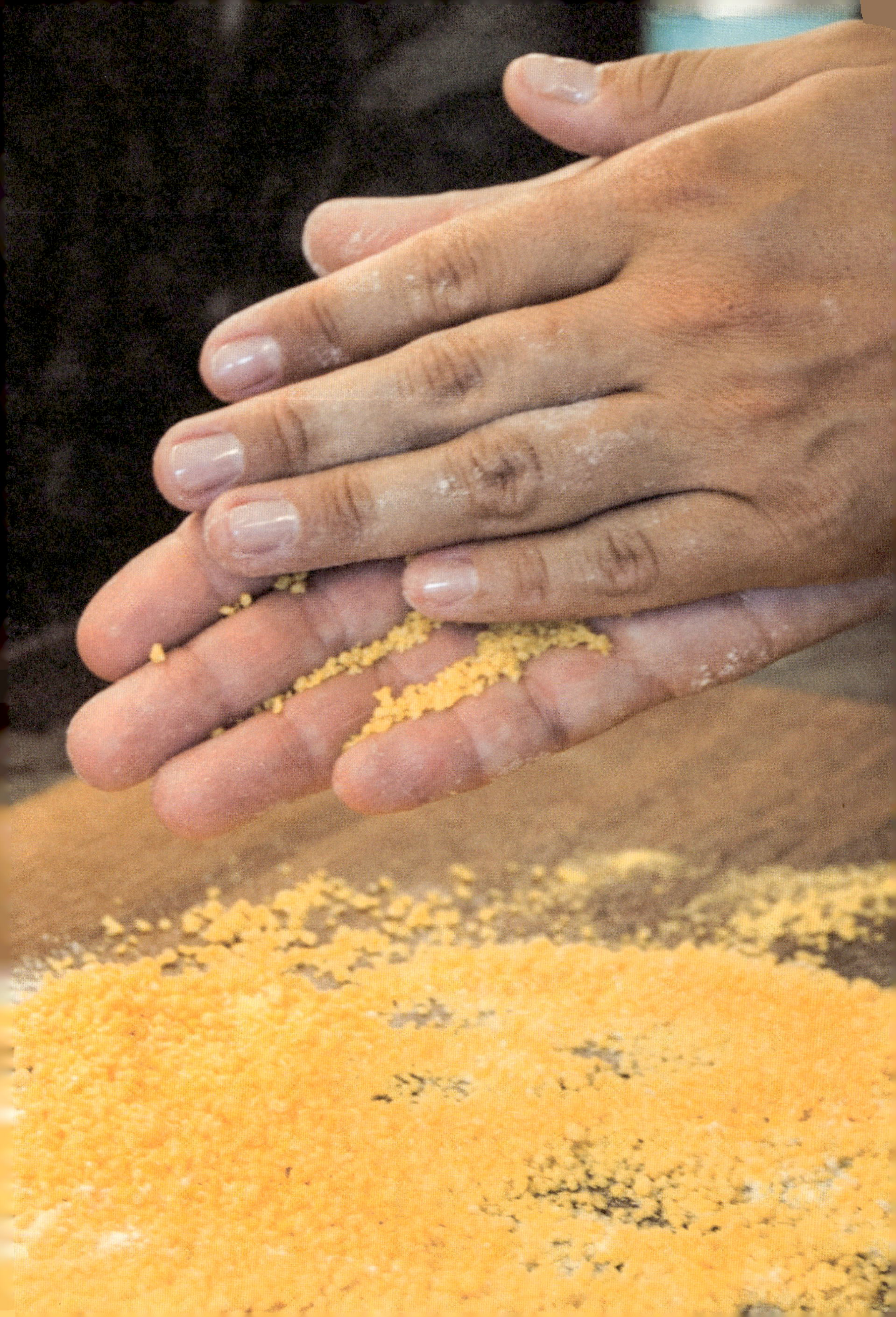

Zuppa di borlotti
0 A B AB

Ingredienti per 4 persone

800 gr di borlotti freschi o congelati
3 gambi di sedano
3 carote grandi
2 porri
2 rametti di rosmarino fresco
1 foglia di alloro
sale q. b.

Procedimento

Mettere i fagioli in un tegame e ricoprirli con acqua fredda (almeno 3-4 cm sopra il livello dei legumi). Cuocere i legumi con la foglia di alloro a fiamma moderata e coperti per 20 minuti. A questo punto, sarà necessario cambiare l'acqua di cottura perchè si sarà formata quella schiuma piena di scarti delle bucce dei legumi. Mettere quindi la stessa quantità di acqua pulita e le verdure e proseguire la cottura a fuoco basso per 40-45 minuti, in modo che parte dei borlotti si disfi dando alla zuppa una consistenza cremosa. A fine cottura regolare di sale.

Ho usato borlotti surgelati perché il gr 0 non dovrebbe usare quelli secchi, quindi neanche quelli in barattolo che vengono lavorati da secchi.
Se usate borlotti secchi, teneteli in ammollo una notte e aumentate i tempi di cottura fino almeno a 90 minuti, arrivando anche a 120 minuti ove necessario.

"Finto sugo" di barbabietola
0 A B AB

Questa idea è davvero geniale! Me l'ha suggerita la mia moderatrice Donatella Arcella, che ha due bambini di gruppo A e si è dovuta ingegnare a trovare un sostituto del classico ragù. Nel gruppo ormai è un MUST! Tantissime mamme, inizialmente scettiche, hanno provato questa ricetta e si sono ricredute! È inoltre un ottimo modo per far mangiare le verdure ai nostri bimbi.

Ingredienti per 4 porzioni

1,5 litri d'acqua
1 barbabietola e mezza cotta
5 carote
1 costa di sedano
mezza cipolla
sale, origano, basilico e curcuma q. b.

Procedimento

Bollire per 20 minuti tutti gli ingredienti contemporaneamente. Spegnere il fuoco quando la carota è cotta. Frullare nel robot o frullatore le verdure con un paio di mestoli d'acqua di cottura. Aggiustare di sale, aggiungere le spezie consentite e un pizzico di curcuma. Un filo d'olio di vinacciolo o d'oliva e il sugo è pronto!!

Per avere un ragù di carne adatto a tutti i gruppi, si può spadellare per circa 10 minuti della carne trita di tacchino sfumata con vino bianco e unirla al sugo in cottura.

Pizzelle di piselli
0 A B AB

Anni fa mia suocera Luciana, abruzzese di origine, mi regalò un ferro da pizzelle o friselle; ho adattato la sua ricetta sostituendo la farina.
Chi non ha il ferro abruzzese, può usare una qualsiasi piastra per waffle.

Ingredienti per 4 pizzelle

2 uova
4 cucchiai di olio di vinacciolo
4 cucchiai rasi di farina di piselli (o altro legume consentito)
1 pizzico di sale
1 pizzico di curcuma

Procedimento

Ungere leggermente le pareti interne del ferro (o della piastra), usando un pennello in silicone, quindi rimuovere l'eccesso di olio con carta da cucina. Far scaldare sul fuoco, poi versare un cucchiaio di impasto, chiudere subito il ferro. Dopo 2 minuti girare e far cuocere altri 2-3 minuti. Aprire il ferro e con la punta di un cucchiaio staccare la pizzella, riporla su una gratella per farla freddare. Buone sia calde che fredde. Io le conservo in un contenitore in frigo. Le pizzelle restano più sottili dei waffle, quindi per questi ultimi sarà necessario qualche minuto in più di cottura, specie se vi piacciono croccanti fuori.

Si può sostituire la farina di legumi con farine di pseudocereali.

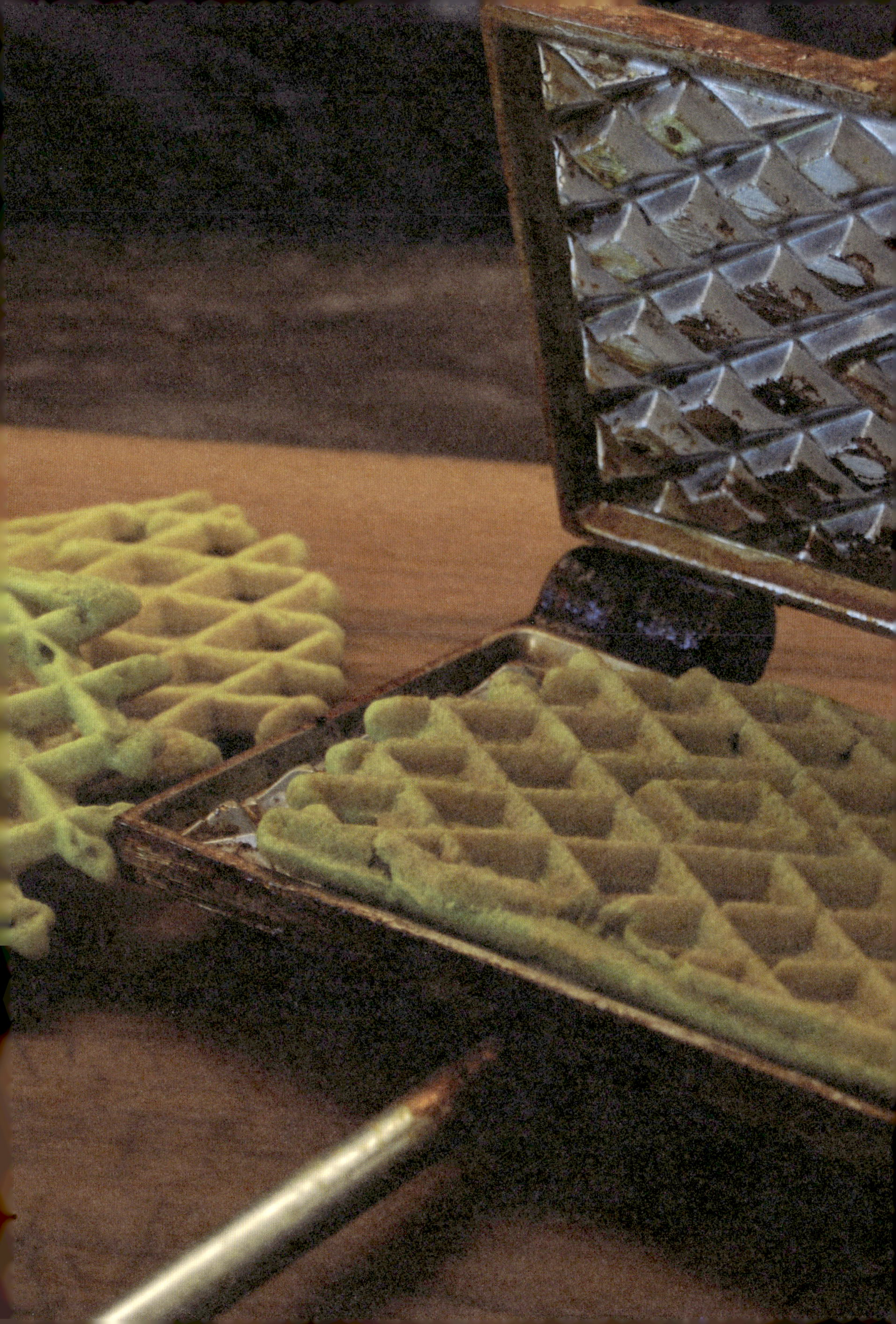

Affettato di pollo arrosto e di tacchino in pentola a pressione
Pollo per 0 e A - Tacchino per 0 A B AB

L'idea è nata da un mio post che iniziava così: "Cari produttori di affettati di pollo e tacchino, sono stufa! Ci mettete dentro di tutto! Glutine, latte, amidi di mais.... Ho trovato il modo di farmelo da me! Così so cosa c'è dentro!"

Ingredienti per 6 porzioni

un petto di pollo intero (o una fesa di tacchino)

salvia, timo, rosmarino, sale (aromi a vostro piacere)

Procedimento per cottura in forno

Marinare la carne o con salvia, timo, rosmarino e sale e riporla per almeno 6 ore in frigo. Legare con lo spago da cucina (potete anche farlo fare al macellaio) il petto di pollo/tacchino e cuocere in forno ventilato a 200 gradi. Ci vorranno 45 minuti per un petto di pollo medio, almeno 1 ora per una fesa di tacchino media. In base alla grandezza e alla potenza del vostro forno vi regolerete coi tempi esatti. Essendo carni bianche, è importante che al centro risultino ben cotte. Affettare e servire tiepido (se avete l'affettatrice, il risultato sarà perfetto).
Si può anche affettare sottile da freddo e usare come fosse un prosciutto. Se avanza, lo affetto e lo conservo in frigo o in freezer! I miei adorano la versione golosa con maionese tonnata!

Procedimento per cottura in pentola a pressione o Secuquick AMC

Io ho alcune pentole AMC, sono un po' particolari, per questo costose (me ne regalai alcune come dote di nozze). Hanno un coperchio che assomiglia al sistema della pentola a pressione: cottura ad alta temperatura per abbreviare i tempi.
Marinare il petto o la fesa (legati col filo e non col retino dal macellaio) un paio d'ore con spezie a piacere e lasciate riposare in frigo. Quindi cuocere con due dita di vino (o metà acqua e metà vino) dal momento del fischio circa 15-20 minuti per il pollo, almeno 30 per il tacchino, il tempo esatto di cottura dipenderà dalla grandezza del pezzo di carne. Lasciate raffreddare prima di affettare.

Farinata di fave farcita
0 A B AB

Ingredienti per la farinata
dosi per 3 teglie tonde da pizza da 30 cm di diametro
350 gr di farina di fave o altro legume
1 litro d'acqua
4 cucchiai di olio d'oliva
1 cucchiaino di sale
1 cucchiaino di curcuma*

* La curcuma servirà non solo ad insaporire, usando meno sale, ma anche a mascherare il tipico retrogusto amaro della farina di fave.

Ingredienti per la farcitura (esempio per gruppo 0)
cipolla tagliata sottile o scalogno fresco
zucchine a rondelle sottili
salsa di pomodoro con basilico e origano
tonno e olive (valutare i tempi di cottura in base alla farcitura)

Procedimento
Mettere in una terrina la farina, aggiungere l'acqua un po' alla volta e infine il sale. Mescolare bene fino ad eliminare completamente i grumi e lasciar riposare almeno un'ora (meglio tutta una notte). Se si sarà formata della schiuma toglierla e aggiungere l'olio mescolando bene. Ungere 3 teglie tonde da pizza e versare l'impasto formando uno strato sottile oppure rivestire le teglie di carta forno bagnata e strizzata e versare. Spolverare con rosmarino fresco o secco oppure con origano a piacere. Con queste dosi avrete 3 farinate, quindi disporre le 3 teglie sui ripiani del forno e cuocere contemporaneamente per circa 30-35 minuti a 230 gradi in forno statico, avendo cura di spostare le teglie da un ripiano all'altro per una cottura uniforme. Io faccio così per ottimizzare i tempi di uso del forno. Dopo i primi 20 minuti, estrarre le teglie e farcire a piacere. Infornare per altri 10-15 minuti. Servire calde.
Fantastiche anche fredde per pic-nic e ideali nello zaino come merenda!

Pane di albumi

0 A B AB

È un pane di legumi fatto con un buon numero di albumi montati a neve e un cucchiaino scarso di bicarbonato, adatto anche a chi non tollera i lieviti o ha problemi con i tuorli.

Se avanza si può usare come pane grattugiato. Si affetta e si mette a biscottare in forno ventilato finchè diventa croccante, quindi si trita col minipimer o frullatore e si conserva in un barattolo di vetro al fresco per almeno 10 giorni: sarà perfetto per fare le panature.

Ingredienti per un filone da 12 fette

5 albumi
250 gr di farina di legume
150 ml di acqua
1 pizzico di sale
1 cucchiaino scarso di bicarbonato

Procedimento

Si montano a neve gli albumi con un pizzico di sale. Si aggiungono gradualmente farina e poi acqua alternandole, mescolando lentamente con una spatola dal basso verso l'alto per non smontare i bianchi. Infine si aggiunge\ anche il bicarbonato. Mescolare bene e versare in uno stampo da plumcake rivestito di carta forno bagnata e strizzata.

Cuocere in forno statico a 180 gradi per 35 minuti circa.

Consiglio di tirarlo fuori dallo stampo con la carta forno gli ultimi 5 minuti di cottura.

Finita la cottura, lasciare nel forno spento con lo sportello socchiuso.

Il risultato è un bel plumcake alto e ben lievitato, fette grandi che possono essere biscottate in forno ventilato a 160 gradi per 40 minuti -20 per parte- e conservate in barattolo di latta per giorni.

Perfetto quando vi capita di avere tanti albumi avanzati, ad esempio dopo aver preparato un bello zabaione di 5 tuorli per le amichette delle vostre figlie!

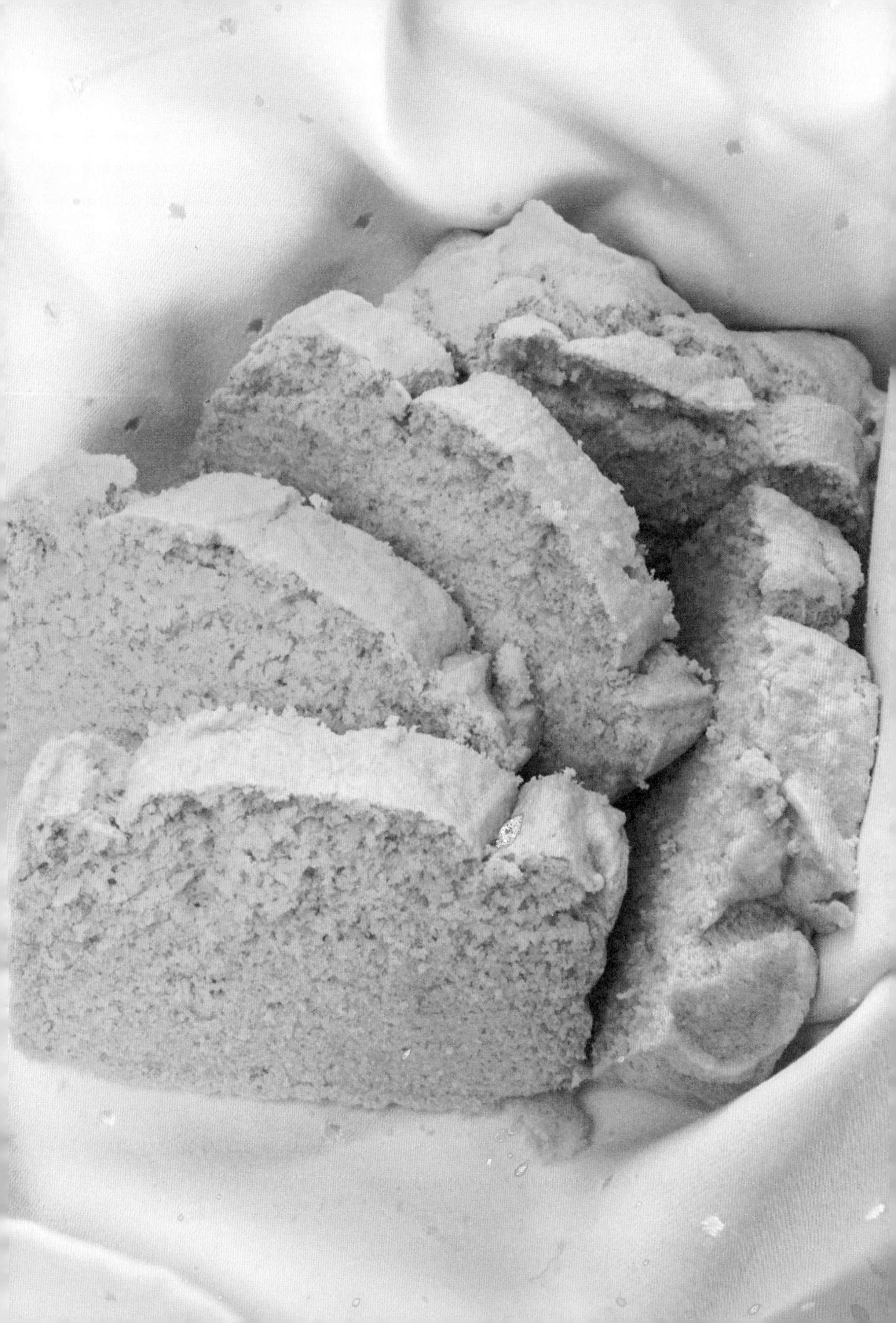

Salmone crudo e sashimi
0 A B AB

Cucina giapponese e bacchette che passione! Il sushi è fatto con pesce crudo, alga nori e riso bianco: a prima vista un piatto perfetto. Tuttavia, il riso è reso appiccicoso da zucchero e aceto di riso, che non andrebbero combinati. Inoltre la salsa di soia contiene frumento, quindi glutine. Ma non bisogna per forza rinunciare... Possiamo fare il sashimi a casa!

Ingredienti per il sashimi
Filetto di salmone crudo abbattuto*
Salsa tamari (salsa di soia senza frumento)

Procedimento
Con un coltello ben affilato, rimuovete la pelle del salmone e tagliatelo a fettine sottili in obliquo. Disponete sul piatto le fettine che andranno passate nel tamari prima di mangiarle. La salsa di soia senza frumento si trova facilmente nei negozi di alimenti biologici.
Se vi va di abbinare qualcosa al sashimi, lessate della quinoa, mettetela in una terrina e usatela come i giapponesi usano il riso bianco. Avrete un pasto completo, gustoso e leggero. Molto meglio la quinoa del riso.
In questi casi metto in tavola le bacchette, le bimbe si divertono troppo a usarle per mangiare!
Un mio post famoso dice così:
"Ieri sono andata a fare scorta in "farmacia" (ndr. il pescivendolo)...
Ecco qua il super ricostituente, antibiotico naturale adatto a tutti: un bel filetto di salmone fresco! Lo taglio a fette e congelo le porzioni scrivendo, lasciandole in freezer almeno 96 ore (per ricordarmi scrivo sul sacchetto la data di confezionamento). Questo periodo di congelamento, detto abbattimento, fa sì che il consumo del pesce crudo sia sicuro (anisakis compreso). Al bisogno lo scongelo (in frigo) e lo marino con abbondante succo di limone Il salmone abbattuto può essere consumato sia in gravidanza che in allattamento e può essere dato ai bimbi di almeno 2 anni d'età. Ci sono però ginecologi che sconsigliano in gravidanza i cibi crudi o non completamente cotti".
Io tengo sempre in freezer del salmone abbattuto, se mi capita di stare poco bene, scongelo, marino e in breve torno in forma!

Insalata tiepida di quinoa e salmone
0 A B AB

Ingredienti per 3 persone

250 gr di quinoa cotta
200 gr di filetto di salmone
2 zucchine
Sale e olio vinacciolo (o oliva) q. b.

Cottura della quinoa

Prima di cuocere la quinoa, l'ideale sarebbe tenerla in ammollo almeno per un paio d'ore, meglio una notte come i legumi: cuocerà prima e avrà perso le saponine presenti sulla buccia (infatti l'acqua dell'ammollo, da buttare, risulterà giallo scuro ed amarissima). Quindi lessare per 10-12 minuti (1 parte di quinoa con 2 parti di acqua) e lasciare coperta la pentola a fuoco spento per altri 10 minuti. Così la quinoa sarà asciutta e pronta all'uso, senza bisogno di scolarla.

Procedimento

Mentre la quinoa cuoce, in una padella antiaderente adagiare un filetto di salmone dalla parte della pelle, coprire col coperchio e lasciar cuocere a fuoco medio/basso per 15 minuti. Tagliare a julienne o grattugiare le zucchine. Cotto il salmone, toglierlo dalla padella, eliminare la pelle e farlo a pezzetti o sbriciolarlo, facendo attenzione a eliminare le lische. Usare la stessa padella per saltare le zucchine un paio di minuti. Infine unire alle zucchine, il salmone e la quinoa. Aggiustare di sale o mettere un goccino di tamari e olio a crudo e mescolare bene. Servire tiepida.
La quinoa, una volta cotta, si mantiene in frigo in un contenitore per almeno due giorni.

La quinoa è sconsigliata durante gli ultimi tre mesi di gravidanza, durante tutto l'allattamento e ai bambini fino a 24 mesi compiuti.

Zuppa di quinoa con broccoli e piselli
0 A B AB

Questa è una zuppa gustosa davvero!
Quando sono di corsa, scaldo la quinoa già cotta nel brodo pronto che tengo quasi sempre in frigo. Così in un attimo ho una super zuppa leggera ma nutriente!

Ingredienti per 4 persone
150 gr di quinoa cotta
120 gr di broccoli o cime di rapa
100 gr di piselli surgelati
1 porro
1 cucchiaino di curcuma
Sale e olio q. b.

Procedimento
Tagliare finemente il porro e mettere sul fuoco una pentola in cui faremo appassire il porro con un goccio d'acqua. Aggiungere broccoli e piselli e 1 litro di acqua calda. Portare a ebollizione, salare e far cuocere per almeno 20 minuti.
Nel frattempo lessare la quinoa (come descritto nella ricetta precedente), ma essendo una zuppa, meglio aggiungere mezzo bicchiere d'acqua e far cuocere altri 10 minuti. Risulterà stracotta, ma assolutamente digeribile e cremosa. Quando sarà cotta, unirla alla zuppa insieme alla curcuma. Far cuocere il tutto ancora 5 minuti e servire ben calda.

Frittata di fagioli rossi
0 A B AB

Ecco un piatto da SOS! Quando cioè arriva l'ora di mangiare e ti accorgi di non aver ancora preparato nulla. Basta avere sempre in dispensa una scorta di uova e barattoli di legumi!
Un validissimo pranzo, ma anche una colazione super, un carico di energia! Come cena sarebbe un po' pesante.

Ingredienti per 2 persone

250 gr di fagioli rossi già cotti
4 uova intere
bietoline o spinaci
1 scalogno
rosmarino q. b.

Procedimento

Far appassire in padella uno scalogno tritato finemente con un goccio d'acqua, nel frattempo sbollentare in acqua salata le bietoline (o gli spinaci) fresche o decongelate.
Scolare le verdure, unirle allo scalogno in padella a insaporire un paio di minuti, quindi aggiungere i fagioli rossi sul fuoco, mescolando ancora.

In padella

Per ultime unire le uova sbattute con un pizzico di sale. Coprire la padella e finire la cottura a fuoco molto basso.

In forno

Al momento di aggiungere le uova, versare tutto il composto in una teglia rivestita da carta forno bagnata e strizzata e cuocere in forno statico per 20 minuti a 180 gradi.

Crema di cicerchie con bocconcini di tonno fresco
0 A B AB

Le cicerchie sono spesso dimenticate, mentre io trovo che siano validissime, sia perché hanno un ottimo sapore, sia perché adatte a tutti i gruppi sanguigni. A me ricordano una terra meravigliosa, Castelluccio di Norcia, più nota per le lenticchie. Che dolore oggi vedere quella terra flagellata dal terremoto. Nonostante tutto, in giugno esplodono i colori della fioritura, uno spettacolo unico!

Ingredienti per 2 persone

200 gr di cicerchie secche, meglio decorticate
2 bistecchine di tonno dello spessore di 1 cm
mandorle a lamelle q.b.
olio e sale q. b.
prezzemolo
1 pezzetto di alga kombu

Procedimento

Lasciare in ammollo le cicerchie per almeno una notte. Lavare poi accuratamente le cicerchie sotto acqua corrente, quindi metterle in una pentola in abbondante acqua fredda e lasciar cuocere per circa un'ora aggiungendo un pezzetto di alga kombu e, solo alla fine, un bel pizzico di sale (se avete poco tempo, in pentola a pressione basteranno 20 minuti dal fischio).

Lasciar intiepidire e togliere parte dell'acqua di cottura. Poi con un frullatore a immersione formare una crema densa e omogenea.

Marinare il pesce con abbondante succo di limone almeno un'ora prima.

Su una piastra molto calda scottare da ambo i lati le fette di tonno fresco 2 minuti per parte, insaporendo con pochissimo sale alla fine. La cottura andrebbe fatta in modo che all'interno il pesce resti rosa, quasi crudo e tenero. Affettare la tagliata di tonno, quindi ridurre ogni fettina a pezzetti, creando dei bocconcini. Impiattare, versando la vellutata sul fondo e adagiando sopra i bocconcini di tonno, quindi spolverare con scaglie di mandorle e prezzemolo crudo tritato fine. Servire caldo o tiepido.

Patate con buccia con patè di sgombro
B AB

Ne mangiai di simili ai mercatini di Natale di Colmar, calde calde per riscaldarci le mani. Ma la salsa era formaggiosa... Riadattai la ricetta semplificando e sostituendo con patate americane (batate) per le mie zerine.

Ingredienti per 4 persone
4 patate medie
200 gr filetti di sgombro al naturale
(o sott'olio ma ben sgocciolati)
3 rape bianche dal colletto viola
(o barbabietole o sedano rapa)
1 cucchiaino di succo di limone
Sale e olio di vinacciolo q. b.
Erba cipollina un mazzetto

Procedimento

Mettere a bollire due pentole con acqua salata.
In una far cuocere le patate con la buccia per almeno 20 minuti (il tempo di cottura dipende dalla grandezza). Nell'altra lessare le rape, private della pelle. Scolare le patate e mettere a raffreddare su un tagliere. Nel frattempo, frullare sgombr con, rape cotte, succo di limone, sale e olio a crudo. Con un coltello aprire a libro ogni patata e farcire con ¼ di patè di sgombro. Decorare con erba cipollina tagliata sottile.
Servire tiepide.

Il gruppo 0 può sostituire le patate comuni con le patate dolci.

Merluzzo in crosta di quinoa
0 A B AB

Ricordano i bastoncini classici, quelli che mi davano in mensa da bambina. Certo così sono molto più salutari!

Ingredienti per 4 persone
700 g di cuori di merluzzo
(o filetto di merluzzo, ma ben deliscato)
60 g di quinoa soffiata
30 gr farina di quinoa
2 uova grandi
sale e aneto q.b.

Procedimento

Tagliare i cuori di merluzzo a rettangoli di circa 3x7 centimetri e spolverare di sale e aneto. Rompere le uova in un piatto fondo, salare leggermente e sbattere con una forchetta. Disporre la farina e la quinoa in due diverse fondine.

Passare i bastoncini di pesce prima nella farina, poi nelle uova e infine nella quinoa soffiata, premendo bene con le dita per farla aderire al pesce. Consiglio di usare la mano sinistra per passarli nella farina, invece con la destra passarli nell uova e nella quinoa soffiata, onde evitare di impiastricciarvi entrambe le mani.

A mano a mano che sono pronti, andranno disposti in una teglia foderata di carta da forno. Cuocere in forno ventilato per circa 15-20 minuti a 200°.

I gruppi 0, A e AB potranno fare la stessa ricetta usando anche la farina di amaranto e l'amaranto soffiato.

Torta di spaghetti del riciclo
0 A B AB

La frittata di pasta è perfetta ogni volta che avanza del sugo oppure se vi resta della pasta già condita. È una ricetta del riciclo perché non si butta via niente. Ricordo una gita al lago d'Orta, abbiamo ancora le foto del pic-nic con le fette di questa torta!

Ingredienti per 3 porzioni

200 gr di spaghetti di riso integrale
2 mestoli di ragù bianco di tacchino
3 uova intere
sale q.b.
semi di canapa decorticati q. b.

Procedimento

Lessare la pasta in acqua salata. Sbattere in una ciotola le uova e il sale.
Condire la pasta in una terrina col ragù e poi unire le uova mescolando ancora, affinchè la pasta risulti perfettamente amalgamata con le uova.
Versare il composto ottenuto in una teglia di vetro appena unta (o foderata con carta forno) e spolverare in superficie coi semi di canapa decorticati.
Cuocere in forno ventilato per 25-30 minuti a 180 gradi.
Appena sarà ben dorata, sfornare e tagliare a spicchi.
Buonissima calda, è ideale anche fredda per pic-nic o buffet estivi.

Ramen alternativo
0 A

Una ricetta di mamma Michela, la mia moderatrice, così geniale che non potevo non proporla qui.
Il ramen è una zuppa giapponese fatta con brodo, verdure, spaghettie uova.

Ingredienti per una porzione
brodo di pollo (vero, non di dado)
carota
sedano rapa
spaghetti di soia mung
un uovo
salsa tamari

Procedimento
Tagliare a pezzetti carota e sedano rapa, lessarli e aggiungerli al brodo di pollo. A parte, far cuocere gli spaghetti di soia, seguendo le istruzioni sulla confezione. Far bollire un uovo per 5-6 minuti, cercando di lasciare il tuorlo morbido (per il gruppo 0 il tuorlo sodo potrebbe dare un po' di problemi di digestione, meglio alla coque).
Idea sfiziosa e colorata: sbucciare l'uovo e immergerlo in un bicchiere con salsa tamari per almeno un'ora. L'ideale sarebbe lasciarlo immerso una notte intera così si insaporisce e prende colore.
In una terrina versare il brodo con le verdure, gli spaghetti e per ultimo l'uovo tagliato a metà. Non dimenticate le bacchette!

Ed ecco che una colazione noiosa a base di brodo e uovo diventa ramen! Una colazione appetitosa e utilissima in caso di raffreddore.

I gr B possono sostituire il brodo di pollo con brodo di manzo.
I gr AB utilizzeranno un brodo vegetale.

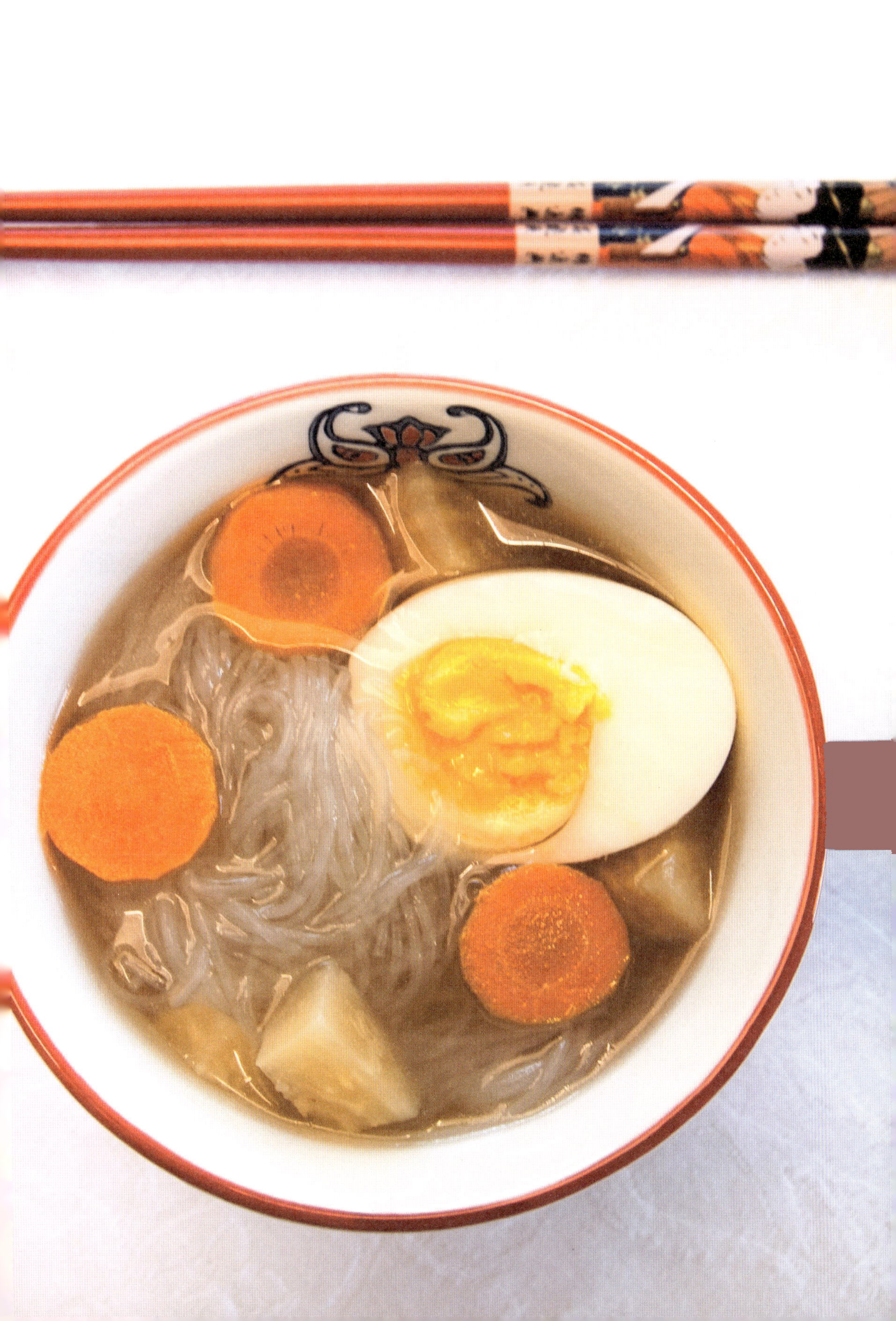

Rösti svizzeri
B AB

Molto spesso li trovo nei ristoranti svizzeri, la ricetta tradizionale prevede di cuocerli in padella con abbondante burro fuso e spesso sono insaporiti con tocchetti di pancetta. Questa è una versione molto light che sono certa i palati elvetici non gradirebbero.

Ingredienti per 4 rösti

4 patate a pasta gialla e compatta, circa 200 gr l'una
rosmarino secco, sale e olio d'oliva q.b.

Procedimento

Grattugiare le patate con la grattugia a fori grossi. Metterle quindi in una ciotola con sale, olio e rosmarino. Mescolare bene gli ingredienti, formare delle tortine basse e compatte, prendendo un pugno di impasto, strizzandolo bene e poi schiacciandolo in un coppapasta da 6-8 cm e disporle in teglia con carta forno. Cuocere in forno ventilato a 200° per circa 20 minuti, fino a che la superficie è ben dorata.

Il gr 0 potrà sostituire le patate con le batate.

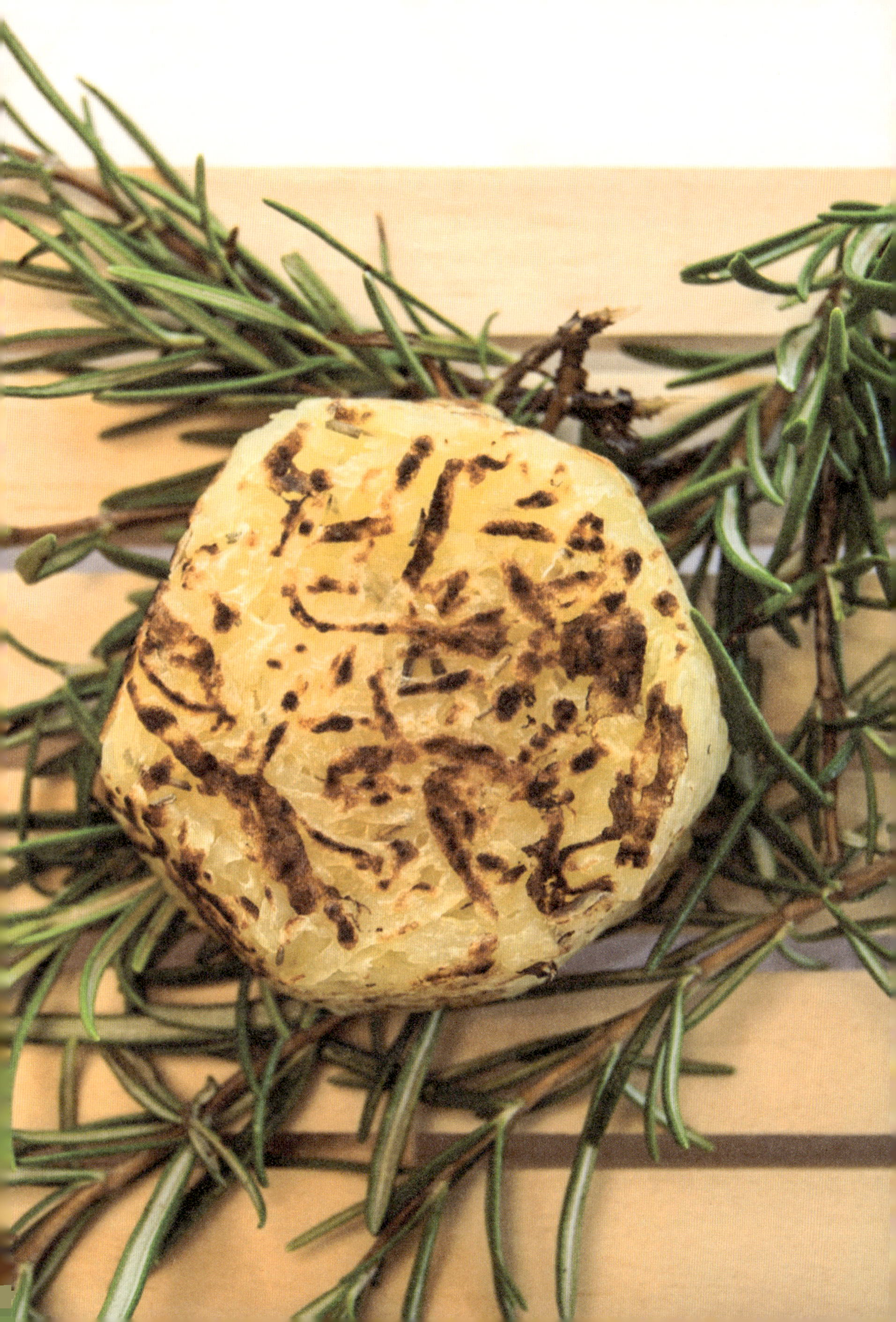

Zuppa di rape bianche dal colletto viola

0 A B AB

La rapa bianca dal colletto viola è stata per me una piacevole scoperta!
Una volta cotta resta meno amara ed ha un bel potere addensante che ricorda un po' la patata, pur non essendo amidacea, quindi ideale per creme di verdure.
Il bello di questa zuppa è che resta densa, vellutata, leggera e adatta a tutti.
Meglio nella prima parte della giornata poiché contiene farina di legume o pseudocereale. L'ho provata sia con farina di quinoa e di amaranto, che con varie farine di legumi. Mi sono piaciute tutte le versioni. Le mie preferite: quella con amaranto e quella con cicerchie decorticate.
Vi consiglio di usare sempre i legumi decorticati per fare la farina, perché resteranno più facili da macinare e molto più digeribili, visto che i fitati sono tutti sulla buccia del legume.

Ingredienti per 4 persone

120 gr di cicerchie decorticate ridotte in farina
1 lt d'acqua
1 cucchiaino di sale
1 cipolla a pezzetti
200 gr di finocchi a pezzetti
150 gr di rapa bianca dal colletto viola a pezzetti

Procedimento

Quando l'acqua raggiunge il bollore, inserire nella pentola le verdure, il sale e la farina di legume (o di pseudocereale). Cuocere a fuoco medio per 30-35 minuti.
Spegnere e verificare se necessita di un altro pizzico di sale. Quindi con un frullatore a immersione rendere vellutato e omogeneo il composto, senza grumi. Servire ben calda aggiungendo un goccio di olio di vinacciolo a crudo.

Se non trovate la rapa bianca, potete sostituirla con sedano rapa, ma il sapore sarà ben diverso, meno particolare e sicuramente più dolce. Per un risultato simile piuttosto la sostituirei con il daikon.

Ricette Dolci

I dolci e per i gruppi 0 anche la frutta non andrebbero consumati quotidianamente. Sarebbe bene comunque consumarli al mattino e non a fine pasto.

Le farine idonee al dolce sono:

Quinoa (0 A B AB dopo i due anni compiuti)

Amaranto (0 A AB)

Grano Saraceno (0 A)

Mandorle (0 A B AB)

Nocciole (0 A)

Castagne (0 A B AB)

In tutte le ricette che troverete lo zucchero può essere omesso, è facoltativo.

Ciambella senza zucchero
0 A B AB

Soffice e inzupposa, richiede due minuti soltanto! Ci vuole più tempo a foderare con carta forno lo stampo da ciambella che a impastarla! Sfido ogni mamma a provare!

Ingredienti per circa 12 fette

3 uova intere

300 gr di farina di castagne

300 ml di latte vegetale

1 cucchiaino di bicarbonato e 1 di cremor tartaro

Procedimento

Mescolare tutto, versare in uno stampo per ciambella da 22 cm di diametro e via in forno! Cuocere per 40 minuti a 180° in forno statico.

Coi bambini ospiti metto zuccherini in superficie, se la preparo solo per le mie invece granella di mandorle.
Non metto zucchero perché sfrutto la dolcezza naturale della farina di castagne.

Si può sostituire con un'altra farina? No, almeno non con le stesse dosi, perché questa ricetta sfrutta il potere addensante naturale della castagna.

Girelle di castagne
0 A B AB

Un giorno all'uscita da scuola, Sveva ha visto una sua amichetta mangiare una girella confezionata, la guardava fissa benché le avessi portato le sue amate noci di macadamia. Così mi sono inventata questa ricetta!

Ingredienti per 10/12 porzioni
4 uova
4 cucchiai rasi di zucchero
4 cucchiai colmi di farina di castagne
1 cucchiaino di cremor tartaro
1 cucchiaino di bicarbonato

Procedimento
Sbattere uova e zucchero a lungo finchè diventano spumose, questo è un passaggio importante che non va sottovalutato, richiede alcuni minuti.
Aggiungere nella stessa terrina farina e agenti lievitanti e montare ancora per qualche minuto affinchè inglobi aria per bene. Versare la pastella in una teglia rettangolare rivestita di carta forno bagnata e strizzata. Cuocere in forno statico a 180° per 14-15 minuti. Appena sfornata rovesciare su un canovaccio bagnato e ben strizzato e appoggiare un secondo canovaccio umido sopra alla carta forno. Arrotolare lasciando i due canovacci e aspettare qualche minuto prima di srotolare. Quindi stendere e farcire con una marmellata a piacere o burro di mandorle. Far riposare in frigo un'ora prima di tagliare a fette.

La combinazione castagna e frutta va testata.

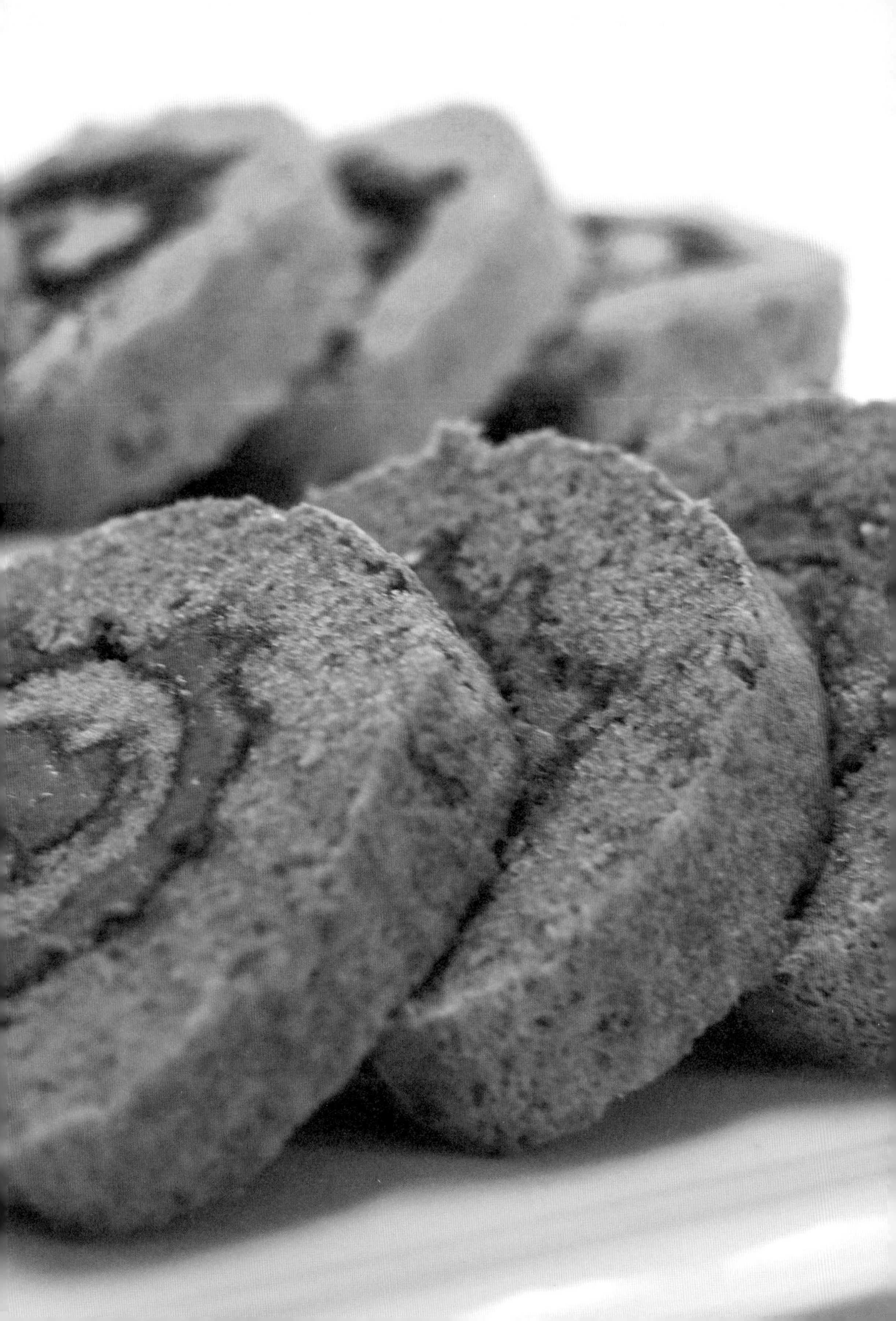

Brutti ma buoni a modo mio
0 A B AB

Diceva un mio vecchio post:
"Bimbe, domattina la mamma ha da fare, vi viene a prendere la mamma della vostra amichetta Vittoria, così giocate un po' assieme.
Wow!!! Mamma, che bellooooo! Che ne dite allora di fare dei brutti ma buoni da portare loro? Ci vuole un attimo!"
Si possono regalare disposti su un vassoio o nei sacchettini natalizi, facendo sempre un figurone, con poco sforzo!

Ingredienti per 15 biscotti
3 albumi
1 pizzico sale
150 gr di zucchero
300 gr di farina di nocciole (solo 0 e A) o mandorle

Procedimento
Montare a neve ferma gli albumi prima mettendoci il sale, poi aggiungendo via via tutto lo zucchero (come una meringa italiana); mescolare delicatamente dal basso verso l'alto con una spatola e via via aggiungere la farina di mandorle o nocciole.
Formare con due cucchiai delle quenelle adagiate su carta forno in teglia larga.
Cuocere a 180 gradi per 20 minuti in forno ventilato.

Per i bimbi piccoli consiglio la versione cotta del mio primo libro, in cui sembrano un po' delle meringhe, ma quando si hanno denti forti, questi sono croccantissimi e molto più sfiziosi.

Ghiacciolo al limone e alla frutta
0 A B AB

Più semplice di così non si può. Sono super dissetanti. Le mie figlie amano la frutta e amano i ghiaccioli, questa ricetta mi sembra un ottimo compromesso. Nei giorni caldi ecco una merenda fresca e naturalmente gustosa!

Ingredienti per 6 ghiaccioli al limone

500 ml d'acqua
succo di 1 limone
2 cucchiaini di miele d'acacia (facoltativo)

Procedimento

Mettere negli stampini da ghiacciolo acqua e succo di limone.
Potete aggiungere mezzo cucchiaino ciascuno di miele d'acacia, mescolando bene. Riporre in freezer per almeno 6 ore.

Ingredienti per 6 ghiaccioli alla frutta

Frutta estiva matura

Procedimento

Tagliare a pezzetti la frutta (un solo tipo di frutta per stampino, è buona regola non mangiare più frutti nello stesso pasto) e riempire gli stampini. Pressare bene con un cucchiaio e chiudere col tappo col bastoncino. Riporre in freezer per 6 ore. Se preferite, potete usare frutta frullata. Non serve aggiungere zucchero.

Yogurt gelato semplice
0 A B AB

Alternativa al gelato facile e super veloce.

Ingredienti per 4 porzioni

1 vasetto da 250 gr di yogurt bianco naturale di soia
1 cucchiaio di sciroppo d'acero (facoltativo)
Guarnizioni a piacere

Procedimento

Congelare lo yogurt messo negli stampini per cubetti di ghiaccio; al momento di preparare il gelato, estrarre dal freezer e versare subito nel frullatore o robot da cucina.
Frullare fino a mantecatura. Servire subito.

Guarnire a piacere ad esempio con granella di nocciole o mandorle e un goccio di sciroppo d'acero.

A piacere si può aggiungere anche un tipo di frutta fresca, ad esempio fragoline o mirtilli in base al gruppo sanguigno.

Cubi di croccante
0 A B AB

All'ultimo minuto ho ospiti a cena? Mandorle e zucchero in casa non mancano mai. In un attimo ho il dolce!

Ingredienti per 15 cubi
200 gr di mandorle pelate
100 gr di zucchero semolato
(2 parti di semi oleosi, 1 parte di zucchero)

Procedimento
Mettere in una teglia le mandorle pelate e tostarle in forno ventilato a 200 gradi per 5 minuti. Quindi mettere in un pentolino capiente lo zucchero, far scaldare finchè inizia a sciogliersi, quindi aggiungere le mandorle e mescolare bene con un cucchiaio di legno affinchè risulti tutto omogeneo. Versare quindi il composto ottenuto su un foglio di carta forno appoggiato su un piano di marmo o su un tagliere, stendere bene col cucchiaio di legno spianando con cura. Far freddare qualche minuto, da tiepido tagliare a cubetti piccoli. Da freddo staccare i cubi, mettere in un piatto e servire.

Si possono conservare in luogo fresco o in frigo. Per evitare che si appiccichino tra loro è meglio fare degli strati separati da carta forno.
Si mantengono anche 3 o 4 giorni.
Si possono usare anche altri semi oleosi consentiti al proprio gruppo, i più indicati sono arachidi, nocciole, semi di zucca e semi di sesamo.

Ideali come snack da asporto in quelle belle scatoline colorate da zainetto, per la palestra o la merenda a scuola.

La mia caprese
0 A B AB

Questa ricetta l'ho plastificata e regalata a tutte le partecipanti al raduno del mio gruppo del 2018 a Bologna. È una versione semplicissima e golosa della classica caprese, una vera ghiottoneria perché ricca di cioccolato, quindi me la concedo di rado, sempre al mio compleanno. Oppure la regalo quando vado ospite a cena da amici e non conosco i loro gusti, tanto piace davvero a tutti!

Ingredienti per 6/8 porzioni

300 gr di farina di mandorle
100 gr di cioccolato fondente tritato fine
(al 70 % almeno e senza tracce di latte o burro)
100 gr di zucchero
100 ml di olio di vinacciolo
5 uova separate
1 pizzico di sale
non è previsto alcun tipo di lievito

Procedimento

In una terrina montare a neve gli albumi col sale.
In un'altra terrina montare i tuorli con lo zucchero finchè diventano spumosi, aggiungere poi olio, farina di mandorle e cioccolato.
Unire i due composti con una spatola mescolando delicatamente dal basso verso l'alto. Versare in una teglia del diametro di 24-26 cm, rivestita di carta forno bagnata e strizzata. Cuocere in forno statico a 180° per 40 minuti circa.
Far raffreddare prima di tagliare.

Adatta a tutti i gruppi sanguigni, per i gruppi A e 0 si può sostituire la farina di mandorle con pari quantità di farina di nocciole.

Kaiserschmarren altoatesina con zucchero a velo home made
0 A B AB

Avete mai assaggiato la kaiserschmarren in una malga altoatesina? Una vera bontà, giusto? Specialmente dopo tanti chilometri in salita! Ormai 4 anni fa ho provato a riadattarla con farina di castagne. Viene altrettanto buona usando farina di quinoa, stesse dosi. Per chi non la conosce, ha l'aspetto delle uova strapazzate, in realtà è una sorta di focaccia spezzettata.

Ingredienti per 4 persone

4 uova
20 gr di zucchero (facoltativo)
180 ml di latte di mandorla o soia
100 gr di farina di castagne
30 gr di mirtilli rossi secchi (o uvetta sultanina)
1 pizzico di sale
marmellata di mirtilli rossi q. b.

Procedimento

Mettere in ammollo in poca acqua la frutta essiccata.

Montare tuorli e zucchero, unire poi farina e latte un po' alla volta alternandoli, quindi la frutta ammollata. Montare a neve gli albumi a parte assieme al pizzico di sale e unire lentamente con una spatola i due composti. In una padella antiaderente per crêpes versare 1/3 della pastella alla volta, far dorare e girare, tagliare in 4 e ancora a pezzetti. Servire calda accompagnata da marmellata di mirtilli rossi e spolverata di zucchero a velo.

Zucchero a velo home-made

500 gr di zucchero semolato (quello classico bianco, di barbabietola)

Procedimento

Per fare lo zucchero a velo in casa servirà un frullatore molto potente oppure il Bimby oppure un tritatutto potente, di quelli che si usano per tritare gli aromi.
Mettere nel bicchiere del frullatore o del tritatutto lo zucchero semolato e frullare alla massima potenza per 1 minuto circa.
Aprire il frullatore e con una spatola spostare tutto lo zucchero che si è depositato sulle pareti verso la base del frullatore. Richiudere di nuovo il frullatore e azionare per 1 minuto circa.
Il vostro zucchero a velo fatto in casa è pronto, potete metterlo in un barattolo asciutto e pulito, chiuderlo con un tappo e metterlo in dispensa.

Zucchero a velo aromatizzato

Ci sono molti modi per aromatizzare lo zucchero a velo.
Potete aromatizzarlo alla vaniglia aggiungendo nel frullatore i semini interni della stecca di vaniglia, o la vaniglia in polvere. Oppure al limone o all'arancia (solo gr B) aggiungendo la buccia essiccata.

Ma perché mi tocca fare anche lo zucchero a velo?
Perchè lo zucchero a velo che normalmente si trova in commercio contiene anche amido di mais. Verificate sempre gli ingredienti.

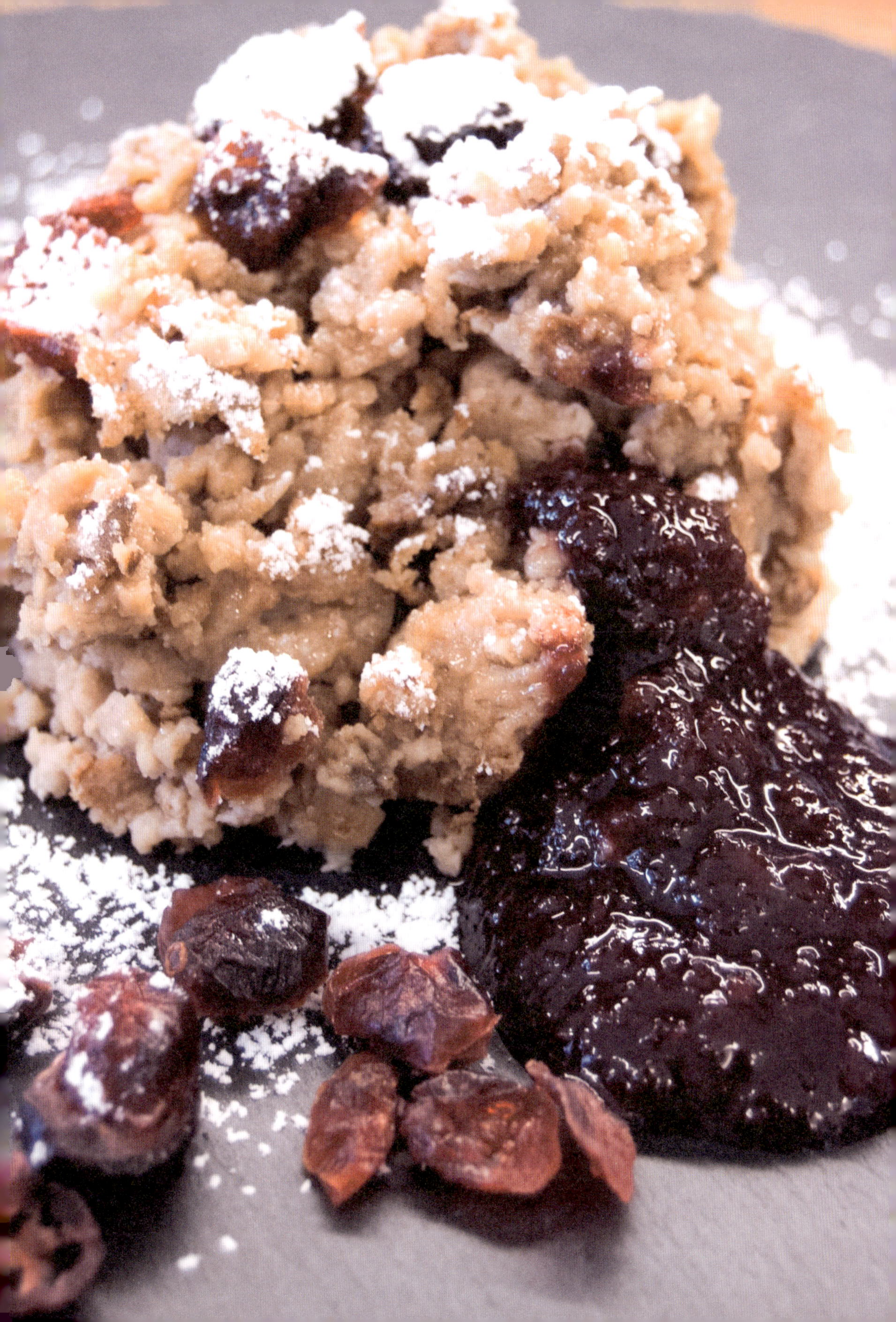

Muffin allo yogurt con more di gelso
0 A AB

Uno dei primi dolci alternativi che mio marito approvò, facendo il bis a colazione una mattina. L'amaranto è noto per essere davvero antipatico nelle ricette lievitate perché rende gli impasti difficili da cuocere e sempre molto mollicci, motivo per cui in genere è usato solo per cracker o grissini o biscotti secchi. In questi muffin invece la particolare combinazione di ingredienti, rende i muffin morbidi, leggeri e profumati e il sapore di terra dell'amaranto viene coperto perfettamente.

Ingredienti per 12 muffin
3 tuorli
3 albumi
vasetto da 250 gr di yogurt di soia bianco naturale
(usare lo stesso vasetto come misurino)
½ vasetto di zucchero
1 vasetto di farina di mandorle
2 vasetti di farina di amaranto
½ vasetto di olio di vinacciolo
Scorza grattugiata di 1 limone grande
1 cucchiaino di cremor tartaro e 1 di bicarbonato
1 pizzico di sale
1 manciata di more di gelso (o uvetta) secche ammollate in acqua

Procedimento

Unire gli ingredienti nell'ordine in cui sono riportati sopra, tranne gli albumi, ottenendo un impasto piuttosto compatto; a parte montare a neve gli albumi col sale e incorporarli al resto dell'impasto, che risulterà più morbido; quindi aggiungere le more scolate e amalgamare bene. Ora versare nei pirottini.
Cuocere in forno statico a 180° per 35 minuti circa.
Quindi estrarre i pirottini dallo stampo e lasciarli raffreddare nel forno caldo ma spento.

I gr B possono sostituire la farina di amaranto con quella di quinoa.

Torta Camilla da frullatore
senza zucchero
0 A B AB

Leggermente modificata rispetto alle Camille del mio primo libro, la propongo qui in versione senza zucchero in modo che sia adatta anche a chi ha patologie, purché possa mangiare carote cotte e mandorle.

Nel gruppo la fanno tutte le mamme, ne sono nate tante versioni: nelle formine, come plumcake, in pirottini piccoli! I golosi grattano in superficie scaglie di cioccolato fondente.

Ingredienti per teglia da 22 cm

250 gr di carote
200 gr di mandorle con buccia (o senza)
3 uova grandi intere
2 cucchiai di olio di vinacciolo
1 pizzico di sale
1 cucchiaino di bicarbonato
1 cucchiaino di cremor tartaro
la scorza grattugiata di un limone (facoltativo)

Procedimento

Io uso il Bimby ma il frullatore andrà benissimo.
Tritare nel boccale prima le carote che andranno messe da parte, poi tritare le mandorle in farina grossolana. Aggiungere nuovamente nel boccale le carote, le uova, l'olio, il sale, gli agenti lievitanti e la scorza del limone e frullare tutto per un paio di minuti.
Versare l'impasto in una teglia con cerniera da 20-22 cm foderata di carta forno bagnata e strizzata e cuocere per 40 minuti a 170° in forno statico. Quindi spegnere il forno e lasciar riposare a sportello appena aperto finché raffredda.
È un'ottima torta per la colazione o la merenda, ma ricordate di non esagerare perché contiene tanta frutta secca di cui è meglio non abusare, specie nella stagione calda.

Torta di quinoa al limone
0 A B AB

Fresca e leggera, la faccio in estate alla fine di un pranzo a base di carne o pesce alla griglia. Ha la forma di una torna, ma è molto umida, come un dolce al cucchiaio. Volete omettere lo zucchero? Basterà dimezzare le dosi di succo e scorza di limone. A me senza zucchero piace anche di più!

Ingredienti per 6 persone

300 gr di quinoa cotta
50 gr di zucchero
3 uova
2 limoni non trattati di media grandezza
1/2 cucchiaino di cremor tartaro
1/2 cucchiaino di bicarbonato

Procedimento

Mettere la quinoa cotta in una terrina con tuorli, zucchero, bicarbonato, succo e scorza grattugiata dei limoni (solo la parte gialla della scorza). Infine unire gli albumi montati a neve con il cremor tartaro, incorporandoli lentamente dal basso verso l'alto con una spatola.
A piacere si può aggiungere un cucchiaino di zenzero in polvere.
Versare il composto in una tortiera media con cerniera rivestita di carta forno bagnata e strizzata bene, appianando l'impasto con la spatola.
Cuocere in forno statico per 30-35 minuti circa a 190°.
Far raffreddare prima di tagliare. Si può servire cosparsa di zucchero a velo fatto in casa. Conservare in frigorifero.

Barbamuffin
0 A

Questa ricetta è nata da un'idea di un'altra mamma Silvia che ha sostituito alle carote le barbabietole nella mia Camilla da frullatore. Le mie bimbe ci fanno merenda inzuppandoli nel latte di mandorla.
"Mamma, guarda...il latte diventa rosa!!!"

Ingredienti per 12 muffin
250 gr di barbabietole precotte a pezzi
200 gr di nocciole
3 uova
2 cucchiai di olio di vinacciolo
1 pizzico di sale
1 cucchiaino di cremor tartaro e 1 di bicarbonato
2 cucchiai colmi di farina di carrube

Procedimento
Mettere in un frullatore (o robot) le barbabietole precotte a tocchetti e frullare; trasferire il composto ottenuto in una ciotola. Quindi frullare finemente anche le nocciole fino a ridurle; rimettere nel frullatore le verdure e aggiungere il resto degli ingredienti. Frullare tutto per un paio di minuti.
Versare nei pirottini da muffin (ne vengono 12).
Cuocere in forno statico a 175° per 30 minuti. Velocissimi!

I gr B e AB sostituiranno le nocciole con le mandorle.

Pancake o waffle di amaranto e carrube senza zucchero
GR 0 A AB

Li faccio spesso a colazione senza aggiungere zucchero, perché sono già dolcificati con la carruba. Alle mie bimbe piacciono tanto!

Ingredienti per 6 waffle

3 uova
2 cucchiai rasi di farina di carrube
6 cucchiai colmi di farina di amaranto o quinoa o saraceno
60 ml di latte di mandorle o acqua

Procedimento

Mettere tutti gli ingredienti in una terrina e mescolare bene.
A piastra spenta e fredda, ungere con un goccio d'olio tutta la piastra con un foglio di carta assorbente o con un pennello in silicone; quindi togliere con della carta da cucina l'eccesso di olio, in modo che resti solo leggermente unta; chiudere la piastra e accenderla, impostando la massima potenza.
Dopo 5 minuti, aprire un attimo la piastra: se è rimasto un po' di olio, lo vedrete evaporare; richiudere e lasciare di nuovo scaldare benissimo per un paio di minuti; a quel punto la piastra è pronta!
Mettere la pastella in ogni stampino, chiudere e lasciar cuocere per almeno 3-4 minuti SENZA APRIRE!
Aprire, staccare un angolino del waffle con la punta di un coltello e verrà via da sé.
Se vi capita di non mangiarli appena fatti, può essere utile rimetterli un attimo nella piastra calda per farli tornare croccanti.

Finito di usare la piastra, staccare la spina e lasciarla raffreddare prima di pulirla con una pezza umida, ma in genere resta pulita.
Con la stessa identica dose e l'aggiunta di un pizzico di bicarbonato, potrete preparare **10-12 pancake.** Basterà far scaldare bene una padellina da crêpes appena unta e versare col mestolino piccole quantità di impasto. Appena vedrete in superficie le bolle, sarà ora di girare (circa 2 minuti per parte).

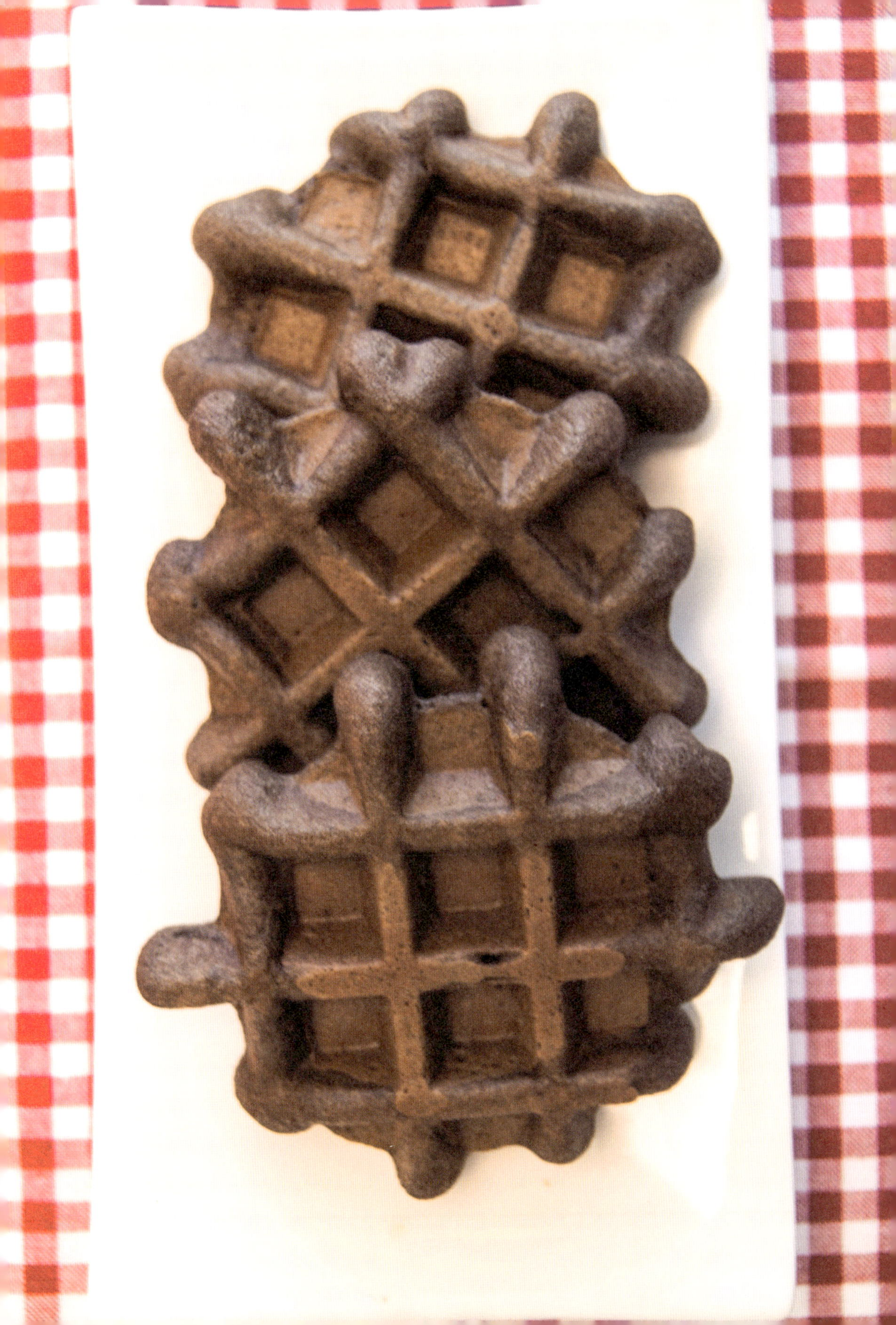

Bevande e conserve

Latte di nocciole
0 A

Ha un sapore che definirei “nutelloso”, passatemi il termine. Usate sempre nocciole tostate e di buona qualità. Aggiungete caffè di cicoria solubile e avrete un cappuccino super!

Ingredienti

100 gr di nocciole pelate e tostate
1 lt d’acqua per l’ammollo delle nocciole
1 lt d’acqua per fare il latte

Procedimento con frullatore o con chufamix

Mettere 100 gr di nocciole pelate e tostate in ammollo in un litro d'acqua per almeno un’ora (meglio tutta la notte). Eliminare l’acqua di ammollo. Mettere nel bicchiere del frullatore le nocciole con un altro litro d’acqua e frullare. Passare in un colino ricoperto con garza e filtrare il composto.

Procedimento con Bimby/robot da cucina

Mettere nel boccale del Bimby 100 gr di nocciole pelate e tostate, tritare 10 secondi a velocità 10. Mettere da parte la farina così ottenuta. Mettere nel boccale 1 lt d’acqua, cuocere 7 minuti a 100° a velocità 1. Poi aggiungere le nocciole e frullare 1 minuto e mezzo a velocità 6.

I gruppi B e AB sostituiranno le nocciole con mandorle, noci o semi di canapa. Il latte sarà altrettanto gustoso.

Karkadè freddo al limone
0 A B AB

Dissetante, rinfrescante, neutro per tutti i gruppi.
In estate lo preparo sempre. Per ogni litro d'acqua bollente, una bustina o meglio un cucchiaino colmo di fiori d'ibisco secchi in infusione e succo di mezzo limone.
A piacere si potrebbe aggiungere un cucchiaino di miele consentito per dolcificare.
Quando fa molto caldo, lo conservo in frigo ma lo metto in tazza almeno mezz'ora prima di berlo cosicché sia a temperatura ambiente. Ottimo per tutti a tutte le età.
Alle mie "zerine" non lo propongo al risveglio perché contiene il limone e loro fanno colazione appena sveglie. È ottimo come bevanda a metà mattina o nel pomeriggio o nel thermos al parco giochi. Altro che tè freddo commerciale!
Mamma Elena in un post mi disse di non usare i filtri, ma di prendere in erboristeria i fiori secchi di karkadè. In effetti il profumo e il colore sono davvero più intensi!

Il mio cicorino all'anice stellato
0 A B AB

Se il caffè di cicoria lo fai molto scuro, quasi nero, forse è il momento di cambiare modo di farlo!
Il caffè di cicoria dev'essere color nocciola, non oltre.
Va bevuto non zuccherato, se viene fatto leggero non sarà amaro, altrimenti avrà un sapore molto intenso. E contrariamente a quanto potrebbe sembrare, se è molto concentrato rilascia zuccheri nascosti nella radice, come ricordava il Doc alla conferenza di Pisa a una donna con patologia tiroidea.

La dose giusta?
1 cucchiaino in 1 litro d'acqua bollente. Va messo in infusione a fuoco spento per pochissimo, finché diventa color nocciola.
È valido per grandi e piccini, diuretico e digestivo. I gruppo 0 possono sostituire con questa bevanda il caffè espresso, trovando un ottimo sostituto per la pausa caffè. Evitate di farlo con la moka, verrebbe comunque molto carico. Piuttosto usate un pentolino e un colino oppure la macchina da caffè americano come fanno alcune mamme del gruppo.

Aggiungete nel barattolo di caffè di cicoria tritato grossolanamente un cucchiaino abbondante di anice stellato macinato (ha un aroma molto intenso, ne basta davvero poco). Sarà così più aromatico e piacevole. Se lo berrete ben caldo sarà ancora più digestivo.
Mi è venuta in mente l'idea dell'anice perché vengo dalle Marche, dove, soprattutto nell'ascolano, è tradizione bere anisetta e Varnelli, si mettono i semi d'anice nei maritozzi, si beve l'orzo all'anice.

Marmellata di limoni dei 3 giorni
0 A B AB

Ideale per chi non vuole rinunciare a spalmare una marmellata ma preferisce evitare la frutta. Non è affatto aspra, resta delicatamente dolce, è molto gradevole, e io ne sono rimasta stupita. Io la faccio spesso. Questa ricetta me l'hanno regalata Corrado e Manuela, gli amici di Borgo Tramonte nelle Foreste Casentinesi.

Ingredienti
5 limoni bio non trattati con buccia edibile
200 gr di zucchero

Procedimento
Tagliare i limoni a spicchi, eliminare tutti i semi e mettere gli spicchi in ammollo in una terrina in modo che restino coperti d'acqua. Dopo 24 ore eliminare l'acqua e metterne di nuova. Quest'operazione andrà ripetuta per 3 volte, ecco perché si chiama "marmellata dei 3 giorni".
Quindi mettere a bollire dell'acqua in una pentola capiente. Quando bolle, immergere gli spicchi di limone per un minuto e scolare. A questo punto mettere in una casseruola (o nel robot) gli spicchi di limone con lo zucchero e far cuocere a fuoco medio per 20-30 minuti.

Per chi usa il Bimby: cuocere a velocità 1, a 100°; quindi frullare per 10 secondi a velocità 7.

Alla fine della cottura questa marmellata andrebbe frullata. Per ottenere una consistenza vellutata frullate più a lungo. Se preferite una consistenza più grossolana, frullate meno.
Alla fine della cottura deve comunque risultare un composto piuttosto liquido, che si addenserà raffreddando.

Sapori e profumi d'infanzia

L'inzuppo nell'acqua

E se le cose più semplici fossero davvero sempre le più buone?!
Quando ero piccola, mia mamma mi diceva: "Io da bambina i biscotti o il pane secco li inzuppavo nell'acqua! E chi ce l'aveva il latte? Solo così puoi sentire davvero quanto è buono e sentire il vero sapore...".
Ho trasmesso questa abitudine alle mie bambine, quando non c'è camomilla, tisana o latte, inzuppano nell'acqua sia biscotti dolci che cracker salati.
Iniziai a farlo in svezzamento per far ammorbidire cracker e grissini perchè avevano pochi denti. Poi l'abitudine è rimasta.

Crema di zucchine al profumo di basilico di mamma Gabriella
0 A B AB

Ogni volta che preparo questa salsa, mi si riempie il cuore di ricordi e i profumi risvegliano un sacco di memorie. Col caldo la mamma mi preparava sempre questa crema con cui condiva la pasta. Era semplice e veloce, ma aveva in sé tutta la freschezza e l'aroma dell'estate. Purtroppo alla fine lei aggiungeva un brik di panna da cucina, erano gli anni '80 e certe salse confezionate spopolavano! Ve la propongo in versione semplice, priva di latticini.
Io la uso non solo per la pasta, ma anche come salsa per intingere polpette di pesce o di carne. La spalmo anche sui panini per renderli morbidi e gustosi.

Ingredienti

4 zucchine
1 mazzetto di basilico fresco
1 pizzico di sale
1 cucchiaio di olio di oliva (o vinacciolo)

Procedimento

Scottare le zucchine a rondelle in poca acqua per qualche minuto, senza lessarle completamente. È molto meglio scolarle ancora croccanti e di un bel verde acceso. Quindi trasferirle nel bicchiere del frullatore a immersione con gli altri ingredienti. Frullare fino a ottenere una crema omogenea. Non serve aggiungere l'acqua di cottura delle verdure. Questa salsa può essere usata per condire la pasta a fuoco spento. Si mantiene per un paio di giorni in frigo in barattolo di vetro.

Minestrone di riso integrale stracotto con stracciatella d'uovo
0 A B AB

Questo è davvero un piatto ottimo e completo per tutti!
Una colazione davvero nutriente ed equilibrata! Ideale in allattamento per aumentare la produzione di latte materno e ottimo durante lo svezzamento.
Il riso integrale va cotto a lungo, anzi stracotto, solo così sarà ben digeribile.

Procedimento

Mettere in una pentola capiente 2 bicchieri di riso integrale.
Risciacquare il riso facendo strabordare dalla pentola acqua corrente finchè non sarà limpida.
Scolare il riso e aggiungere 8 bicchieri di acqua fredda (1 parte di riso ogni 4 di acqua).
Aggiungere un pizzico di sale e cuocere a fuoco alto.
Raggiunto il bollore, ridurre il fuoco e cuocere per almeno 40 minuti.
Spegnere e lasciare la pentola coperta a riposare per altri 20 minuti.
Riporre il riso in un contenitore in frigo e conservare per 3 giorni al massimo.

Dose per una persona

1 mestolo di riso integrale stracotto
2 mestoli di brodo vegetale
2 uova

Procedimento

Mettere in una pentola un po' di brodo vegetale, aggiungervi la quantità desiderata di riso integrale stracotto in modo che risulti brodoso, non troppo denso. Riportare a bollore e far bollire per 5 minuti, quindi versarvi 2 uova appena sbattute in una ciotolina e cuocere il tutto per un paio di minuti, mescolando con una forchetta finchè le uova risultano strapazzate (stracciatella). Aggiustare di sale se necessario. Servire ben caldo.

Coratella d'agnello di zia Rita
0 B AB

Questa ricetta è tipica del mio luogo d'origine: le colline tra l'ascolano e il maceratese. I ristoranti tipici ancora la propongono, specialmente nell'entroterra.
Io l'ho sempre amata, sin da piccina. Mia zia Rita è bravissima a farla.
Le
Il segreto è marinare le interiora d'agnello in modo da mitigare il più possibile il loro caratteristico sapore.

Ingredienti
1 fegato di agnellone (circa 350 gr)
2 uova
1 spicchio d'aglio
1 cipolla
Vino bianco q.b.
Rosmarino fresco
Sale q. b.

Procedimento
Tritare a pezzetti piccoli il fegato e insaporire con il rosmarino e altre spezie a piacere per almeno 2 ore. In una padella mettere ad appassire l'aglio intero e la cipolla tritata fine con un goccio d'olio. Aggiungere la carne quasi subito, dopo aglio e cipolla. Saltare a fuoco medio per qualche minuto, quindi aggiungere mezzo bicchiere di vino bianco, farlo evaporare in parte, quindi salare, coprire col coperchio e proseguire la cottura per circa 30 minuti. A fine cottura dovrà rimanere in padella un po' di fondo. Aggiungere ora le uova già sbattute e salate, a fuoco spento ma a padella ancora ben calda. Mescolare bene, coprire un attimo, quindi servire subito.

L'agnello è sconsigliato al gruppo A, che potrà sostituire coi fegatini di pollo.
Se non trovate il fegato dell'agnello, andrà benissimo anche quello di vitello.

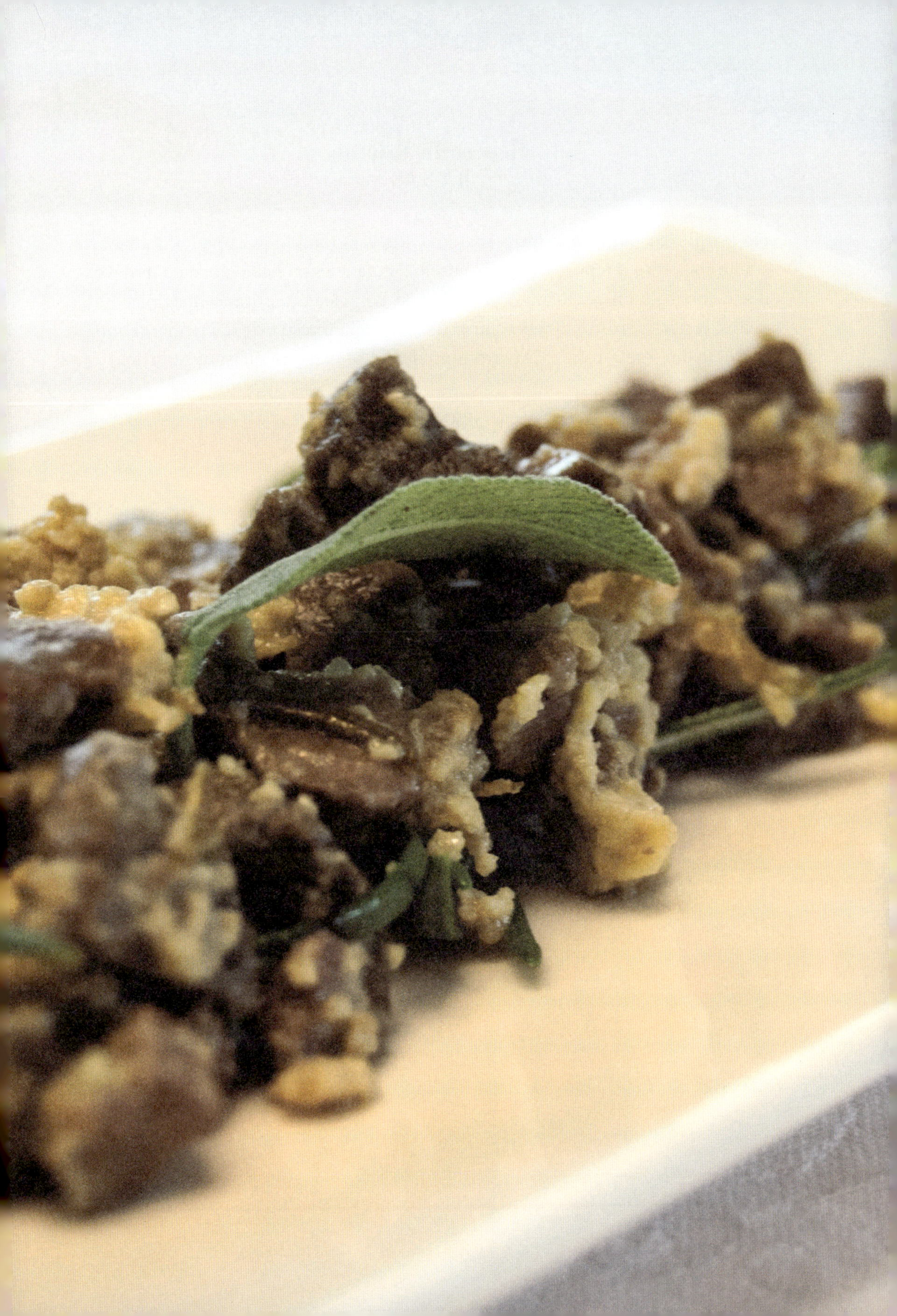

Mele cotte al forno
0 A B AB

Ho pochi ricordi di mia nonna materna Teresa. Quando penso a lei, mi viene subito in mente il tepore di quella vecchia stufa a legna nelle giornate di neve, il suo sorriso mentre sfornava la teglia con le mele cotte. Erano mele piccine, dell'albero in giardino, quello che si vedeva dalla finestra della cucina: d anoi le chiamano "mele-rosa" . Che profumo dolce! Mi sembra quasi di sentirlo...

Ingredienti

mele locali* di piccole dimensioni
zucchero q.b.
cannella in polvere q.b. (no gr 0)

Procedimento

Con uno stecchino fate dei buchi attorno al picciolo e riempiteli di poco zucchero e cannella; cuocete in forno statico a 220° per 30 minuti.

*Cercatele dal contadino, non trattate e magari non perfette, altrimenti le più adatte sono le renette.

Fettine in salmì di nonna Lina
0 B

Con nonna Lina invece sono cresciuta, lei mi ha insegnato a fare la pasta, gli gnocchi e l'arrosto. Ad accudire i coniglietti, raccogliere le uova, lavorare nell'orto, fare la passata di pomodoro al fresco della cantina, mettere in soffitta a maturare i cachi nella cassetta delle mele.
Avrei potuto cucinare di più con lei... Pensavo che ci sarebbe stata per sempre...
Ho perso l'occasione per farmi insegnare un sacco di altre cose...
A 20 anni non ci pensi, sei distratta da altro, purtroppo.
Era molto brava a cucinare mia nonna, il suo piatto forte era il baccalà in umido con castagne e uvetta della Vigilia di Natale. Poi c'era un piatto che invece faceva spesso, soprattutto per gli ospiti, semplice, molto semplice, ma com'era buono!

Ingredienti per 4 persone

800 gr di carpaccio di manzo non troppo sottile
5 carote grandi
prezzemolo fresco
un dente d'aglio

Procedimento

Far appassire in una larga casseruola l'aglio in camicia con un goccio d'olio (mia nonna in realtà abbondava con l'olio), quindi aggiungere le fettine di carne e le carote tagliate a rondelle, sfumare con del vino bianco, aggiustare di sale, coprire e far cuocere a fuoco medio-basso per almeno un'ora.
Tritare del prezzemolo da spolverare sopra a fuoco spento.

La caratteristica di questa carne è che risulta morbidissima e molto saporita, un bel contrasto col dolce delle tante carote.
Le faccio abitualmente. Alle bimbe piacciono tanto, ma mio marito dice che quelle di nonna erano meglio...

I gruppi A e AB sostituiranno il manzo col tacchino.

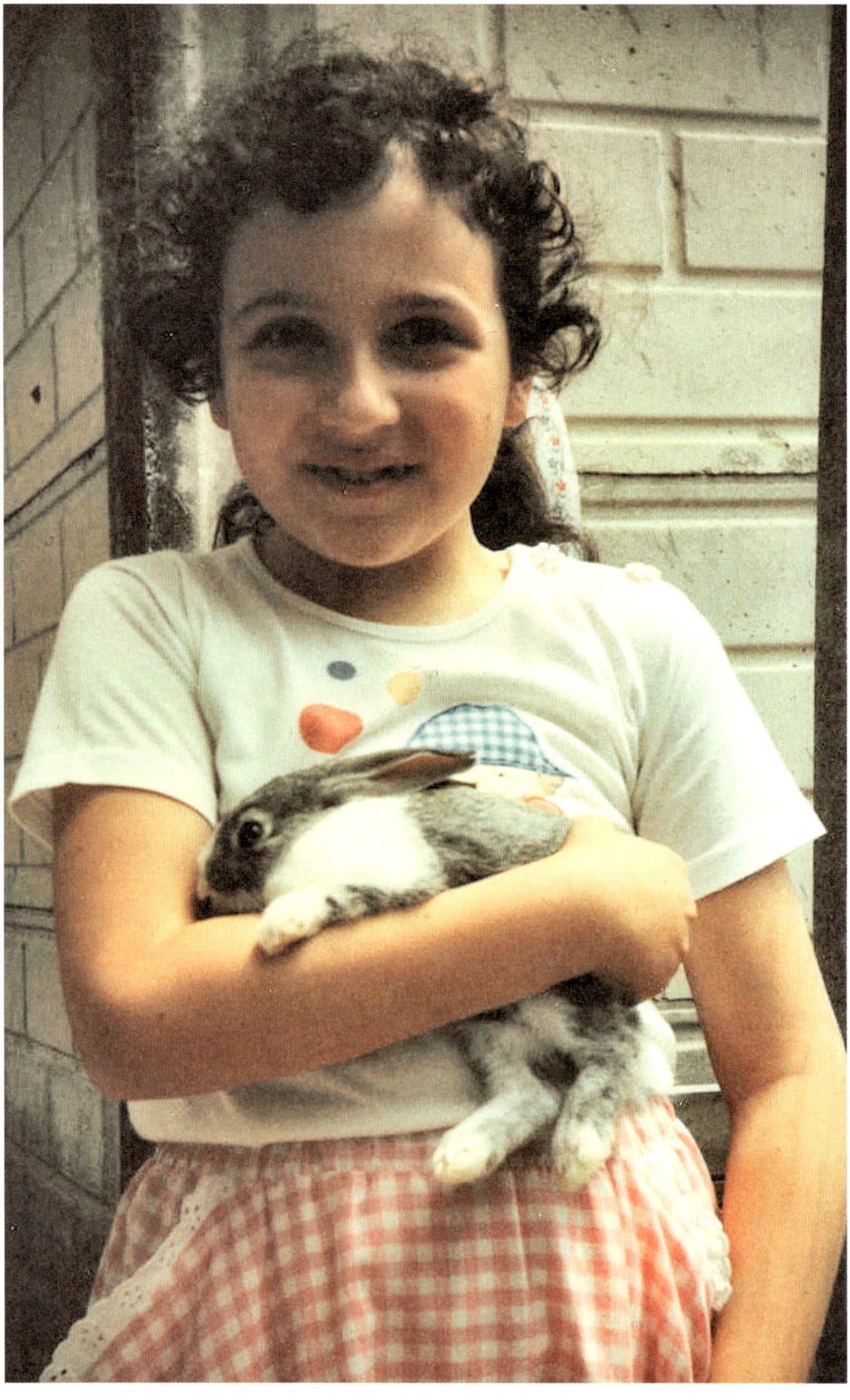

Ringraziamenti

Grazie a **Daniele**, mio compagno da 14 anni, mio marito da 7.
Dirò alle mie figlie di cercare un uomo come lui, uno che non solo ami, ma che stimi profondamente, che non ti stanchi mai di ascoltare e che sa ascoltarti, che ti ha sempre nei suoi pensieri, in ogni cosa che fa; che ti incoraggia a provare, che crede in te. Che ti guarda ancora come il primo giorno. Che sa essere un babbo presente, dolce, giocherellone, ma allo stesso tempo colonna portante, salda e forte, della famiglia. Grazie Amore mio, da quando ti ho accanto sono una persona migliore.

Grazie a **Sveva e Altea**, le mie splendide bambine.
Per tutte le volte che hanno sperimentato ricette nuove e improbabili, assaggiandole con coraggio. Per tutte le volte in cui hanno capito che mamma aveva da fare, che stava aiutando altre mamme nel gruppo. Perché sono orgogliose quando vedono il mio libro a casa di un'amichetta o quando trovano a un compleanno la "mia" crostata come torta e non si vergognano di "mangiare speciale". Perché si fidano, ascoltano cosa spiego loro sul cibo e imparano in fretta, capiscono che fare lavaggi nasali e clisteri non è piacevole ma fanno tanto bene e se li lasciano fare pur di non prendere medicine.
Grazie stelle mie, mi avete riempito il cuore, ne avete raddoppiato il volume!

Grazie alle moderatrici del mio gruppo:

Elena Bovolenta (emiliana), la più giovane, decisa, risoluta, una che non ha mai paura di dirmi in faccia quello che pensa, anche quando non è d'accordo con me. La stessa che, se qualcuno mi attacca, è pronta a difendermi a spada tratta;

Donatella Arcella (campana), fa piatti buoni e decora la tavola con cura, è una vera chef, anche se ancora non lo sa; ha sempre una parola di conforto per tutti e vede il buono in ognuno, trova sempre il lato positivo, magari fa anche una battuta; così dolce che con lei nemmeno un caffè sembra amaro;

Michela Ciccone Martinelli (ticinese), precisa, attenta, delicata, dai modi gentili, una lady; il giorno dopo che ho perso il mio cane, Zeno, mi ha fatto trovare sulla soglia di casa una crostata decorata con un'impronta di frolla;

Marianna Perego (bergamasca che vive in Marocco), una mamma tenace che nonostante le difficoltà non si è mai arresa, ricca di sorrisi e umiltà. Ha chiesto con garbo aiuto al gruppo ed ora è lei a dare pacche sulle spalle;

Katia Gattoni (piacentina che vive a Dublino), appassionata da anni della dieta del Doc, prova con coraggio a contagiare anche in terra irlandese; dotata di grande energia positiva;

Francesca Frigerio Codeluppi (ticinese), ostetrica di professione e di vocazione, sempre pronta ad ascoltare senza mai giudicare, tenta di far conoscere l'approccio mozziano alle sue neomamme;

Grazie ancora a:

Emanuele Congiu, un uomo davvero in gamba, intraprendente, studioso, ricercatore; sensibile e sempre, sempre ottimista, positivo, propositivo, tanto da essere contagioso. Dopo un po' che avevo aperto il gruppo, alcuni hanno provato a farmelo chiudere con qualche colpo basso; ho trovato coraggio nei suoi consigli, nei vocali con quell'accento sardo e un po' francese ed ho tirato dritto, rincuorata;

Barbara Nicastro, infermiera di professione ma soprattutto d'animo, che aiuta ogni giorno col suo sorriso tante farfalle a tornare a volare;

Casa Editrice Mogliazze, in particolare a **Martino Mozzi,** per aver abbracciato il mio progetto e avermi permesso di realizzarlo con i migliori strumenti, per aver capito quanto ci credessi, per avermi dato fiducia; e a **Valentina Zenoni**, per aver preso a cuore questo libro e avermi aiutato a migliorarne forma, immagini e facilità di consultazione. Leggerlo coi suoi occhi, quelli di una donna che non ha ancora sperimentato la maternità, mi ha aiutato a rendere più comprensibili i contenuti; è stato davvero bello lavorare assieme. **Grazie al dottor Piero Mozzi e al dottor Martino Mozzi**, per condividere con noi tutti i loro studi, le loro esperienze coi pazienti, anno dopo anno, con umiltà e generosità. A loro la stima sincera e la profonda gratitudine mia e di migliaia di persone. Grazie.

Infine, un **grazie alle mamme** che hanno collaborato scrivendo per me le loro storie ed esperienze, anche in forma anonima.

Claudia Ramacci
Cristiana Caglieri
Angelica Schiatti
Annalisa Mappa
Eleonora Del Giudice
Samantha Landi
Antonina Chiaramonte
Susanna Provasi
Marina Di Vittorio
Guia Marinelli
Laura Garavaglia
Veronika Czakò-Colombo
Manuela Valente
Tatiana Buglino
Samanta Garofalo
Marina Castellan
Jessica Ficklin
Ornella De Luca
Elena Giunta
E un grazie speciale a nonna Mariella Saccà.

Bibiliografia

Il quaderno delle ricette di Toscana, Giulia Poggiali - Ecolibri
Il cucchiaino d'argento, mangia che ti fa bene - Editoriale Domus
Il cucchiaino d'argento, 100 pappe e piattini golosi - Editoriale Domus
Il cucchiaino d'argento, il pesce che piace ai bambini - Editoriale Domus
Quinoa, l'oro degli Inca - Edizioni del Baldo
La dieta del dottor mozzi, Piero Mozzi - Editrice Mogliazze
Mangiar bene per sconfiggere il male, Maria Rosa Di Fazio - Mind Edizioni
Fitoterapia per i gruppi sanguigni, Martino Mozzi - Editrice Mogliazze
Fate i bravi (0-3 anni), Lucia Rizzi - Bur Rizzoli
Mamma canguro, Giorgia Cozza - Ouverture Edizioni
Bebè a costo zero, Giorgia Cozza - Mondadori
Scusate ma la mamma sono io! - Giorgia Cozza - Lit Edizioni
Cucinare senza spreco, Mara Toscani - Giunti Demetra Editore
La mia mamma cucina speciale, Silvia Simonetti - Editrice Mogliazze
E poi fate l'amore – poesia di Alda merini

Sitografia

Leche League	www.illitalia.org
IBCLC	www.aicpam.org
Trageschule	www.trageschule.org
ClaWi Trageschule	www.clauwi.de
ClaWi Trageschule Italia	@ClaWiItaly su Facebook

° Dispensa °

- ☐ legumi secchi e in barattolo
- ☐ farine di legumi
- ☐ riso, i migliori sono: integrale, nero, rosso, basmati
- ☐ pasta e pastina di riso/mais/saraceno/quinoa/soia
- ☐ pasta e pastina di legumi
- ☐ tonno, sgombro, salmone al naturale
- ☐ olio di vinacciolo/oliva/altri semi consentiti
- ☐ frutta secca oleosa
- ☐ fiori, foglie o bacche per infusi e tisane
- ☐ cremor tartaro, bicarbonato, limone, lievito di birra

° Prodotti furbi "salva-pasto" °

- ☐ verdure sott'olio
- ☐ tonno o sgombro in vetro (o lattina)
- ☐ gallette e crackers di riso
- ☐ latti vegetali
- ☐ amaretti e meringhe senza glutine.

° Frigorifero °

- ☐ affettati consentiti (bresaola, fesa di pollo o tacchino)
- ☐ uova
- ☐ carne sufficiente per 3/4/5 pasti
- ☐ pesce sufficiente per 4/5/6 pasti
- ☐ verdure a volontà e di diversi tipi, purché di stagione
- ☐ frutta poca e solo di stagione
- ☐ yogurt di soia

° Congelatore °

- ☐ piccola scorta di verdure, carne e pesce

diario alimentare

ore	pasti	ore	segnali
	colazione		
	spuntino		
	pranzo		
	merenda		
	cena		
note			

diario alimentare - esempio

ore	pasti	ore	segnali
7.00	**colazione** uovo sodo kiwi caffè di cicoria	9.00	difficoltà a digerire l'uovo
10.00	**spuntino** 5 mandorle yogurt di soia al naturale		
13.00	**pranzo** pasta di piselli tonno al naturale zucchine - olio d'oliva	15.00	avevo già fame
16.00	**merenda** bresaola carote		
20.00	**cena** bistecca di manzo insalata con carote, olio e limone		
note	60 minuti camminata veloce		

Editrice Mogliazze